救急隊員による意識障害の観察・処置の標準化

PCEC
Prehospital Coma Evaluation and Care

ガイドブック2016

監　　修：日本臨床救急医学会
編集協力：日本救急医学会・日本神経救急学会
編　　集：PCEC・PSLS改訂小委員会

へるす出版

改訂にあたって

　平成 3 年にわが国に救急救命士制度が導入された当時は，病院外心停止傷病者の救命率が欧米と比較して著しく不良であったことが問題として取り上げられ，救急救命士の業務の中心は，すでに心停止した傷病者に対する蘇生処置であると考えられていました。その後，市民による心肺蘇生実施率の経年的な増加，平成 15 年からの包括的指示による除細動，平成 16 年に市民に解禁された自動体外式除細動器の普及などにより病院外心停止傷病者の救命率は大きく向上してきました。一方で，救急救命士をはじめとする救急隊員の役割として心停止傷病者の蘇生だけでなく，医学的知識に基づいて，まだ心停止に至っていない傷病者の病態の悪化を防ぐことや，病態に合わせて適切な医療機関を選定し，適切な方法で搬送することにも重点が置かれるようになりました。

　そのような背景のなかで，緊急性が高い病態としてもっとも重要である意識障害に焦点を当て，平成 20 年に救急隊員による意識障害の観察・処置の標準化を目指した『PCEC（Prehospital Coma Evaluation & Care）コースガイドブック』の初版が出版されました。その後，7 年間にわたり本書は意識障害傷病者への現場活動の教科書として役割を果たしてきました。この間，メディカルコントロール体制の強化とともに救急救命処置範囲の拡大が行われ，平成 21 年には自己注射が可能なエピネフリン（アドレナリン）製剤によるエピネフリンの投与，平成 26 年には心肺機能停止前の重度傷病者に対する静脈路確保及び輸液，血糖測定並びに低血糖発作症例へのブドウ糖溶液の投与が可能になりました。これらは，従来，医療機関に到着してから行われていた処置が病院前の医療として前倒しで行われるものであり，安全かつ効果的に実施するためには，形式的な手順に従うだけでなく背景となる病態の理解が必須となります。今後は医療機関内における意識障害の初期診療（ACEC）との整合性を高めて，救急現場から医療機関到着後の治療まで，体系的な救急医療システムの構築が必要とされます。本書の改訂版が多くの病院前救急医療を担う皆さまに活用され，未来への第一歩となれば幸いです。

平成 27 年 10 月

　　　　　　　　　　　　　　　　　　　　　一般社団法人　日本臨床救急医学会
　　　　　　　　　　　　　　　　　　　　　　　　代表理事　坂本　哲也

監修にあたって（初版）

　日本臨床救急医学会には神経救急病院前救護・初期診療ガイドライン検討委員会があって，かねてより「救急隊員による意識障害患者の観察と処置の標準化」に取り組んで来ました。それは内因性の病態で頻度の多い意識障害の傷病者に焦点を当てて，標準的な観察と処置の方法を確立しようとするものです。その呼称は外傷のJPTEC^{TM}に倣って Prehospital Coma Evaluation & Care（PCEC）というものです。

　ところで，脳卒中については内科的治療法の進歩が喧伝され，急性期医療への期待が大いに高まったことなどあり，日本臨床救急医学会ではその病院搬送までの標準的手法を Prehospital Stroke Life Support（PSLS）として既に出版したところです。つまり PCEC に含まれる脳卒中を抜き出したということです。PCEC は意識障害への対応ですが，日本臨床救急医学会では，引き続き（意識が清明であって）胸痛あり，呼吸困難あり，腹痛ありなどという各種の病態についても各々についての対応手順などを整理していく方向にあります。従って，今回の PCEC は内因性の病態で，救急隊が最も難渋する分野への第一歩であり，画期的なものです。

　意識障害においては，原因疾患が脳由来であれ，その他であれ，意識障害そのものが呼吸状態などを悪化させ，それにより脳の状態がさらに悪化するという悪循環が知られています。つまり，二次的な脳損傷への配慮が欠ければ，病態に"さらなる負荷"が加わります。ここにこそ病院前救護・初療に大きな期待がよせられる理由があります。救急隊員による観察・処置，搬送先の選定について標準的な手法を確立することの重要性がよく理解できます。

　メディカルコントロール（MC）体制は病院前救護の質を向上させるうえで重要な役割を演じます。例えば事後検証を通じて処置基準のバージョンアップを図り，それを現場に展開するなどです。この PCEC に則って各地域の救急隊による意識障害傷病者への処置基準の見直しなどが可能となります。ひいては地域全体の病院前救護の質向上へとつながるに違いありません。どうか多くの関係者によって本書が活用されますよう強く希望します。

平成 20 年 10 月

　　　　　　　　　　　　有限責任中間法人日本臨床救急医学会代表理事　　有賀　　徹

序（初版）

　意識障害が，どのレベルで，どういった応急処置をする必要があり，どのような医療機関に搬送すべきか，その指標を作ることは非常に困難であった。なぜなら，意識障害を伴う疾患はきわめて多岐にわたり，原因の判別が困難だからである。それゆえに，意識障害の指標が確立されれば，有効に活用できることも明らかであった。

　さて，急性虚血性脳卒中に対する「t-PA」治療の記事が，一般の新聞や雑誌に掲載されているのを見かけることが多くなったように思う。「t-PA」の静脈内投与による血栓溶解療法は，急性虚血性脳卒中に対して劇的な効果を示す一方で，発症から3時間以内でなければ合併症の危険性が高くなるなどの副作用がある。この「t-PA」という宝刀を有効に使うために，病院前救護はどうあるべきなのか。こういった背景から，脳卒中にかかわるプレホスピタルケアの標準化を目指して，PSLS（Prehospital Stroke Life Support）という概念が確立された。脳卒中の可能性を迅速に発見し，必要な処置を実施し，適応する医療機関を選定する。結果として，傷病者に適切な医療を提供し，Preventable stroke mortality & morbidity（防ぎ得た脳卒中による死亡と後遺症）を避けること，「防げ！寝たきり」を目的としている。

　今回，本書に示すPCEC（Prehospital Coma Evaluation & Care）の目的は，意識障害を呈する傷病者に対し，迅速な観察，原因となる病態の推定，必要な処置の実施，適応する病院を選定し搬送する能力を身につけることである。最終的には，Preventable sequelae（防ぎ得た後遺症）の減少のために，意識障害の効率的，効果的な評価を目標としている。

　今後皆様が，PCECを病院前救護における意識障害の指針として活用されること，そしてなによりも，Preventable sequelaeの減少の一助となることを期待する。

平成20年10月

東京消防庁救急部長　野口　英一

執筆者一覧 (執筆順)

坂本　哲也	帝京大学医学部救急医学講座	
有賀　徹	昭和大学病院	
奥寺　敬	富山大学大学院危機管理医学・医療安全学（救急・災害医学）	
横田　裕行	日本医科大学大学院医学研究科救急医学分野	
溝端　康光	大阪市立大学大学院医学研究科救急医学	
堤　晴彦	埼玉医科大学総合医療センター	
安心院康彦	帝京大学医学部附属病院救命救急センター	
本多　満	東邦大学医療センター大森病院救命救急センター	
畑中　哲生	救急救命九州研修所	
田邉　晴山	救急救命東京研修所	
松田　潔	日本医科大学武蔵小杉病院救命救急センター	
南　和	草加市立病院救急科	
梁　成勲	国際医療福祉大学熱海病院神経内科	
永山　正雄	国際医療福祉大学熱海病院神経内科	
吉矢　和久	大阪大学医学部附属病院高度救命救急センター	
園生　雅弘	帝京大学医学部神経内科学講座	
橋本　聡	国立病院機構熊本医療センター精神科	
三宅　康史	昭和大学医学部救急医学	

若杉　雅浩	富山大学大学院危機管理医学・医療安全学（救急・災害医学）
谷崎　義生	美原記念病院救急部・脳神経外科
竹川　英宏	獨協医科大学神経内科
中村　光伸	前橋赤十字病院高度救命救急センター
小橋　大輔	前橋赤十字病院高度救命救急センター
尾方　純一	救急救命東京研修所
後藤　　淳	済生会横浜市東部病院脳血管・神経内科
小野　一之	獨協医科大学救急医学
杉田　　学	順天堂大学医学部附属練馬病院救急・集中治療科
西平　崇人	獨協医科大学神経内科
日高　有司	獨協医科大学神経内科/同病院臨床研修センター
有嶋　拓郎	富山大学大学院医学薬学研究部地域医療支援学講座
市村　　篤	東海大学医学部外科学系救命救急医学
東京消防庁	
川越地区消防局	
千葉市消防局	
高松市消防局	

日本臨床救急医学会　PCEC・PSLS改訂小委員会

秋山　浩利　　川越地区消防局
〇安心院康彦　　帝京大学医学部附属病院救命救急センター
奥寺　　敬　　富山大学大学院危機管理医学・医療安全学
　　　　　　　（救急・災害医学）
鈴木　伸行　　豊橋市民病院救命救急センター
田邉　晴山　　救急救命東京研修所
堤　　晴彦　　埼玉医科大学総合医療センター
濵﨑　典彦　　高松市消防局消防防災課
本多　　満　　東邦大学医療センター大森病院救命救急センター
松田　　潔　　日本医科大学武蔵小杉病院救命救急センター
南　　　和　　草加市立病院救急診療科
宮野　　收　　東京消防庁救急指導課
山口　　誠　　千葉市消防局警防部救急課
吉矢　和久　　大阪大学医学部附属病院高度救命救急センター

〇印＝委員長
（五十音順）

日本臨床救急医学会　教育研修委員会

○安心院康彦　　帝京大学医学部附属病院救命救急センター
　岩瀬　正顕　　関西医科大学附属滝井病院高度救命救急センター
　奥寺　　敬　　富山大学大学院危機管理医学・医療安全学
　　　　　　　　（救急・災害医学）
　坂下　惠治　　りんくう総合医療センター放射線技術科
　末廣　吉男　　愛知医科大学病院緊急検査室
　中村　安徳　　高松市消防局消防防災課長
　濱本　淳子　　日本赤十字九州国際看護大学
　本多　　満　　東邦大学医療センター大森病院救命救急センター
◎松田　　潔　　日本医科大学武蔵小杉病院救命救急センター
　峯村　純子　　昭和大学横浜市北部病院薬局
　山勢　博彰　　山口大学大学院医学系研究科

◎印＝担当理事
○印＝委員長
（五十音順）

『PCECガイドブック2016』目次

I部　総　論

1. 意識障害傷病者の救急搬送の実態 ……………………………… 1
2. 意識障害に対する救急医療体制の構築 ………………………… 4
3. 地域における救急隊の役割 ……………………………………… 6
4. 神経蘇生とPCEC …………………………………………………… 8
5. 意識障害の病態 …………………………………………………… 11

II部　イントロダクションPCEC

1. PCECの位置づけ―PEMEC ……………………………………… 16
2. PCECの概略 ……………………………………………………… 19
3. PCECとその他の神経蘇生学習ツール ………………………… 29
4. 意識障害の原因検索―日本語版AIUEO TIPS …………… 30
5. 情報収集・問診のコツ ………………………………………… 36

III部　PCECの実際

1. PCECプロトコール ……………………………………………… 40
2. PSLSプロトコール ……………………………………………… 66
3. 特定行為等プロトコール ……………………………………… 75
4. 主な病態の標準的対応 ………………………………………… 85

IV部　意識障害者に必要な観察

1. 急性意識障害の評価 …………………………………… 94
2. 神経疾患を疑うときの知識と観察技術 ……………… 97
3. 頭部・顔面・頸部の観察 ……………………………… 106
4. 胸背部・腹部・腰部の観察 …………………………… 115
5. 四肢の観察 ……………………………………………… 119

V部　シナリオ

1. PCECコースの指針 …………………………………… 121
2. PCECコースデザイン ………………………………… 126
3. 急性意識障害のシナリオシミュレーション ………… 129

VI部 意識障害の原因となる代表的疾患の各論とケースシナリオ

各論/シナリオ

い	インスリン：低血糖・高血糖	132/136
し	ショック	138/142
き	飢餓：低栄養	144/148
に	尿毒症：腎疾患	150/154
しょう	消化器疾患：肝疾患	156/160
が	外　傷	162/167
い	飲酒：アルコール関連	169/173
なる	ナルコーシス	175/179
ほ	ホルモン：甲状腺・副腎疾患など	181/186
ど	瞳孔不同：脳ヘルニア	188/192
ま	麻薬他：薬物・毒物中毒	194/204
ずい	髄膜炎：髄膜炎・脳炎	206/211
た	体温異常：熱中症・偶発性低体温症	213/218
め	メンタル：精神疾患	220/225
し	失神	227/232
て	てんかん：痙攣・てんかん	234/239
さん	酸素：低酸素血症	241/245
そ	卒中：脳卒中	247/252

I部 総 論

1. 意識障害傷病者の救急搬送の実態

1 急病にかかる救急搬送の内訳

　急病の救急搬送人員について，収容先医療機関における初診時の診断名をWHO（世界保健機関）の国際疾病分類（ICD）の項目別にみると，上位から消化器系（10.3％），呼吸器系（9.5％），心疾患等（9.0％），脳疾患（8.7％），精神系（3.8％）となっている。なお，WHOの国際疾病分類の項目で「不明確」などに分類されているものが32.2％あり，短い時間で病態を分類することの難しさがうかがえる〔数値は，平成26年版消防白書（総務省消防庁）より抜粋〕。

2 現場活動の実際

　救急隊は，傷病者に接触しバイタルサインなどの観察を行う。観察と並行して，傷病者や家族から病歴を聴取する。これらの情報をもとに，救命救急センターに搬送すべきか，もっとも近い二次医療機関か，それとも多少離れていてもかかりつけ医療機関がいいのか，傷病者の症状に応じた医療が行える医療機関を消防法による基準に従ってリストから選定する。その後選定した医療機関の受け入れ態勢を，電話やインターネットを用いた救急情報システムなどで確認する。

　医療機関には特色があり，三次医療機関なみの迅速な対応が可能，特定の科目に強い，広く浅く初療をしてくれるなど，例をあげればきりがない。そういった医療機関の情報は，定形的なシステムからだけでは十分に伝わらず，傷病者の引き継ぎ時などの短い時間を積み重ねてできた「顔の見える関係」から生まれたものである。

　地域により千差万別のシステムがあるが，地域の救急医療システムにかかわるスタッフが，足りない部分を補いながら，適切な救急活動を行っているのが現状ではないかと思う。

3 救急現場の特徴

　救急活動は，3つの"T"から成り立っている。緊急性と重症度を分類し，処置と搬送の順位，搬送先を決める「Triage」（トリアージ），優先順位の高いものから施される「Treatment」（処置）と「Transport」（搬送）である。
　また，救急活動には特徴的な限定要素がある。

1）時間の限定

　限られた時間内に傷病者の観察を行い，病態の判断を下し，可及的速やかに適切な医療機関への搬送が求められる。一方で，ある程度時間を費やしても手術などの根本的な治療が必要な状況もある。また，救急現場から医療機関までの時間だけでなく，その病状から医療機関内で適応となる処置や手術までのタイムリミットも考慮できたほうが，傷病者にとっては有益である。

2）資器材，人員の限定

　医療機関内には，CTやMRI，血液検査などの機械や呼吸管理のための装置，縫合などの処置器具，緊急手術を行うための機材とスタッフがそろっている。一方で救急現場では，病態把握や医療機関選定に資するための観察と救急処置のための資器材が限定されている。現在，救急隊の資器材は，心電図，パルスオキシメータ，血圧計，血糖測定器，聴診器，喉頭鏡など，列記できる程度に限られる。また評価方法も，視診，聴診，触診，打診による身体所見など，五感を駆使した判断が重要要素となる。さらに，救急隊は基本的に3名で活動するので人的資源の不足も起こり得る。必要な応援部隊やドクターヘリなどの要請も早い段階で行うよう心がけなければならない。

3）傷病者情報の限定

　救急現場では情報が限られている。「傷病者は問診ができないほど意識状態が悪い」「家族とは連絡がつかない」「通りがかりの人が発見し通報した」というような現場は少なくない。しかし，傷病者の現病歴など，診断の鍵となる情報は多い。既往歴や服用薬などがわかるものがないか，最小限の情報収集は行うべきである。家族は有力な情報をもっているので，医療機関まで同乗してもらい，傷病者についての情報を聴取する。

　一方，関係者が勘違いでまったく違った情報を話す場合や，病歴（とくに精神疾患）によっては隠そうとする場合がある。関係者などからの情報は重要なものであるが，容態・観察から得た情報がもっとも信頼でき，また，重要であることを肝に銘じてほしい。

4　今後の意識障害傷病者に対する救急医療

　救急隊員が常識と思っていることを，必ずしも医師などの医療関係者が知っているわけではない。その逆も然りである。それぞれのポジションで，何ができて，何をすべきで，何を引き継ぐのか，そして，皆がそれぞれの役割を把握して，それが共通に認識されている状態，たとえばJPTEC™に対するJATEC™，PSLSに対するISLS*のような状態が，地域の医療体制としてあるべき姿であろう。

現在は，各地域にメディカルコントロール体制があり，今後，PCECについても，医療機関内における意識障害の初期診療（ACEC）の流れなどとの整合性を含めて発展していく必要がある。心停止前の傷病者に対する処置範囲の拡大は従来，医療機関に到着してから行われていた処置を病院前の医療として前倒しするものなので，より高い整合性が求められる。現場での観察，処置から搬送，医療機関内の検査，処置までを組織的に，体系的に進めていけるシステムの構築がさらに図られるべきであり，それが理想である。

〔坂本哲也〕

---

*JPTEC：Japan Prehospital Trauma Evaluation & Care
　JATEC：Japan Advanced Trauma Evaluation & Care
　PSLS：Prehospital Stroke Life Support
　ISLS：Immediate Stroke Life Support

I部 総論

2. 意識障害に対する救急医療体制の構築

　救急隊が取り扱う傷病者の多くに意識障害が認められることは，従来からよく知られている。身体疾患に伴う意識障害では覚醒の度合いを軸にした評価がしばしば行われ，そのような傷病者が多数を占めることは周知であるが，いわば意識の内容に変容をきたす精神医学的な対象についても決して少なくはない。搬送先の選定という意味では，後者についてこそ難渋することが，救急医療体制における重要課題の1つであるということもできる。そこで，意識障害に対する救急医療体制の構築については，地域ごとに立ち上げられているメディカルコントロール協議会における議論などでの取り組みが重要となる[1]。

　そこでまずは，意識障害を呈している傷病者について，搬送先となり得る医療機関に対して，傷病者の医学的な状況を伝えることが求められる。もちろん，意識障害を呈する原因などを巡っては，時に社会的な状況に関する救急隊からの情報が重要となることもまれではないが，いずれにせよ，ここにおいて Prehospital Coma Evaluation and Care（PCEC）が，「意識障害傷病者の病院前医療についての標準的な方法論」を示した意義はきわめて大きい。このような標準化によって，救急隊員が実践する，意識障害にある傷病者への観察と処置について一定の質をまずは保証することができる。そして同時に，そのような標準化は，以下に述べる PDCA（Plan-Do-Check-Act）サイクルを経て質を向上させる準備を提供する。

　わが国の医療において重要な位置を占める脳卒中について，病院前医療について標準的な方法論（Prehospital Stroke Life Support：PSLS）が示された経緯とその後の発展とに鑑みれば，PCEC に伴う標準化による質の保障と向上とについて，十分に了解できると思われる。救急隊員が標準化された一定の手順に則って，観察と処置を実践したとするなら，それから逸脱したり，それを適応できなかったりした諸々の場合や経験を集積し分析を加えて，より適切な方法へと改訂することが可能となる。メディカルコントロール体制の言葉を借りるなら，事後検証を経て，新たな処置基準へと対策を進めることが可能となる。

　以上の次第によって，本 PCEC は病院前の救急医療に多大の貢献を為して今日に至っている。最近では，先に開発された PSLS と PCEC とを同時に学ぶ課程を設定して，各地で救急隊員への教育コースが展開している。受講した人数は優に"万のオーダー"となっている〔コース開催時に求めに応じて，特定非営利法人（NPO）「地域の包括的な医療に関する研究会」から受講を記念するティーシャツが配布されるので，その配布枚数からの推測による〕。救急現場で意識障害にある傷病者に遭遇した救急隊と，搬送先となり得る医療機関との間で，標準的な手順に従った観察結

果などを電子媒体を介して共有することにより，円滑な搬送を実践している消防本部も知られている．これらの事例は，意識障害に対する救急医療体制の構築についての将来を展望するうえで示唆に富んでいる[2]．このような側面も含めて，本書においては，意識障害に対する病院前における救急医療の質を向上させ，いっそうの発展に裨益するであろう貴重な知見と，含蓄豊かな記載が多々含まれている．

【文　献】

1) 消防庁：消防と医療の連携．平成 26 年度救急業務のあり方に関する検討会報告書，2015，pp17～74.
　http://www.fdma.go.jp/neuter/about/shingi_kento/h26/kyukyu_arikata/02/houkokusyo.pdf
2) 消防庁：救急業務における ICT の活用の推進．平成 26 年度救急業務のあり方に関する検討会報告書，2015，pp75～88.
　http://www.fdma.go.jp/neuter/about/shingi_kento/h26/kyukyu_arikata/02/houkokusyo.pdf

〔有賀　徹〕

I部　総　論

3. 地域における救急隊の役割

1　救急業務の変遷

　昭和38年に消防法の一部が改正され，救急業務が法制化された。さらに応急処置について，昭和61年に，救急業務のなかに「傷病者が医師の管理下に置かれるまでの間において，緊急やむを得ないものとして，応急の手当を行うことを含む」ことが法律上で明確にされた。

　平成3年4月に救急救命士制度が誕生し，医師の具体的指示のもと，除細動，器具を用いた気道確保，静脈路確保という特定の医療行為が行えるようになった。さらに，メディカルコントロール（MC）体制の確立を背景に，救急救命士の処置範囲拡大などが進められていった。平成15年4月に包括的指示下での除細動が認められ，平成16年7月から気管挿管，平成18年4月から薬剤投与，平成26年4月から心肺機能停止前の重度傷病者に対する静脈路確保及び輸液，血糖測定並びに低血糖発作症例へのブドウ糖溶液の投与が実施されている。

　救急業務の法的根拠ができてから半世紀足らずで，心肺停止状態の者に対して，医師に準じる蘇生処置ができるようになった。今や救急業務は，住民の生活に欠くことのできない行政サービス，ライフラインの1つとして社会に定着した。

2　メディカルコントロール体制下の救急業務

　『病院前救護体制のあり方に対する検討会報告書』（旧厚生省，平成12年）で，「救急現場から医療機関へ搬送されるまでの間において，（中略）医行為の質を保障する」ためのMC体制の必要性が指摘された。その後，『救急業務高度化推進委員会報告書』（総務省消防庁，平成13年）で，「救急救命士に対する医師の指示体制，救急救命士を含む救急隊員に対する指導・助言体制の高度化，救急活動の医学的観点からの事後検証体制の充実及び救急救命士の再教育体制の充実を図ることが適切であり，これら3つを主眼に置いた環境整備を早急に進める必要がある」と提言された。これを受けて，平成14年に，総務省消防庁および厚生労働省は「メディカルコントロール協議会の設置促進について」を通知した。たとえば，東京都MC協議会は，専門委員会として「指示・指導医委員会」「事後検証委員会」「救急隊員の教育に関する委員会」という，救急業務高度化推進委員会で示された体制に，「救急処置基準委員会」を加えて構成されている。平成26年10月現在，47の都道府県MC

協議会と 247 の地域 MC 協議会が設置されている。一方で，活動の実態に地域差があることも指摘されていた。そのため，協議会の質の底上げと，全国的な MC 体制の充実強化を目的として，平成 19 年 5 月に第 1 回全国メディカルコントロール協議会連絡会が開催された。

現在，MC 体制は，医学的観点から，地域の病院前医療システムにおいて，適切な医療が提供されることを保障するための制度として不可欠なものとなっている。

3　今後の救急業務

迅速に傷病者のもとに赴き，観察を行い，必要な救急処置を施し搬送すること，そして，傷病者を症状に合った医療機関に引き継ぐという一連の救急活動は，さらに大きな責務を任されることとなった。救急活動は，今後も救急業務における管理的観点と医学的観点の両側面からのアプローチにより，よりいっそう洗練されていかなければならない。

他方，救急医療システムが市民に定着したことにより，救急出場件数は増加の一途をたどり，現場到着所要時間（救急事故の覚知から現場に到着するまでに要した時間）も，年々増加している。平成 26 年版『救急・救助の現況』（総務省消防庁）によれば，平成 13 年に 6.2 分であった現場到着所要時間は，平成 25 年には 8.5 分となっている。それゆえ，「救命の輪」における，救急システムの起動から救急隊の到着までの空白を埋めることが，よりいっそう重要になってきている。今後は，バイスタンダーによる応急手当や，高齢化の進展を背景にした救急需要の増大に対する取り組みなどの重要性が，さらに増してくると思われる。

〔東京消防庁〕

I部 総論

4. 神経蘇生とPCEC

　「神経蘇生(neuroresuscitation;NR)」は,日本蘇生協議会(Japan Resuscitation Council;JRC)において作業部会を置き,提案しているコンセプトである。

　現在の国際的な蘇生のバックボーンは,国際蘇生連絡委員会(International Liaison Committee on Resuscitation;ILCOR)による作業である。ILCORという言葉は,実は,1996年に南アフリカのWalter Kloeckが提案した,"病める心臓"を意味する"ill cor"という単語の語呂合わせがもとで,委員会名も略号がこれに相当するように定められた経緯がある[1]。すなわちILCORの当初のコンセプトは,「病める心臓＝心疾患」を対象としたものである。

　したがって,ILCORの定めるCoSTR(Consensus on Resuscitation Science with Treatment Recommendations)は心疾患を対象としており,これに準拠するヨーロッパ蘇生協議会(European Resuscitation Council;ERC)のガイドラインも同様である。一方,アメリカでは,アメリカ心臓協会(American Heart Association;AHA)とアメリカ脳卒中協会(American Stroke Association;ASA)がそれぞれ別個に学会を開催しているが同一の団体であるために,AHAとしてのCoSTR,およびガイドラインには,2000年より「急性脳卒中(acute stroke)」を独立した章として加えている。

　AHAおよびERCのガイドライン2000を受けて,日本救急医学会では蘇生に関する国産講習体系の整備に着手し,ICLS(Immediate Cardiac Life Support)を策定した。この際にAHAを参考としたため,前述の「急性脳卒中」に相当するものとして,ISLS(Immediate Stroke Life Support)も策定された。また,ほぼ同時に日本臨床救急医学会ではPSLS(Prehospital Stroke Life Support)を策定し,病院前医療活動の研修に供してきた。このISLS/PSLSの普及に伴い,他の神経疾患の急性期病像の研修の需要が高まり,これらを包括する形で,病院前を対象としたPCEC(Prehospital Coma Evaluation and Care)と救急外来を対象としたACEC(Advanced Coma Evaluation and Care)が,それぞれの関連学会の協力のもとに策定された。

　これら,救急医療における神経系へのこだわりによって,わが国がアジア蘇生協議会(Resuscitation Council of Asia;RCA)としてILCORへの加盟を果たし,わ

が国としての固有の蘇生ガイドラインである『JRC 蘇生ガイドライン 2010』[2]を策定するにあたって，AHA の「急性脳卒中」よりさらに進んだ，世界初の「神経蘇生（NR）」を策定し，公開するに至った（表 I-1）。

表 I-1 『JRC 蘇生ガイドライン 2010』における「神経蘇生（NR）」目次一覧

蘇生前後の神経症候（成人）
1．急性意識障害 2．てんかん重積状態 　1）全身痙攣重積状態　2）非痙攣性てんかん重積状態　3）頭蓋内圧亢進
神経系の蘇生を要する疾患と病態（成人）
1．脳血管障害（脳卒中） 　1）病院前救護　2）病型確定前の初療　3）脳梗塞　4）脳出血 　5）クモ膜下出血　6）その他の脳血管障害 2．急性脳症 　1）糖尿病関連脳症　2）肝性脳症　3）尿毒症性脳症　4）肺性脳症 　5）敗血症性脳症・敗血症関連脳症　6）膵性脳症 　7）Wernicke 脳症　8）低ナトリウム血症関連脳症 　9）橋中心髄鞘崩壊症・橋外髄鞘崩壊症　10）腫瘍随伴症候群 　11）薬剤関連脳症　12）可逆性後白質脳症症候群 　13）心臓手術後の脳症 3．中枢神経系感染症 　1）単純ヘルペス脳炎　2）細菌性髄膜炎　3）結核性髄膜炎 　4）抗 NMDA 受容体脳炎 4．急性神経・筋疾患 　1）Guillain-Barré 症候群　2）重症筋無力症 5．悪性症候群 6．暑熱環境による中枢神経系障害 7．遷延性意識障害と脳死 　1）遷延性意識障害　2）脳死

このように，現行のPCECは，世界唯一の神経系に関する蘇生ガイドラインである『JRC蘇生ガイドライン2010』の「神経蘇生（NR）」を学ぶ重要な研修ツールである。病院前における神経症候観察は，脳卒中の早期発見と搬送先選定，低血糖症状の早期対処など普遍的なものとなっており，病院前活動にあたる諸氏は，PCECの内容を学び深めることで，高度・複雑化する救急医療の質の向上に努めることを期待したい。

　現在，わが国の医療は「地域包括ケア」が方向性として示され，従来の医療が地域で共有され，ケアの概念として再構築を検討されている。蘇生の観点からみると，心肺停止に対する心肺蘇生の普及・啓発，地域レベルでの取り組み，AEDの配備などの共有は一定の成果をあげつつある。今後の課題は，「神経蘇生」の情報の普及・啓発と共有である。救急搬送のおおよそ1割が「神経系」の主訴であることから，この領域の社会への展開は喫緊の課題である。PCECの学びが，各職種内での閉じたものにならないこと，職種を超えた普及・啓発のツールとなることを祈念する。

文献

1) Chamberlain D；Founding Members of the International Liaison Committee on Resuscitation：The International Liaison Committee on Resuscitation (ILCOR)；Past and present；Compiled by the Founding Members of the International Liaison Committee on Resuscitation. Resuscitation 67：157-161, 2005.
2) 日本蘇生協議会，日本救急医療財団監：神経蘇生（NR）．JRC蘇生ガイドライン2010，へるす出版，東京，2011，pp283-330.

〔奥寺　敬〕

I部 総論

5. 意識障害の病態

1　意識障害の意味

"意識"は医学的に,「生体がその環境に気づいている状態」,あるいは「周囲の環境を認識する状態」と説明することができる。意識を司る部位は脳幹や大脳であるが,周囲の環境を認識し,かつ認識したことを他覚的に評価するためには脳神経や脊髄神経などの末梢神経も機能していることが前提となる。したがって非覚醒の状態であっても,たとえば四肢や顔面への疼痛など外界からの刺激に対して,払いのけの運動や顔をしかめるなどの反応で意識障害の有無やその程度を判断することが可能である。

意識を司る部位が脳のどこにあるのかということは神経生理学においてもっとも大きな課題であるが,現在広く知られているのは上行性網様体賦活系説(Magoun),視床下部調節系(Gellhorn)およびこれらを統合した時実利彦の説である。上行性網様体賦活系は下部延髄より橋・中脳・視床下部に至る網様体と呼ばれる神経線維の束(投射路)が大脳皮質に大きな影響を与え,覚醒状態を生み出している(図Ⅰ-1)。

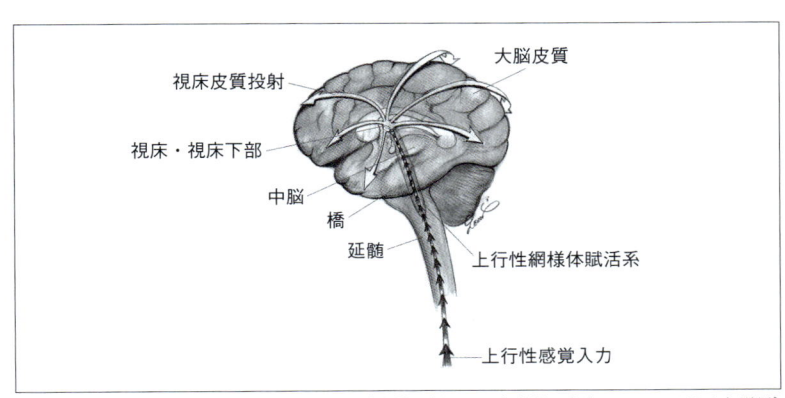

〔救急救命士標準テキスト:改訂第9版,へるす出版,東京,2015,p108 より引用〕
脳幹の外周部を上行する感覚線維の側枝が中心部の網様体に入力を与える。その興奮が視床を介して大脳皮質の興奮を引き起こす

図Ⅰ-1　上行性網様体賦活系と意識

2　意識障害の評価法

　救急医療の現場において問題となるのは意識障害の程度である。意識障害が強い順から「深昏睡」「半昏睡」「昏迷」「傾眠」などの用語が日常的に使用されているが，客観性や具体性に欠ける部分があり，病院前医療ではジャパン・コーマ・スケール（JCS）やグラスゴー・コーマ・スケール（GCS）が使用されている。

1）ジャパン・コーマ・スケール（Japan Coma Scale；JCS）

　わが国においてはもっとも普及した意識障害の評価法として知られている。この方式では意識障害を刺激による開眼状況で大きく3段階に分類し，それぞれをさらに3つに細分して意識障害の程度を合計9種類に分類している（p.94参照）。しかしこの方式は，意識障害の程度を刺激に対する開眼状況のみに注目してその評価をしているために，たとえば除脳肢位と除皮質肢位が同じJCS 200として評価され，神経学的な重症度を十分反映しているとはいいがたい状況も存在する。

2）グラスゴー・コーマ・スケール（Glasgow Coma Scale；GCS）

　意識障害の程度を開眼状況（E），言語の機能（V）および最良の運動機能（M）の組み合わせで点数化した判定法である（p.95参照）。もっとも重度の意識障害はGCS合計点3となり，意識が清明な状態はGCS合計点15となる。また，JCS 200として同一であった除脳肢位と除皮質肢位をそれぞれM2, M3として区別することが可能であり，予後の予測に関しても有用であるとされている。

3　意識障害の原因

　脳自体の病変やそれ以外のさまざまな疾患でも意識障害を呈する。脳の病変による意識障害は一次性脳障害といわれるが，前述の意識の中枢である脳幹や大脳が病巣自体により，あるいはそれによる頭蓋内圧の亢進により機能不全が生じるために意識障害をきたす。脳卒中，頭部外傷，脳腫瘍などでは一次性脳障害による意識障害をきたすが，同時に片麻痺などの神経学的局在症状（巣症状）を伴い，頭蓋内圧亢進による脳ヘルニアでは瞳孔不同，髄膜炎では項部硬直など，特徴的な神経学的徴候を伴う。

　一方，脳以外の病変による意識障害を二次性脳障害とよぶが，脳細胞の代謝や脳血流の低下により二次的に脳幹や大脳の機能が低下し，意識障害をきたす（図Ⅰ-2）。

1）一次性脳障害

　脳の特定の部位が機能低下を生じる結果として意識障害を生じる場合と，脳全体

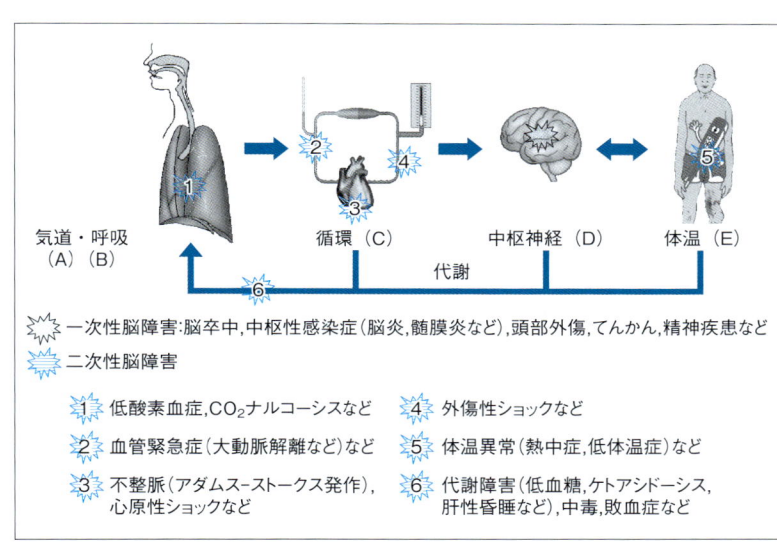

気道・呼吸（A）（B）　循環（C）　中枢神経（D）　体温（E）
代謝

一次性脳障害：脳卒中，中枢性感染症（脳炎，髄膜炎など），頭部外傷，てんかん，精神疾患など
二次性脳障害

1 低酸素血症，CO_2ナルコーシスなど
2 血管緊急症（大動脈解離など）など
3 不整脈（アダムス−ストークス発作），心原性ショックなど
4 外傷性ショックなど
5 体温異常（熱中症，低体温症）など
6 代謝障害（低血糖，ケトアシドーシス，肝性昏睡など），中毒，敗血症など

図Ⅰ-2　意識障害の原因と病態

表Ⅰ-2　一次性脳障害と二次性脳障害による意識障害の違い

分類	一次性脳障害	二次性脳障害
発症の様式	突然発症	徐々に発症
意識の変動	少ない	多い
神経学的左右差（片麻痺など）	多い	少ない
瞳孔異常	多い	少ない

の浮腫や機能異常を原因とする場合がある。前者では頭部外傷や脳卒中，脳腫瘍などを原因とし，後者では脳炎，髄膜炎などの中枢神経感染症やてんかんなどが原因となる。しかし，いずれの場合でも病態が重篤であるときは頭蓋内圧が上昇し，意識障害だけではなくさまざまな脳ヘルニア徴候（瞳孔不同，異常肢位，呼吸様式の異常など）が認められる。

2）二次性脳障害

　脳以外の病変により意識の中枢に機能障害をきたすものである。原因は各種ショックなど循環障害，低酸素血症，薬物，中毒物質，体温異常，電解質異常，代謝・内分泌異常などがある。
　病院前医療においても一次性脳障害と二次性脳障害による意識障害は判断が可能なことがある（表Ⅰ-2）。また既往歴や意識障害に至った状況，周囲の状況などを

総合的に判断することで，適切な判断と処置が可能となる。

4　PCECにおける意識障害の判断

意識障害の原因となる疾患はきわめて多岐にわたり，これらを適切に観察・判断し，適切な医療機関に搬送することは困難である（図Ⅰ-3）。救急活動の現場においては，もちろん，このような専門的な判断が求められているわけではない。PCECにおいては，実際の救急活動に準じて，意識障害の原因となっている大まかな病態を判断することに力点を置いている（図Ⅰ-4）。この点がもっとも重要なことである。

> **Memo　"二次性脳損傷は"，"一次性脳障害"である?!**
>
> このような文章を読むと，一瞬頭が混乱するのではないかと思われるので，一次性・二次性脳損傷と一次性・二次性脳障害の区別について，若干の解説を加えておく。
>
> 一次性脳損傷とは，外力自体が脳実質を直接損傷する病態で，脳挫傷やびまん性軸索損傷などが含まれる。一方，外力が脳に作用した直後には存在しなかった脳浮腫や頭蓋内血腫，頭蓋内圧亢進や呼吸・循環障害の結果生じる脳損傷を二次性脳損傷と呼ぶ。すなわち，"一次性（二次性）脳損傷"という医学用語は，頭部外傷による脳損傷を病態から分類するときに用いられる用語ということになる。
>
> これに対して，意識障害の原因となる病態を考えるときに使用される分類が，"一次性（二次性）脳障害"という用語になる。すなわち，さまざまな要因で脳自体に生じた病変によって意識障害が生じる場合を一次性脳障害と呼び，脳卒中や頭部外傷などが原因となる。一方，脳自体には異常を認めないが呼吸や循環，あるいは，全身の代謝異常や中毒物質などが脳の機能低下を引き起こして意識障害が発生する場合を，二次性脳障害と呼ぶ。
>
> たとえば，当初意識清明であった急性硬膜外血腫症例において，血腫の増大とともに意識障害を呈することがあるが，この場合は二次性脳損傷による意識障害ということになる。一方，意識障害の原因は頭蓋内に生じた血腫であるので，一次性脳障害による意識障害である。
>
> したがって，"二次性脳損傷"の一部は，"一次性脳障害"ということになるのである。

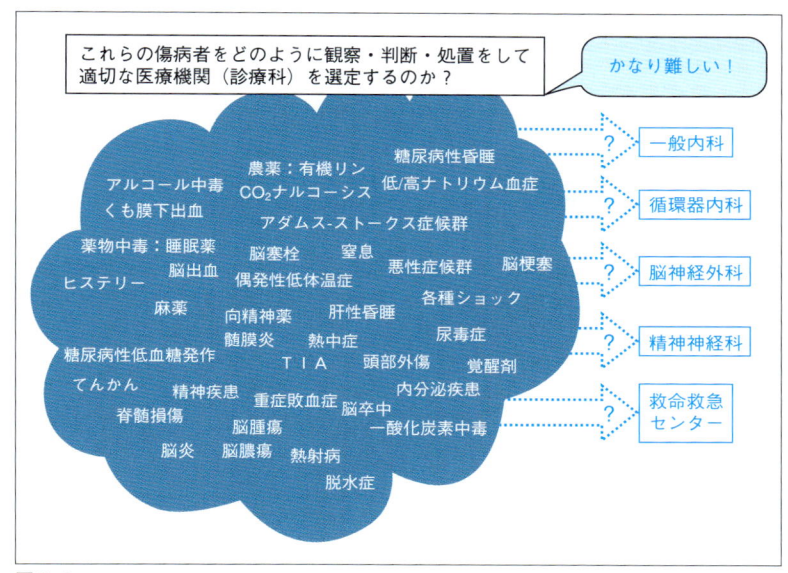

図Ⅰ-3

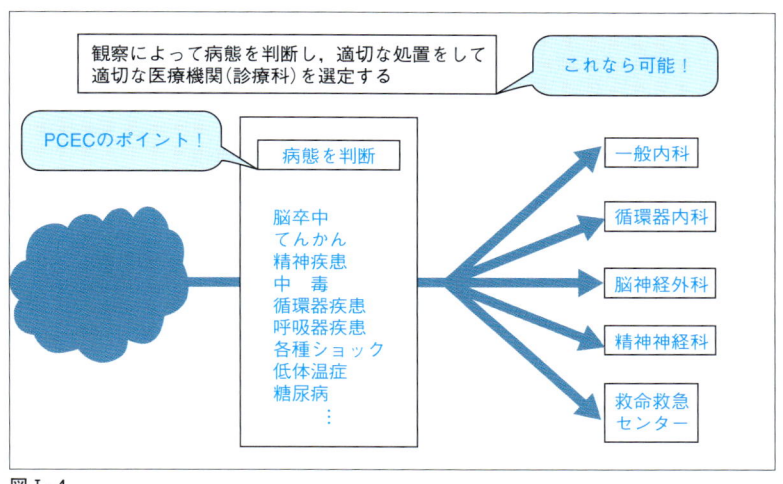

これらの傷病者をどのように観察・判断・処置をして適切な医療機関（診療科）を選定するのか？　かなり難しい！

糖尿病性昏睡
農薬：有機リン　低/高ナトリウム血症
アルコール中毒　CO_2ナルコーシス
くも膜下出血
　　　　　　アダムス-ストークス症候群
薬物中毒：睡眠薬　脳塞栓　窒息　悪性症候群　脳梗塞
ヒステリー　脳出血　偶発性低体温症
　　　麻薬　　　　向精神薬　肝性昏睡　各種ショック
　　　　　　髄膜炎　熱中症　　　　尿毒症
糖尿病性低血糖発作　　　TIA　頭部外傷　　覚醒剤
　てんかん　精神疾患　重症敗血症　内分泌疾患
　　脊髄損傷　　脳腫瘍　脳卒中
　　　　　　　　　　　　　一酸化炭素中毒
　　　　脳炎　脳膿瘍　熱射病
　　　　　　　　　　脱水症

? 一般内科
? 循環器内科
? 脳神経外科
? 精神神経科
? 救命救急センター

図Ⅰ-4

観察によって病態を判断し，適切な処置をして適切な医療機関（診療科）を選定する　これなら可能！

PCECのポイント！　病態を判断

脳卒中
てんかん
精神疾患
中　毒
循環器疾患
呼吸器疾患
各種ショック
低体温症
糖尿病
　　…

→ 一般内科
→ 循環器内科
→ 脳神経外科
→ 精神神経科
→ 救命救急センター

〔横田裕行〕

II部 イントロダクション PCEC

1. PCEC の位置づけ—PEMEC

1 プレホスピタルにおける救急活動の基本

救急現場から医療機関到着までの間,救急隊員は,傷病者のさまざまな病態を適切に観察・判断し,適切な応急処置を行いながら,適切な医療機関にトリアージするという重要な責務を担っている。このため,プレホスピタルの救急活動においては,3つの"R",3つの"T",3つの"S"が重要となる(表II-1)。

そのうえで,病院前救護(プレホスピタルケア)と医療機関における診療(ホスピタルケア)の2つが組織的・有機的に連携して機能することで,傷病者の予後改善が期待できる。

2 意識障害に対するプレホスピタルケアの体系化・標準化の意義

近年,プレホスピタルでは,心肺停止に対する BLS,外傷に対する JPTEC^{TM} など,標準化されたプロトコールが作成されるとともに現場で活用され,着実に成果を出しつつある。このような流れのなか,意識障害を呈する傷病者に対する病院前救護(プレホスピタルケア)の標準化を目指したものが,本書 PCEC である。

表II-1 プレホスピタルにおける救急活動の基本

3つの R	
the Right patient in the Right time to the Right place	
3つの T	
Transportation	搬送
Triage	トリアージ
Treatment	処置
3つの S	
Speed	スピード
Skill	技術
Safety	安全

一方,医療機関においても,プレホスピタルと同様に,心肺停止に対する ICLS・ACLS,外傷患者に対する JATEC などのプロトコールが作成され,全国的に普及している。そのようななか,疾病および外傷以外の外因性傷病者・患者に対しても,同様に標準化・体系化されたプロトコールの作成が求められていた。そして,最初に作成されたプロトコールが意識障害を呈する患者に対する救急診療の標準化・体系化を目指した ACEC(Advanced Coma Evaluation and Care)である。

　このように,BLS と ICLS・ACLS,JPTEC と JATEC の関係と同様に,プレホスピタルにおける PCEC,救急外来(ER)における ACEC が対となり,両者が共通の用語と共通のアルゴリズムによって構成されることによって,意識障害の傷病者に対するプレホスピタルから救急外来(ER)までの流れが一貫性をもって構築されることになる。

3　疾病および外傷以外の外因性傷病者に対する活動基準との整合性

　PCEC は意識障害傷病者に対して作成されたが,これはあくまでも疾病傷病者の一部である。このため,ショックや急性呼吸不全,胸痛や腹痛,薬物中毒など,より広く,疾病および外傷以外の外因性傷病者に対する標準的活動基準の作成が不可欠とされてきた。日本臨床救急医学会では,米国の AMLS(Advanced Medical Life Support)を参考に,PEMEC(Prehospital Emergency Medical Evaluation and Care:仮称)として,疾病および,外傷以外の外因性傷病者のプレホスピタルの標準的活動基準の作成を進めている。さらに PEMEC は,医療での疾病救急患者に対する標準診療手法としての EMEC(Emergency Medical Evaluation and Care)の作成にもつながるものである。今回の PCEC の改訂は,この PEMEC との整合性についても考慮されたものである(図Ⅱ-1)。

　このように,PCEC は,PEMEC という 1 つの大きな"樹"のなかの,"枝"と位置づけられる。

4　標準化によってもたらされる効果

・プレホスピタルにおける救急活動が全国レベルで均一化する。
・標準化されることによって,観察上の重大な見落としや判断上の誤り,不適切な応急処置は軽減され,トリアージも現在より改善することが期待される。
・医療においては,"Do no harm"の重要性が指摘されている。標準化によってもたらされる最大の効果は,傷病者に悪い影響を与える処置・判断が避けられることである。
・救急隊員から医療機関へ提供される傷病者についての情報の内容が標準化され

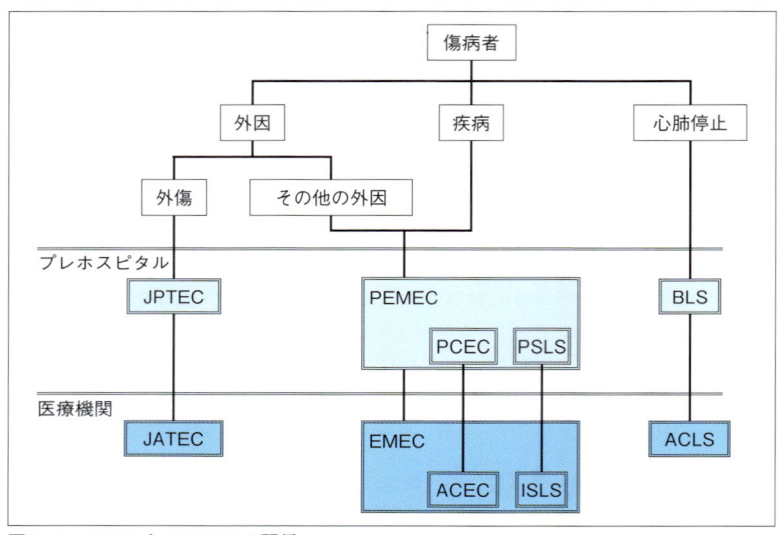

図Ⅱ-1　PCEC と PEMEC の関係

ることにより，プレホスピタルから医療機関への流れが無駄なく効率的に行われるようになる。
・標準化されたプロトコールに基づくシナリオを用いたシミュレーションを繰り返し反復・訓練することにより，救急現場における救急活動に要する時間の短縮が実現する。
・プロトコールが示されることにより，事後検証の方法が明確になる。
・救急隊員の救急活動に対する教育の一貫性と簡便さがもたらされる。
・PCEC の導入によって，意識障害傷病者に関する地域における救急医療体制の問題点が明らかになるであろう。すなわち，PCEC においては，医療機関の選定は地域の状況によって地域ごとに検討されるべき事項であるからである。
・副次的には，PCEC の教育プログラムを提供することにより，救急隊員自身が自ら勉強し，かつ，意識障害に興味をもって接するようになり，ひいては，観察・処置・判断の各ステージの精度が向上することが期待される。
・これらの効果の総合的な結果として，最終的には，プレホスピタルにおける救急活動に求められる3つの"R"，3つの"T"，3つの"S"が実現し，傷病者の予後が改善することが期待される。

〔溝端康光，堤　晴彦〕

Ⅱ部 イントロダクション PCEC

2. PCEC の概略

1 PCEC の目的

　PCEC は，脳卒中病院前医療システムである PSLS と同じく，外傷における"防ぎ得た外傷死（preventable trauma death）"に準じている。すなわち，急性意識障害を呈する傷病者の"防ぎ得た後遺症あるいは死亡（preventable mortality & morbidity）"回避のための病院前医療標準化を目的とし，傷病者の「防げ！寝たきり」を目指している。したがって，これらを念頭に現場活動や病院選定が正しく迅速に行われたかどうかが PCEC についての主な検証ポイントになる。多様な病態が原因となる急性意識障害において，病院前医療では活動の評価には限界があるが，可能な範囲で今後検証を進めていく必要がある。

2 PCEC においてターゲットになる疾患

　PCEC の対象となる疾患は，主として『JRC 蘇生ガイドライン 2010』の第 6 章「神経蘇生」で示された持続性および一過性の急性意識障害である。したがって，脳卒中などの頭蓋内器質的疾患はもとより，呼吸・循環の異常をはじめ急性意識障害を合併した代謝異常などの全身性疾患，失神，てんかんなどによる一過性意識消失発作などがその対象となる。ただし，内因性疾患による意識障害が先行せず，受傷機転が明らかな頭部外傷によると考えられる意識障害の初期診療については JATEC が，また心肺蘇生後の意識障害については CPA プロトコールが基本診療形態となる。

3 PCEC の理解に重要な用語

1）ハイリスク意識障害（high risk impaired consciousness：表Ⅱ-2）

　ハイリスク意識障害とは，JPTEC™の高エネルギー外傷に対応する用語として PCEC/PSLS で採用された用語であり，指令課への通報内容や現場で得られた情報のなかで，呼吸・循環の異常など傷病者の生命の危険を疑わせる急性意識障害を指す。この場合，内因性ロード＆ゴーを念頭においた病院前医療活動が求められる。

表Ⅱ-2 ハイリスク意識障害が疑われる情報

A に関して：食事中咳き込んだ後の意識障害，チアノーゼあり
B に関して：頻呼吸，徐呼吸，異常呼吸様式に伴う意識障害
C に関して：皮膚の冷汗・湿潤・蒼白，頻脈微弱，胸背部痛に伴う意識障害
D に関して：刺激しても開眼しない，激しい頭痛，一側上下肢麻痺に伴う意識障害
E に関して：高体温，低体温に伴う意識障害，痙攣発作
F に関して：意識障害を有する複数の傷病者

E：Environment（環境），Epilepsy（痙攣），F：Fukusuu（複数）

表Ⅱ-3 "内因性ロード&ゴー"の判断基準

以下の異常を有する場合に適切な処置を行っても状態が改善しない場合
A の異常：気道閉塞または狭窄を伴う
B の異常：呼吸数または呼吸様式の異常を伴う
SpO_2 が 90％未満
C の異常：皮膚の冷汗・湿潤・蒼白，脈が微弱
収縮期血圧が 90 mmHg 未満
D の異常：脳ヘルニア徴候（表Ⅱ-4）
【必要な処置】
1．気道確保，口腔内異物除去，分泌物吸引
2．補助呼吸，酸素投与
3．側臥位または回復体位

表Ⅱ-4 脳ヘルニア徴候

以下のいずれかを示す場合を脳ヘルニア徴候と位置づける
・JCS 300 で両側瞳孔散大，200 で異常肢位（除脳肢位，除皮質肢位）を伴う
・JCS がⅢ桁またはⅡ桁で瞳孔異常（瞳孔不同を含む）を伴う
・GCS 合計点 8 以下で瞳孔異常を伴う

2）内因性ロード&ゴー（表Ⅱ-3）

　PCEC/PSLS においては，生理学的徴候の異常，すなわち呼吸（A・B）の異常，循環（C）の異常を生命に危険が迫っている緊急度の高い病態と位置づけ，"内因性ロード&ゴー（L & G）"を宣言する。また，これらが安定していても，表Ⅱ-4 に示す脳ヘルニア徴候（D の異常）が疑われた場合には同様に内因性 L & G を宣言する。内因性 L & G を宣言したら，必要な処置を行い，初期評価の後の Step を状態に応じて簡略化し，迅速に医療機関への搬送を行う。

3）ゴールデン・タイム，プラチナ・タイム

(1) ゴールデン・タイム

　脳梗塞では，発症から 4.5 時間以内に rt-PA による血栓溶解療法を行うことにより予後の改善が期待できるため，発症からの 4.5 時間がゴールデン・タイムとなる。

一方，急性意識障害においてはこれに相当する病態は厳密には存在しない。しかしながら，たとえば脳ヘルニア徴候を呈し頭蓋内圧亢進が疑われる傷病者については，両側の瞳孔が散大する前に頭蓋内圧軽減を図ることが求められるため，時間的制約が存在する。脳梗塞疑い傷病者では，医療機関到着後 rt-PA の静注開始までに最低 1 時間を要することから，発症から医療機関到着までに許された時間は 3.5 時間となる。これと同様に頭蓋内圧亢進が疑われる傷病者についても可能な限り早期に適切な施設へ搬送することが求められる。

(2) プラチナ・タイム

救急車要請 (119 番通報) から病院到着までを 1 時間以内にまとめようとすると，現場活動に与えられた時間（プラチナ・タイム）は 20 分以内が目安となる。特定行為にかかわる観察，指示要請，行為などが加わる可能性も出てきたことから，普段から隊員による十分な連携のトレーニングが必要となる。

現在わが国では，傷病者の 90％以上は救急要請から 1 時間以内に医療機関に搬送されている。しかしながら，規定された時間以内に医療機関に到着すればよいということではなく，1 分でも早く医療機関に到着し，より早期に血栓溶解療法を受けることがよりよい予後につながることを忘れずに活動する必要がある。

4）緊急安静搬送 Hurry but Gently

内因性 L＆G には該当しないが，急性意識障害をきたす疾患のなかで，現場または搬送中にバイタルサインの異常や脳ヘルニアなどの急変を生じやすい病態として，くも膜下出血，大動脈解離，重症偶発性低体温症などがあげられる。あるいは，不注意な対応により重篤な後遺症を生じやすい病態として，頸髄損傷合併などがあげられる。これらの病態が疑われる場合には生命または重要な機能を損傷し得る"爆弾"をもっているという認識で対応する必要があり，PCEC/PSLS では"緊急安静搬送 Hurry but Gently"という用語を用いて，とくに愛護的な搬送を心がけ，一方で急変に備える。

5）コーマ・バイパス

急性意識障害傷病者の救急搬送においては，外傷傷病者搬送のトラウマ・バイパス (trauma bypass) や脳卒中疑い傷病者搬送のストローク・バイパスと同様に，3R の 1 つ "Right place" を考慮した活動がとくに必要となる場合がある。L＆G の適応になるような昏睡傷病者については，現場から遠方に位置していても，それらの病態に対して経験豊富な脳卒中，神経系，救急系の各専門医が常駐し，開頭術や血管内治療などの決定的治療が可能な医療機関に搬送することが考慮されるべきである。またこれらの対応については，普段から地域メディカルコントロール協議会などで合意形成を図っておくことが重要である。

6) ワイドトリアージ

　救急隊員が現場活動のなかで，脳卒中の病態や急性意識障害の原因を正確に判断をすることは不可能である。したがって，JPTEC^{TM}同様，医療機関においては，たとえ救急隊員によって搬送されてきた"血栓溶解療法候補の傷病者"が，結果的に脳出血，痙攣後，低血糖などの他の病変であったり，"昏睡による脳ヘルニア疑いの傷病者"が回復が遅延した失神または低血糖傷病者であったり，精神疾患による解離性混迷の傷病者であった場合でも，当然容認されなくてはならない。このように血栓溶解療法や減圧開頭術など特定の治療適応となる傷病者を得るために一定のプロトコールに従った結果，適応のない病態の傷病者が含まれてしまうことをPCEC/PSLSでは"ワイドトリアージ"と呼ぶ。ワイドトリアージの容認という"信頼の原則"はプロトコール作成の基本であり，その目的はすべて傷病者（救急患者）の利益を優先することにある。

Memo　オーバートリアージとワイドトリアージ

　外傷病院前医療のJPTEC^{TM}に用いる"オーバートリアージ"とPCEC/PSLSで用いる"ワイドトリアージ"は本文にあるとおり，その概念は類似している。しかし，オーバートリアージが外傷という限られた病態の重症度を対象としているのに対し，ワイドトリアージは多様な急性意識障害の原因疾患あるいは脳卒中の病態を対象としている。つまり前者では重症度という"深さ"を問題にし，後者は病態の種類という"幅"を問題にしていると考えられる。いずれにしても，偽陽性を増やすことで偽陰性を減らす試みと考えられる。

4　内因性疾患におけるロード＆ゴーの判断とその後の行動

　JPTEC^{TM}同様，初期評価の段階で気道，呼吸，循環，中枢神経の異常に対し，現場での適切な処置により生命徴候の改善がみられない場合は，内因性L＆Gと判断して，以後のStepを適宜簡略化し，医療機関への搬送を急ぐ必要がある。

5 PCECのプロトコールにおける各Stepの簡単な説明

改訂版においても，PCECアルゴリズムにおける7つのStepを踏襲したが，処置拡大に伴い，各ステップのタイトルと内容に変更が加えられた。旧版と同様に，アルゴリズム上Step 5以外はPSLSと共通しているものの，処置拡大により特定行為となったショックに対する輸液療法や低血糖に対するブドウ糖投与などの対応も含まれるため，旧版に比べてやや複雑性を増している。また，2014年に消防庁から発表された救急現場における緊急度判定プロトコルとの整合性をとり（表Ⅱ-5），さらにPSLSが血栓溶解療法により重点を置いた形で改訂されたことにより，発症初

表Ⅱ-5 PCEC/PSLSと緊急度判定プロトコルなどにおける各Stepの比較

PCEC/PSLS	緊急度判定プロトコル（消防庁）		外傷	CPA	赤1	赤2	黄	緑	白
	現場到着		○						
Step 1 (状況評価)	感染管理								
Step 2 (初期評価)	重症感			○	○				
Step 3 (情報収集)	現着時主訴（の確認）				意識障害，ショック，呼吸困難，胸痛…				
Step 4 (判断)	(優先順位と病態の判断)*				輸液プロトコル，ブドウ糖投与プロトコル，PSLS				
Step 5 (全身観察)	バイタルサイン (1次補足因子 第1段階)	呼吸障害			○	○			
		循環動態不安定			○	○			
		意識障害			○	○			
		体温38℃以上で敗血症・免疫不全				○			
Step 6 (評価他)	非生理学的な指標 (1次補足因子 第2段階)	疼痛スコア，出血性素因，受傷機転				○			
	2次補足因子による緊急度判定					○	○	○	○
	特定行為								
Step 7 (車内活動)	再評価								

*緊急度判定プロトコルにはない

期において呼吸，循環を中心とした全身管理が主体となる重症の脳卒中疑い傷病者についてはPCECによる対応とした。特定行為については他の章で詳しく解説することにして，ここでは各Stepの概要を述べる（図Ⅱ-2）。

Step 1：状況評価

状況評価の目的は，通報から傷病者接触までの事前情報と現場の状況から適切な現場活動を行うための態勢をつくることである。そのためには注意深い情報収集，感染防御，携行資器材の確認，安全確認，傷病者数の確認などが重要な項目となる。PCECでは脳卒中疑いを含め，表Ⅱ-2に示したやハイリスク意識障害にかかわる情報を聞き逃さないように努める。

Step 2：初期評価

初期評価の目的は，気道，呼吸，循環（ABC）など傷病者の生理学的観察，ならびに中枢神経系機能（D）の評価を行い，内因性L＆Gの有無を迅速に判断することにある。ABCの高度な異常やDの異常としての脳ヘルニア徴候がみられたら，内因性L＆Gと判断し，Step 3以下を適宜簡略化して医療機関への迅速な搬送を行う。また，ショックや低血糖などが疑われた場合には，特定行為候補の可能性も念頭に入れ，以下に進む。

Step 3：情報収集

PCEC/PSLSでは"BAGMASK"など（表Ⅲ-6）を用いた問診や現場状況から迅速に情報収集を行う。意識障害の原因検索において，病歴聴取は最重要項目の1つである。意識障害を呈する傷病者の場合，程度が軽ければ重症化する前に可能な限り傷病者本人からの聴取に心がけ，重症の場合には家族などの関係者からの的確な聴取に心がける。またこのStepでは，必要に応じてバイタルサインの（再）確認や，脳卒中を疑う場合にCPSS（表Ⅲ-3）またはドロップテスト（表Ⅲ-4）を行い，さらに正確な発症時刻を確認する。

Step 4：判　断

Step 4では初めに，内因性L＆Gの適応と判断した場合，そのなかで，これまでの情報や傷病者の状態から増悪するショックとして輸液プロトコールの候補であるか，低血糖性脳症として血糖測定並びにブドウ糖投与プロトコールの候補であるかを判断し，該当すれば全身観察（Step 5a）に進む。これら2つのプロトコールに該当しない場合にはその他の内因性L＆Gと判断し，同様にPCECとして全身観察（Step 5a）へ進む。特定行為候補の有無にかかわらず，内因性L＆G適応例では，Step 5以降を適宜簡略化して搬送を急ぐ。内因性L＆Gの適応でない場合には脳卒中の可能性を検討し，該当すればPSLSとして重点観察（Step 5b）を行う。最後に

```
                           ┌─────────────────┐   外傷   ┌──────────────┐
                           │ Step 1：状況評価 │ ───────→ │ 外傷プロトコール │
                           └─────────────────┘          │  (JPTEC)     │
                                    ↓                   └──────────────┘
                                    
                           ┌─────────────────┐   CPA   ┌──────────────┐
    要蘇生(ニアCPA) ────── │ Step 2：初期評価 │ ───────→ │ CPAプロトコール│
                           └─────────────────┘          │  (BLS/ALS)   │
                                    ↓ L&Gを含む          └──────────────┘
                           ┌─────────────────┐
                           │ Step 3：情報収集 │
                           └─────────────────┘
                                    ↓
                           ┌──────────── Step 4：判  断 ────────────┐
```

Step 4：判断

- **ロード&ゴー** — 輸液 ブドウ糖投与プロトコール — 特定行為関連
- **ロード&ゴー PCEC** — 呼吸・循環障害 脳ヘルニア徴候
- **PSLS** — 脳卒中疑
- **非ロード&ゴー PCEC** — 他の意識障害
- **他の重要症候** → 他のアルゴリズム

Step 5：全身観察（/重点観察）

Step 6：評価・ファーストコール・特定行為

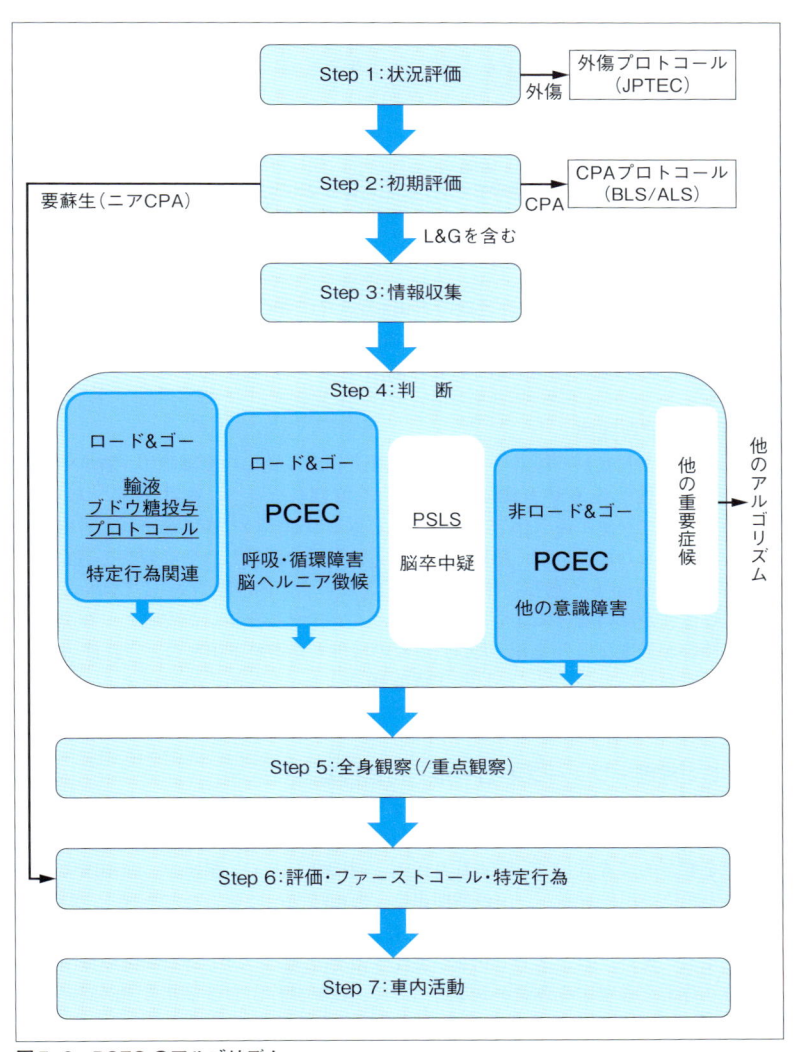

Step 7：車内活動

図Ⅱ-2　PCEC のアルゴリズム

表Ⅱ-6　PSLS/PCEC のアルゴリズム「Step 5b：重点観察」に進む基準

前提	1. 輸液プロトコールを含む内因性ロード＆ゴーではない
	2. ブドウ糖投与プロトコールではない
基準	1. CPSS が 1 項目以上陽性
	2. 突然の激しい頭痛
	3. 持続性めまいと嘔吐・頭痛
	※上記症状で発症した場合でも，その後に昏睡または脳ヘルニア徴候に至っている場合，内因性ロード＆ゴーとして PCEC 対応を考慮

残った非内因性 L＆G の急性意識障害傷病者では，PCEC として全身観察（Step 5a）で意識障害の原因検索を行い，また意識障害に伴う身体の異常について調べる。PSLS として重点観察（Step 5b）に進む基準について，表Ⅱ-6 にまとめた。

Step 5a：全身観察

Step 4 の判断に従い，特定行為候補，内因性 L＆G 適応の意識障害，脳卒中が否定的な非内因性 L＆G の意識障害の場合は全身観察を行う。特定行為については各々のプロトコールに従う（p.75 参照）。特定行為の適応の有無にかかわらず内因性 L＆G と判断した場合には，初期評価で行った処置を継続し，全身観察を適宜簡略化・省略して Step 6 へ進む。特定行為候補とならず，内因性 L＆G ではなく，脳卒中の可能性が低い場合には全身観察を行う。バイタルサインが安定し，神経所見や意識障害が軽度な場合でも，大動脈解離の合併やくも膜下出血など，表Ⅲ-9 に示す病態が疑われる場合には"緊急安静搬送 Hurry but Gently"で対応する。特定行為に関して，低血糖が疑われる場合にはここで血糖測定を行う。

Step 6：評価・ファーストコール・特定行為

医療機関の選定と医療機関への迅速な連絡，適切な情報提供は，疾患や病態を問わず救急隊の最重要活動の 1 つである。Step 6 では，ここまでの現場活動で得られた情報を総合的に考慮して，特定行為候補，内因性 L＆G，脳卒中，非内因性 L＆G の優先順位で現場対応し，医療機関選定，医療機関への報告などを行う。特定行為を含む内因性 L＆G の適応である傷病者については，原則として三次医療機関の選定となる。また，搬送途上で状態が悪化するケースについては三次医療機関選定への切り替えを考慮する必要がある。一方で，痙攣発作がおさまり意識が回復した傷病者や，低血糖発作に対するブドウ糖投与後意識レベルの改善が得られた傷病者については，三次医療機関選定から二次または一次医療機関選定への適宜切り替えもあり得る。

医療機関への連絡（ファーストコール，セカンドコール）を適切に行い，連絡を受けた医療機関では，救急車が到着するまでの間に初期診療や専門治療のスタッフ

表Ⅱ-7　MIST

・年齢/性別
・MIST 　　Mechanism：意識障害の推定原因や脳卒中の病態 　　Impairment：症状（身体所見） 　　Sign/scale：バイタルサイン（ショック状態など緊急搬送の理由），脳卒中スケールの評価 　　Time/treatment：発症時刻，予想到着時刻，行った処置，既往歴・処方されている薬剤（とくにワルファリン）

によるチーム形成や資材準備などを進め，受け入れ態勢を整える。救急隊から提供された情報を医療機関での傷病者の治療に最大限に役立てるためには，普段からの救急隊と医療機関との信頼関係と密な連携が求められる。医療機関への情報提供は漏れがないよう"MIST"などでまとめて行う（表Ⅱ-7）。

Step 7：車内活動

車内活動とは，傷病者を車内収容した時点から医療機関到着までに救急隊が行う行為を指す。現場で行うことができなかった観察や処置，モニターによるバイタルサインの正確な把握などを行い，同時にそれまでに行った処置や状態の変化にも注意して傷病者の安定した搬送を心がける。傷病者の状態が悪化した場合には，適宜医療機関へのセカンドコールにより情報を伝える。また，輸液やブドウ糖投与などの結果，搬送途上で意識レベルや全身状態が改善した場合には，第2報以降のコールによる指導医への指示要請の結果，収容医療機関の変更もあり得る。

6　メディカルコントロール協議会の役割

脳卒中と同様，急性意識障害に対する病院前医療の質の向上，すなわち急性意識障害傷病者の予後改善のためには，メディカルコントロール協議会などが中心になり，地域一体となって以下に示す項目の検討を継続する必要がある。

①急性意識障害傷病者の発生頻度（需要）ならびに対応可能な医療機関（供給）に関する基本的な調査

②地域の実情にあった病院前脳卒中医療プロトコールの作成

③ショックや脳ヘルニアを含む重症意識障害への対応が可能な医療機関の認定

とくに緊急開頭減圧術を要する場合，24時間365日対応を可能にするには，従来の初期・二次・三次という医療機関の機能分類を越えた複数の医療機関による輪番制の構築なども検討すべき重要な手段である。

④事後検証体制の確立

救急搬送となった個々の事例については，検証会議において救急隊員の行った観

察,処置,判断を検証し,現場にフィードバックする体制を構築することが重要である。そして個々の検証から疫学的な検討にまで発展させることが事後検証の次の目標となる。たとえば,quality control に基づき,PDCA サイクル〔P（Plan：計画）・D（Do：実行）・C（Check：チェック）・A（Assessment：評価）〕の手法を用いて搬送事例の分析・評価を行う。PCEC についても,初版『PCEC コースガイドブック』発行から 7 年が経過し,PSLS とともに本格的に検証を進める時期となっている。

〔**安心院康彦**〕

II部 イントロダクション PCEC

3. PCEC とその他の神経蘇生学習ツール

　日本臨床救急医学会では，かねてから意識障害を呈する傷病者に対するプレホスピタルケアを体系化・標準化すべく PCEC（Prehospital Coma Evaluation & Care）を作成していた。そのなかで，意識障害の原因としてもっとも頻度の高い脳卒中に対するプレホスピタルケアの体系化・標準化も議論される予定であった。しかし，2005 年 10 月に虚血性脳卒中の治療薬である rt-PA が保険適用となったにもかかわらず，rt-PA が十分に，かつ有効に使用されていない現状を憂慮し，PCEC より先に PSLS（Prehospital Stroke Life Support）を作成することが急務であると判断され，2007 年 1 月に『PSLS コースガイドブック』（へるす出版）として刊行され，引き続き病院前意識障害の観察・処置の標準化として PCEC が策定され，2008 年 10 月に『PCEC コースガイドブック』が刊行された。さらに，2014 年 4 月より，救急救命士の「血糖測定並びに低血糖発作症例へのブドウ糖溶液の投与」などの 2 行為の処置範囲拡大により，意識障害の原因である低血糖に対する病院前意識障害に対する救急救命士の観察・処置のアルゴリズムを改訂する必要が生じて，新たに今回『PCEC ガイドブック 2016』を刊行することになった。

　このように，時の流れとともに PCEC・PSLS の内容は変わりつつある。しかし，救急疾患のなかで大きな割合を占める意識障害に対する標準的アプローチである PCEC において，脳卒中が占める割合は大きいということに変わりはない。PCEC と PSLS はお互いに密接な関係であり，両者をあわせてアルゴリズムのなかで理解する必要がある。

　さらに，前述の 2 つの学習ツールに加え，それぞれ脳卒中と意識障害に対する病院での医師による診療形を示したものである ISLS（Immediate Stroke Life Support）と ACEC（Advanced Coma Evaluation & Care）を合わせた 4 つのツールは，神経蘇生を学ぶ研修ツールとなっており（表Ⅱ-8），この PSLS・ISLS・PCEC・ACEC により病院前，病院における神経蘇生を学ぶことができる。

表Ⅱ-8

対　象	脳卒中	意識障害
病院前医療	PSLS	PCEC
医師による診療	ISLS	ACEC

【文献】
1) 日本蘇生協議会，日本救急医療財団監：神経蘇生（NR）．JRC 蘇生ガイドライン 2010，へるす出版，東京，2011，pp284-330.

〔本多　満〕

II部 イントロダクション PCEC

4. 意識障害の原因検索—日本語版 AIUEO TIPS

　意識障害をきたす病態（疾患）はきわめて多く，救急の現場活動においては，病態の判断に迷うことも少なくない．このような観点から，見逃しやすい病態（疾患）を覚えやすい形に整理して記憶しておくことは，有用であると考えられる．

　医師の間では，AIUEO TIPS〔"アイウエオは意識障害の TIPS（秘訣）"〕という覚え方が有名で，よく知られている．しかしながら，AIUEO TIPS では，たとえば，"E：Encephalopathy→脳症，脳炎"というように，英語を日本語に変換する作業が必要であり，救急隊員にとっては必ずしも使いやすいとはいえない．

　PCEC の初版を編集していたときに，編集委員のなかから，AIUEO TIPS に代わるものがあったほうがよいという意見が出され，全国の医師ならびに救急隊員から募集したところ，いくつもの提案が寄せられた．

　AIUEO TIPS の日本語版を作成する基本的な考え方としては，意識障害の原因を判断する際，①できるだけ多くの病態（原因疾患）を網羅する方法と，②見落としてはならない意識障害の病態（原因疾患）を中心に列挙する方法，という2つの基本的な考え方がある．初版では，編集会議において議論した結果，②の方針を採用することとなった．さらに，今回の改訂に際しては，③迅速な病態の把握とそれに対する処置が必要なものを優先する方針，となった．以上の経緯の結果，以下の"覚え方"を提示することになった．

　もちろん，重要なことは，この覚え方でなければならない，ということではなく，各自が使いやすい覚え方を使用することである．参考までに，PCEC 委員会に寄せられたいくつかの提案などを列記しておく．なお，今後この案より実用的で，優れた覚え方が提案されることも期待している．

《PCEC 委員会推奨》

意識に障害，なるほどまずい，試して酸素

　　　　い・し・き・に・しょう・が・い，
　　　　　　　　な・る・ほ・ど・ま・ず・い，
　　　　　　　　　　　　た・め・し・て・さん・そ

い	:	インスリン→低血糖・高血糖
し	:	ショック
き	:	飢餓→低栄養
に	:	尿毒症→腎疾患
しょう	:	消化器疾患→肝疾患
が	:	外傷
い	:	飲酒→アルコール関連
なる	:	ナルコーシス
ほ	:	ホルモン→甲状腺・副腎疾患など
ど	:	瞳孔不同→脳ヘルニア
ま	:	麻薬他→薬物・毒物中毒
ずい	:	髄膜炎→髄膜炎・脳炎
た	:	体温異常→熱中症・偶発性低体温症
め	:	メンタル→精神疾患
し	:	失神
て	:	てんかん→痙攣・てんかん
さん	:	酸素→低酸素血症
そ	:	卒中→脳卒中

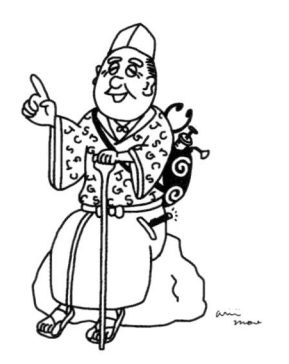

　初版では,「まずい! 意識に障害,試して酸素(まずい! いしきにしょうがい,ためしてさんそ)」という覚え方を推奨していた.

　しかしながら,初版作成時点においても,低血糖がもっとも緊急度が高い病態であり,かつ,迅速な処置により意識障害が改善される可能性が高いので,「い(インスリン)」を先頭にもってくるべきであるという意見がみられていた.今日,救急救命士が行う処置範囲の拡大が法的に認められたことにより,新たに特定行為として認められた「い(インスリン)」と「し(ショック)」を先頭に移動することになった.初版時のものと比べて多少言いにくい感じがしないわけではないが,一応,7文字×3の構成で韻を踏んだ形式になっている.

　本書においては,上記の覚え方に記載された病態(疾患)について,第Ⅵ部の各論で,覚え方の順にその解説が掲載されている.ぜひ活用していただきたい.

《参 考》

1 酔った父さんケガ中にて，心配上司カンカン

(注：酒に酔って父さんがケガをして，心配した上司が怒っているとの意味)
救急隊員にとって，親しみのある覚え方である。

酔った　　：アルコール
父（糖）　：糖尿病・低血糖
さん（酸）：酸（アシドーシス）→電解質異常
ケガ　　　：頭部外傷
中（ちゅう）：中毒，脳卒中
に　　　　：尿毒症
て　　　　：てんかん→痙攣

心（しん）：心→不整脈，アダムス-ストークス発作
配（ぱい）：肺→呼吸不全，CO_2ナルコーシス
上（じょう）：情動→ヒステリー，精神障害
司（し）　：ショック
カン　　　：感染症→脳炎，髄膜炎
カン　　　：肝不全・肝性昏睡

2 意識障害原因検索数え唄

1から10までの数え歌の形をとっており，語呂もよく，覚えやすい。若干苦しい項目もないわけではないが，10項目であるので，慣れれば意外と使いやすいかもしれない。

一：インスリン
二：尿→糖尿病・尿毒症
三：酒→急性アルコール中毒
四：ショック
五：梗塞
六：ストローク→脳卒中
七：777に熱中！→熱中症
八：ハチ→アナフィラキシー
九：クスリ→薬物中毒，キュウ→急性冠症候群
十：トウ→糖尿病性昏睡・毒，テン→てんかん（痙攣）

3　意識障害の3・3・3

ジャパン・コーマ・スケールのⅢ-3-9度方式をもじった覚え方である。

三　飲　　：薬・酒・毒物
三障害　　：体温・血糖・精神
三脳内疾患：出血・梗塞・てんかん

4　Brain TOP に ABCDEFG

ABCDEFGという形でまとめた覚え方である。ただし，AIUEO TIPSと同様，英語→日本語に変換しないといけない項目が多いこと，さらには，初期評価でもABCDが出てくるので混乱をきたす可能性がないわけではない。

Brain：脳血管障害

T：Trauma→外傷
O：O_2→低酸素症
P：Psychiatric→精神疾患
に：尿毒症→腎不全

A：Alcohol→アルコール
B：ブルブル→痙攣
C：失神
D：DM→糖尿病，Drug→薬物
E：炎→脳炎・髄膜炎
F：Fever→熱中症
G：偶発性低体温

5 AIUEO TIPS

1976年,亀山正邦(京都大学)によって提唱された有名な覚え方である。ただし,オリジナルは米国のCarpenterという医師の作であり,原著ではAEIOU TIPSとなっている。

A:Alcoholism→エタノール中毒,振戦,せん妄
I:Insulin→糖尿病性昏睡,低血糖性昏睡
U:Uremia→尿毒症,他の代謝性異常
E:Encephalopathy→脳卒中,脳炎
O:Opiates→薬物中毒,COなど他の中毒物質

T:Trauma→外傷,慢性硬膜下血腫
I:Infection→髄膜炎,肺炎,敗血症
P:Psychiatric→ヒステリー,カタトニー
S:Syncope→失神,てんかん

6 PET VICTEMS

1996年,Handlerの著書に書かれた覚え方であり,基本的にはAIUEO TIPSと変わりはない。

P:Psychiatric disorder(精神疾患)
E:Eclampsia(子癇)
T:Temperature problem(体温異常:低体温,高体温)
V:Vascular Problem(血管障害:脳卒中,高血圧性脳症)
I:Intoxication(中毒:医薬品,薬物,アルコール)
C:Cancer(脳腫瘍)
T:Trauma(外傷)
E:Inflammatory process(炎症性疾患,血管系の膠原病)
M:Metabolic(代謝性障害:血糖異常,電解質異常,尿毒症,肝性昏睡)
S:Seizure(痙攣発作,発作後のもうろう状態)

7 意識障害の"A to Z"

1994年,前述のHandlerより前に,わが国において,医師向けに意識障害の鑑別のためのリストが作成されていた（救急医学 18：525-528, 1994）。

文字通り,アルファベットの順に,

A：Alcoholism, Adams-Stokes syndrome
　（アルコール,アダムス-ストークス症候群）
B：Blood loss（失血：出血性ショック）
C：CO_2 narcosis（CO_2ナルコーシス）
D：Drug intoxication（薬物中毒）
E：Endocrine disorder（内分泌障害）　……

というように,XYZまで並べられている。

着想は面白いが,26も覚えられず,普及するに至っていない。しかしながら,鑑別診断に困ったときには参照してみる価値はあるであろう。

〔堤　晴彦,PCEC委員会〕

Ⓜemo　GCSの"M"の覚え方

急性意識障害の評価法の1つであるGCS（p.95参照）の"M"の評価は少々煩雑であるが,ここにその簡便な記憶法・判定法を紹介しておく（図A）。

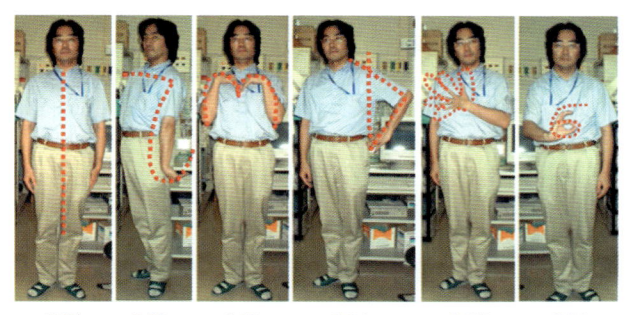

M1 全く動かず　**M2** 異常伸展（除脳硬直）　**M3** 異常屈曲（除皮質硬直）　**M4** 逃避屈曲　**M5** 痛い場所に手をもっていく　**M6** 指示に従う

図A　GCSの"M"の覚え方

Ⅱ部　イントロダクション PCEC

5. 情報収集・問診のコツ

　傷病者の主訴や現病歴，既往歴など，問診から得られる情報は，傷病者の病態を理解するための重要な情報である。病院内での診療においては，問診から得られる情報だけで病名診断の多くが可能であるといわれている。病院前医療，すなわち客観的な診療機器に乏しく，他覚的所見に関する情報を得ることが困難な状況において，問診の重要性はさらに高い。

　気道・呼吸，循環が不安定である，または重症の意識障害をきたしているなど，PCEC が規定する"内因性ロード＆ゴー"に該当する傷病者でない限り，問診は傷病者の病態を把握するために欠くことのできない要素である。時間的制限のある病院前での活動であるからこそ，要領のよい問診によって正確な情報を引き出すことが重要である。

　ここでは，病院前医療において意識障害を呈する傷病者などに対して行う「問診」のコツについて述べる。

1　第一印象

　救助者の第一印象は，その後に続く傷病者とのコミュニケーションの成否を大きく左右する。身分を明らかにする，挨拶をする，相手の尊厳に配慮した丁寧な言葉づかいを心がけるなどは，日常のコミュニケーションの際と同様，問診においても基本的事項である。

　コミュニケーションの初期段階では言語によるコミュニケーションにも増して，非言語的なコミュニケーションが重要となる。非言語的コミュニケーションには，身体的動作（表情，視線，姿勢，身振り，服装）や環境（対人距離，着座位置）など，言葉以外の手段を用いたコミュニケーションが含まれる（表Ⅱ-9）。

2　共感的態度

　傷病者は自分が置かれた状況（症状）に大きな戸惑いを感じている。その状況がどのように進展したかにかかわらず，救助者がその状況に共感的態度を示すことによって傷病者にも協力的な姿勢が生まれやすい。たとえば，「急に手に力が入らなくなった」ことを訴える傷病者に対して，「それはお困りでしょう」などという一言は，傷病者に対して共感的に関与しようとする救助者の思いを伝えることができる。逆に，同じ訴えに対して，「それは先ほども聞きましたが，反対の手はどうなん

表Ⅱ-9 非言語的コミュニケーションの要素

要素	救助者が注意すべき事項
服装, 身だしなみ	清潔感があり, 信頼されるような身だしなみをしているか
距離	場の状況や症状に合わせ, 近すぎず遠すぎず, 傷病者との間に適正な距離を保っているか
目線の高さ	見下げるような位置ではなく, 傷病者と目線が合う高さで話しているか
動作	適当にうなずき, 傷病者の肩などに手を触れているか
視線	傷病者の目を見て話しているか
姿勢	威張った感じで体を反らしていないか

ですか？」と切り返せば, 傷病者は不快に感じることが多い。

3　傷病者本人を主体とする

傷病者の状態をもっともよく知っているのは傷病者本人である。とくに主訴や発症形態に関しては, 親しい家族でも正確には把握できていないことも多い。したがって, 問診は本人に対して行うのが原則である。家族その他の関係者に対する問診は, 傷病者に意識障害や激しい呼吸困難があるなど, やむを得ない場合に限る。傷病者に負担をかけまいと気配りするあまり, 関係者から不正確な情報を収集することは, かえって傷病者の不利益につながる。

傷病者とのコミュニケーションが困難な場合でも, 問いかけは傷病者本人に対して行うべきである。親しい関係者の協力が必要な場合でも, その関係者に傷病者のそばに位置してもらえば, 関係者が救助者の質問内容を理解し, 必要に応じて返答を補足してくれるであろう。

救助者が行おうとしている処置の内容や搬送先の医療機関などを説明するときは, 傷病者本人に対して語りかける。この原則は, 傷病者に意識障害や失語がある場合でも同様である。主体は傷病者本人である。関係者への説明も重要であるが, 問いかけの場合と同様, 傷病者本人に対する説明は, そばにいる関係者に対する説明にもなる。

4　隊長が行う

外傷のロード＆ゴーにおける GUMBA や SAMPLE など, 聴取すべき内容があらかじめ決まっている場合と異なり, 内因性疾患では, 問診した内容に応じて, その後さらに聴取すべき内容が異なる。たとえば,「不整脈といわれたことがある」とい

う傷病者の場合，その不整脈の詳細や抗凝固薬服用の有無を確認する必要がある。このように「さらに何を尋ねるべきか」は，救急隊長または医学的知識がもっとも豊富な救急救命士が担当すべきであり，経験も医学的知識も浅いことが多い機関員に任せるべきではない。

　状況によっては複数の救助者が情報を分担して収集せざるを得ないこともあるが，このような場合でも，それら個別の情報は速やかに誰か1人の救助者に集約する必要がある。医師への申し送りの時点になって，あわてて各人の情報を寄り合わせるのは，単に申し送りや活動記録票の体裁を整えるためのものに過ぎず，傷病者の利益にはつながらない。

5　質問法を工夫する

　質問の方法には表Ⅱ-10に示すようなものがある。一般的には，自由質問法から開始し，その後に直接的質問法や重点的質問法を用いて詳細な状況を明らかにしていく。状況に応じて中立的質問法や多項目的質問法を補足的に用いることもある。

6　発症形態に注意する

　意識障害を主訴とする傷病者に限らず，救急車を要請した傷病者の場合には，急性発症であるか否かが重要な情報である。傷病者の訴えとしての「急に」「突然」などのキーワードは急性発症を強く疑わせるが，これらのキーワードが実際にどの程度の「急に」を意味しているかは傷病者によって異なる。傷病者のいう「急に」は，実際には2，3日をかけて徐々に進展してきたことを意味しているかもしれない。これらのあいまいさを解決する方法の1つとして，「（現在の症状が起こったとき）何をしていましたか？」という質問がある。この質問に対して，たとえば「テレビを見ていました」とか「トイレに立ったときです」など，発症時の状況に関する具体的な返答が得られた場合には，脳卒中や心・血管病変など，いわゆる急性疾患が背景にある可能性が高い。逆に，この質問に対して返答に戸惑う場合には，感染性疾患や代謝性疾患など，比較的緩徐に発症する病態が疑われる。

　意識障害のある傷病者に外傷がある場合には，それら2つの徴候出現の時間的な前後関係が問題となる。この場合にも，倒れたり，意識を失ったときに何をしていたかという問いかけが役に立つ。

表Ⅱ-10　質問法の分類

1. 自由質問法（開かれた質問）	
方法	傷病者などに自由に答えさせる質問法であり，傷病者などの考えていることや，重要と思っている点を明らかにできる。この場合，時間を要することになるので，重点的質問法や中立的質問法を組み合わせる必要がある
問いかけの例	・いつから，どういうふうになったか話してください ・どんな具合ですか，様子を話してください
2. 直接的質問法（閉ざされた質問）	
方法	質問の内容を具体的にし，傷病者などが「はい」「いいえ」で答えられるようにする質問法であり，病歴の不足部分を補うことができる。心理社会的な情報の収集には，なるべく用いないようにする必要がある
問いかけの例	・頭痛はありますか？ ・糖尿病といわれたことがありますか？
3. 重点的質問法（焦点を当てる質問）	
方法	焦点を当てた1つの事柄に対して自由に答えさせる質問法であり，傷病者などの状況に応じた答えが得られる。この場合，自由質問法で問題点をある程度把握したうえで行うと，より問題点を具体化できる
問いかけの例	・その痛みは，どんな感じの痛みですか？
4. 中立的質問法（促す質問）	
方法	傷病者などが自ら話し出すのを伺うような質問法で，救急隊員による中継ぎにより，傷病者などの話を促進させ，多くの情報を収集することができる
問いかけの例	・朝起きたときにめまいで立てなかったということですが，その後どうされたのですか？
5. 多項目質問法（選択肢的な質問）	
方法	具体的に複数の項目を掲げて質問し，選択させる質問方法であり，質問の内容を限定してしまう欠点がある。混乱要領が得られない場合や高齢者などは，この質問方法を用いざるを得ないことがある
問いかけの例	・痛むのは右ですか，左ですか，それとも両方ですか？

【文献】
1) 坂本哲也，畑中哲生，松本尚：救急活動コミュニケーションスキル：何を聞く？何を伝える？メディカルサイエンス，東京，2009.

〔畑中哲生〕

Ⅲ部　PCEC の実際

1. PCEC プロトコール

　急性意識障害の原因には，外傷を除くと，呼吸・循環の異常，脳卒中，感染症，代謝異常，機能的疾患，環境因子などがある。PCEC は，重症脳卒中を含む急性意識障害全般を対象とした「病院前医療の標準化」を目指したプロトコールである。

　2004 年に『脳卒中治療ガイドライン』が発表されて以来，脳卒中に対する超急性期の適切な治療システム構築の一環として『PSLS コースガイドブック』が出版された。続いて『PCEC コースガイドブック』が出版され，急性意識障害傷病者への病院前医療の骨格が示された。PCEC は脳卒中を含む，呼吸，循環の異常をきたす重症例をはじめ，多様な原因を有する意識障害傷病者への病院前対応が基本となる。そこに今回，輸液やブドウ糖投与に関する特定行為が新たに加わり，今回改訂された PCEC/PSLS 活動手順の概略を示したアルゴリズムは，PCEC においては観察による病態の判断や医療機関選定にとどまらず，現場での特定行為を組み込むものとなり，PSLS では rt-PA の適応候補の脳梗塞を中心に類似の症候をもつ出血性脳卒中や判断を要するその他の疾患，および特定行為にかかわる疾患を考慮したものとなった。

　救急隊員は，急性意識障害の原因となる疾患や脳卒中により生じる重度の後遺障害を阻止すべく，「防げ！　寝たきり」"preventable stroke mortality & morbidity" を目標に，適切な医療機関へ適切な時間内に搬送するという重要な役割を担っている。

　救急隊員の現場活動と搬送医療機関との連携を円滑にする目的で，意識障害を対象とした PSLS（Prehospital Stroke Life Suppout）と合わせて PCEC（Prehospital Coma Evaluation & Care）を活用していただきたい。

　PCEC のアルゴリズムを図Ⅲ-1 に，その詳細説明を表Ⅲ-1 に示す。

1　Step 1：状況評価

　状況評価とは，意識障害を呈する傷病者に関する通報を受けたときから傷病者接触までの活動をいい，PSLS のアルゴリズムと共通している。

1）通報者情報の確認

　119 番通報を受けた指令係員は，最初に以下の 3 つの質問によって傷病者の状態を把握する。反応がない場合や呼吸が正常でないと思われるときは，応急手当のための口頭指導を開始すべきである。

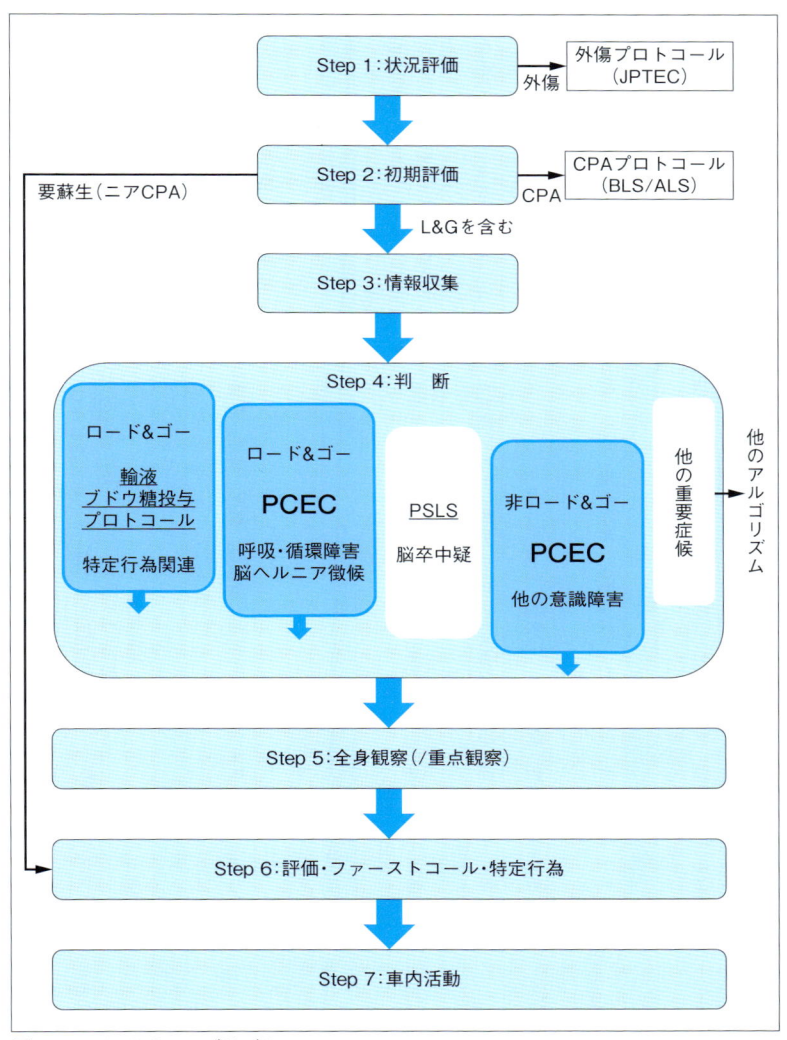

```
                                                     外傷
                   Step 1：状況評価  ────────→  外傷プロトコール
                          │                              （JPTEC）
                          ↓
                                                     CPA
要蘇生（ニアCPA）    Step 2：初期評価  ────────→  CPAプロトコール
      ┌──────────────    │                              （BLS/ALS）
      │                   │ L&Gを含む
      │                   ↓
      │            Step 3：情報収集
      │                   │
      │                   ↓
      │            Step 4：判　断
      │   ┌─────────────────────────────────────────────┐    他
      │   │ ロード&ゴー   ロード&ゴー          非ロード&ゴー │    の
      │   │              PCEC       PSLS                │    重   他のアルゴリズム
      │   │  輸液                                PCEC    │    要  ────→
      │   │ ブドウ糖投与  呼吸・循環障害 脳卒中疑              │    症
      │   │ プロトコール  脳ヘルニア徴候        他の意識障害    │    候
      │   │  特定行為関連                               │
      │   └─────────────────────────────────────────────┘
      │                   │
      │                   ↓
      │         Step 5：全身観察（/重点観察）
      │                   │
      │                   ↓
      └──────────→ Step 6：評価・ファーストコール・特定行為
                          │
                          ↓
                   Step 7：車内活動
```

図Ⅲ-1　PCECのアルゴリズム

表Ⅲ-1 疾病傷病者への対応プロトコール説明表

Step 1：状況評価	
	①通報者情報の確認，②感染防御，③携行資器材の確認，④現場確認，安全確認，⑤傷病者数の確認 → 外傷なら「外傷のプロトコール」へ

Step 2：初期評価（できるだけ同時に評価）		
①A：意識と気道の評価	異常あり（気道閉塞，気道狭窄）→気道確保，異物除去，吸引，酸素投与，心電図，SpO₂モニター	改善なければ「内因性 L & G」・Step 3〜5の適宜簡略化
②B：呼吸の評価	異常あり→補助換気，酸素投与，心電図，SpO₂モニター	改善なければ「内因性 L & G」・Step 3〜5の適宜簡略化
③C：循環の評価	異常あり→酸素投与，心電図，SpO₂モニター，必要に応じて器具を用いた血圧の測定	ショックなら「ショックのプロトコール」へ
④D：神経症状の評価	異常あり→酸素投与，心電図，SpO₂モニター，必要に応じて器具を用いた血圧の測定	脳ヘルニア徴候（表Ⅱ-4）を認めたら「内因性 L & G」・Step 3〜5の適宜簡略化

Step 3：情報収集	
①病歴・既往歴その他	BAGMASKなどによる情報収集
②1次補足因子第2段階	疼痛，出血性素因
③バイタルサイン	必要に応じてバイタルサイン（呼吸数，脈拍数，血圧，体温，意識レベル）の再確認
④脳卒中の可能性	必要に応じてCPSS/ドロップテスト評価

Step 4：判 断				
優先する症候・プロトコールの選択	増悪するショック	意識障害 (JCS≧10を目安)		左記以外の意識障害
	クラッシュ症候群	糖尿病の既往を考慮	左記以外の内因性 L & G	脳卒中の疑い
	静脈路確保の判断	血糖測定の判断		

Ⅲ部　PCECの実際

分類	輸液プロトコール(PCEC輸液)	ブドウ糖投与プロトコール(PCECブドウ糖投与)	PCEC	PSLS	PCEC
Step 5:		5a 全身観察		5b 重点観察	5a 全身観察
身体・神経所見		バイタルサイン(1次補足因子第1段階) 再確認(呼吸障害、循環動態不安定、意識障害、体温38℃以上で敗血症・免疫不全)			による緊急度判定
		2次補足因子(重症感、バイタルサイン、非生理学的指標、非生理学的指標以外の症候に特異的な指標、			
注意すべき重要項目	心原性ショックの有無	穿刺のリスク	内因性 L & G	脳卒中症候(KPSS など)	随伴する身体所見
Step 6: 評価・ファーストコール・特定行為					
病態・状況の評価	輸液適応例	低血糖例	内因性 L & G	病院前脳卒中スケールの結果	"いしきにしょうがい、なるほどまずい、ためして酸素"
MIST	○	○	○	○	○
オンライン報告、指示	救命士報告と指示要請	救命士報告と指示要請			
特定行為など	静脈路確保	静脈路確保			
	輸液	ブドウ糖の静注			
搬送機関選定	プロトコールに従う	プロトコールに従う	三次施設または脳卒中施設	脳卒中施設	二次以上の施設
Step 7: 車内活動					
車内収容時の対応、継続観察、セカンドコール(必要時)、緊急安静搬送	○	○	○	○	○
重要項目	呼吸・循環の変化	意識の変化と血糖値	呼吸・循環の変化	意識・麻痺の変化	意識の変化

<質問内容>
- （傷病者は）話ができますか？
- （傷病者に）肩を叩いて呼びかけたときにどんな反応がありますか？
- （傷病者は）普段どおりの呼吸をしていますか？

通報内容から意識障害が疑われる場合は表Ⅱ-2のハイリスク意識障害を念頭において発症状況の聴取を迅速に行い，これにかかわる情報は速やかに救急隊に伝える。次に，表Ⅱ-4に示した"重症脳卒中などによる脳ヘルニアが疑われる"症候などに注意する。また，通報者が表現のしかたで混乱している場合には，あらかじめキーワードとなる言葉を用意しておき，それらの有無について確認するように配慮する。出動する救急隊には，あらかじめこれらの情報を伝える。

2）感染防御

感染防御についての基本「自らの安全は自らが守る」に従い，現場に到着する前に標準予防策を実施しておく。また，汚れた手袋は適宜交換するとともに，使用済みのものは感染性廃棄物として適切に廃棄する。喀血や喀痰などから飛沫感染が疑われる場合にはサージカルマスクを，結核など空気感染が疑われる場合にはN95マスクを着用する。

<標準予防策>

手袋，ゴーグル，マスク，耐水ガウン，必要により防毒マスク，防毒衣など

3）携行資器材の確認

資器材は119番通報時の情報および指令センターからの追加情報をもとに，現場に到着するまでに準備を整える。呼吸，循環に悪影響を及ぼした際に迅速に対応できるように，呼吸管理セット，除細動器，輸液・静脈路確保一式，血糖測定装置などを準備し，必要に応じて外因性傷病者の対応資器材などを加える。

<内因性疑いの場合>
- 呼吸管理セット（バッグバルブマスク，高濃度酸素マスク，酸素ボンベ，各種エアウエイ，吸引器，喉頭鏡，マギール鉗子など）
- 除細動器
- 観察用具（聴診器，ペンライト，心電図モニター，パルスオキシメータ，体温計など）
- 輸液セット
- 簡易血糖値測定セット

4) 現場確認，安全確認，傷病者数の確認

現場の安全確認は，119番通報受信時から開始されなければならない。指令係員と救急隊や消防隊はおのおのの役割を十分に認識し，強力な連携態勢をとらなければならない。とくに現場の安全に関する情報は，リアルタイムに伝達し共有することが大切である。

①傷病者接触前の調査
　・関係者の確認と情報収集
②安全の確認
③原因（メカニズム）の調査
　・現場の状況の観察　・薬物，空の薬物シート，毒物の有無の確認など
④傷病者数の調査

5) 関係者からの情報収集

通常は安全確認後ただちに傷病者に接触するが，環境因子やガス中毒などの外因の可能性が否定できず安全確認に時間を要する場合には，傷病者にすぐに接触できないこともあり得る。その際には関係者から，状況に関する情報以外に，傷病者の状態について，どの程度の反応があるか，呼吸はしているか，など可能な限り聴取する。さらに時間に余裕がある場合には時間経過などについても確認し，以後の活動の参考にする。

6) 初期トリアージおよび応援隊の要請

傷病者が多数発生している場合は，救急車を応援要請する。歩行不能者1名に対して救急車1隊を応援要請の目安とする。状況によっては，指揮隊やポンプ車隊の応援も考慮する。多数傷病者ではトリアージが必要になる可能性があり，また医師の応援要請も考慮する。傷病者の異常行動により自傷他害の恐れがあるときは，警察官を要請し，警察官とともに対応する。

2　Step 2：初期評価（生理学的評価）

初期評価の目的は，蘇生処置の必要性と内因性ロード＆ゴー（L＆G）の適応を生理学的所見から迅速に判断することである。気道（A），呼吸（B），循環（C）について評価を行い，表Ⅱ-3の項目のいずれかに該当する場合には内因性L＆Gと判断する。また，ABCが安定している傷病者でも神経症状の評価（D）で，異常肢位（除脳肢位，除皮質肢位），意識レベルⅢ桁またはⅡ桁（JCS）で瞳孔不同などの脳ヘルニア徴候を認めたならば，同様に内因性L＆Gと判断する。これらはPSLSのアルゴリズムと共通している。ショックに伴う意識障害の場合には「心肺機能停止前の重度傷病者に対する静脈路確保及び輸液」プロトコール（以下，輸液プロト

コール）適応候補として，JCS≧10 の場合には「心肺機能停止前の重度傷病者に対する血糖測定並びに低血糖発作症例へのブドウ糖溶液の投与」プロトコール（以下，ブドウ糖投与プロトコール）適応候補として，おのおの同プロトコールを念頭におき以下の行動を行う。

<初期評価の流れ>
 1．外傷による頸部損傷などが否定されるまで用手的頸椎保護
 2．気道，呼吸，循環の評価（必要に応じて心電図モニター・SpO_2装着と測定，血圧測定）
 3．必要に応じた処置（気道確保，酸素投与，補助人工呼吸，心肺蘇生）
 4．内因性 L&G の適応の判定（ABC から）
 5．中枢神経系の評価
 6．内因性 L&G の適応の判定（D から）

1）意識と気道の評価

まずはじめに，大まかな意識レベルの評価と気道開通の評価を行う。
・呼びかけ・痛み刺激に対する反応から，意識状態を大まかに把握
　→この時点では JCS の桁数の把握のみでよい。
・気道の評価
　→発声があれば気道は開通し，応答が適切ならば意識も良好と判断する。しかし，異常呼吸音は異物や舌根沈下による気道狭窄を意味している可能性があり，注意を要する。
・必要に応じて気道確保を指示（吸引，下顎挙上，頭部後屈あご先挙上など）。

2）呼吸の評価〔おおよその呼吸数と呼吸様式（パターン）〕

重症であるほど，呼吸状態が特異で不安定な場合が多い。できるだけ近づいた姿勢で呼吸状態を「見て」，呼吸音を「聞いて」，頬で「感じて」，注意深く観察する必要がある。とくに異常呼吸様式は病態判断につながるため，注意深く観察する（表Ⅲ-2）。

3）循環の評価

・おおよその血圧，脈拍数とリズム
原則として橈骨動脈や頸動脈で脈拍を調べ，おおよその血圧を推測する。リズムについては不整がないかを中心に観察し，余裕があればクッシング現象やアダムス-ストークス発作のような脈拍延長の有無についても確認する。
・傷病者の皮膚の状態（色，湿潤，乾燥，温度）
末梢循環の状態に注意して観察する。

表Ⅲ-2 異常呼吸様式

	呼吸様式名	説明	呼吸パターン
1	正常呼吸＋ため息	中心性テントヘルニアまたは間脳の側方偏位で出現[1]	
2	中枢性過呼吸	鉤ヘルニアの後期，テント切痕ヘルニアの中脳・上位橋期に出現[1]	
3	失調性呼吸	テント切痕ヘルニアの下位橋・延髄期に出現[1]	
4	チェーン-ストークス呼吸	低換気後しだいに大呼吸となり，再びしだいに低換気となる呼吸を規則的に繰り返す。心・肺疾患の睡眠時や脳ヘルニアの過渡期で生じる[1]	
5	クスマウル呼吸	大きく緩徐な呼吸が規則的に続く。糖尿病性ケトアシドーシス，エチレングリコール中毒などアシドーシスで認める[1]	
6	ビオー呼吸	頻呼吸と無呼吸を不規則に繰り返す失調性呼吸で，チェーン-ストークス呼吸と異なる。頭蓋内圧亢進，脳血管障害などで生じる[2]	

〔文献1), 2) より引用・改変〕

＜内因性 L & G ！―ABC から―＞

初期評価で気道，呼吸，循環に異常を認め，必要な処置を行ったにもかかわらずバイタルサインの改善がみられない場合は内因性 L & G と判断し，以後の Step を適宜簡略化して医療機関への搬送を急ぐ必要がある。一方で気道，呼吸，循環が安定し内因性 L & G が否定されたならば，さらに詳細に呼吸数，脈拍数，血圧，体温などを測定する。

4）神経症状の評価

初期評価で気道，呼吸，循環が安定している場合には，以下の中枢神経の評価を行う。

(1) 詳細な意識レベルの評価

詳細な意識レベルの評価を，ジャパン・コーマ・スケール（JCS）やグラスゴー・コーマ・スケール（GCS）を用いて行う。

※エマージェンシー・コーマ・スケール（ECS）の使用も考慮するが，ここでは省略する。

(2) 異常肢位（除脳肢位，除皮質肢位）の評価

除脳肢位（除脳硬直），除皮質肢位（除皮質硬直）は頭蓋内圧亢進の末期症状で脳幹障害が始まったことを意味し，脳ヘルニア徴候として内因性 L & G と判断すべき

表Ⅲ-3　シンシナティ病院前脳卒中スケール（CPSS）

顔のゆがみ（歯を見せるように，あるいは笑ってもらう）
・正常：顔が左右対称 ・異常：片側が他側のように動かない
上肢挙上（閉眼させ，10秒間上肢を挙上させる）
・正常：両側とも同様に挙上，あるいはまったく挙がらない ・異常：一側が挙がらない，または他側に比較して挙がらない
構音障害（患者に話をさせる）
・正常：滞りなく正確に話せる ・異常：不明瞭な言葉，間違った言葉，あるいはまったく話さない

である。GCS の最良運動反応では，除脳肢位は M2，除皮質肢位は M3 に相当する。

(3) シンシナティ病院前脳卒中スケール（CPSS）による評価

顔面麻痺，上肢運動麻痺，構音障害の3症状の観察により，脳卒中の可能性を判断する。CPSS の観察で1つでも陽性の場合は72％，3つ陽性の場合は85％脳卒中の可能性がある（表Ⅲ-3）。

(4) ドロップテストによる評価

重度の意識障害や失語などにより指示に従えない傷病者に対しては，ドロップテストにより左右の運動麻痺の有無を評価する（図Ⅲ-2）。表Ⅲ-4 に沿って正しい手順で観察する。

※英語で"hand drop test"と記載されたり，日本では"ドロッピングテスト"と呼ばれていることもある。

(5) 瞳孔観察による評価

急性意識障害の評価に瞳孔観察はきわめて重要である（表Ⅲ-5）。瞳孔の左右差や対光反射の消失は，生命の危機が切迫していることを示す徴候であり，見逃してはならない。

＜内因性 L & G ！—D から—＞

脳ヘルニア徴候を認める場合には，内因性 L & G と判断する。

3　Step 3：情報収集

意識障害の原因や脳卒中の病態を評価するうえで，病歴はきわめて有用な情報となる。また，質問に対する傷病者の受け答えの様子や会話内容から失語や構音障害の有無，精神症状，認知機能に関しての評価が可能である。意識レベルの低下した傷病者からも，可能であれば早期に病歴聴取を試みる。傷病者本人だけでなく家族，関係者，発見者などからも積極的に聴取する。救急隊活動の時間的制約を意識した

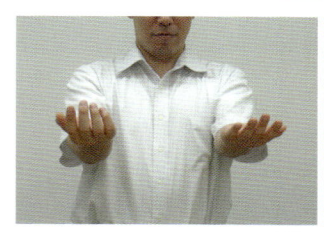

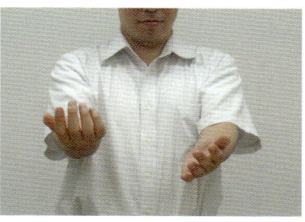

バレー徴候

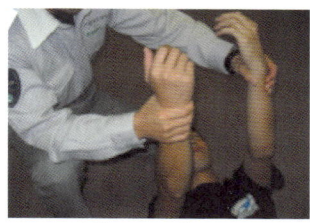

上肢ドロップテスト

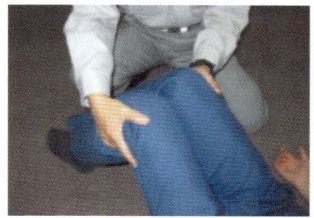

下肢ドロップテスト（膝立て試験）　　下肢外旋位

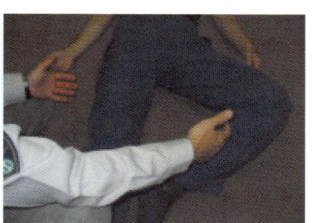

図Ⅲ-2　運動麻痺の観察

必要かつ十分な情報収集に努める。

　問診などにより得られた情報は脳卒中，呼吸・循環障害，感染症，代謝性疾患，機能的疾患（てんかん発作など），環境因子などによる疾患の重要な判断材料となる。また"突然に"，"突発的に"，"段階的に"などの発症様式は脳卒中を強く疑わせる有力な情報である。さらに，糖尿病治療薬，酸素ボンベ，傷病者の周囲の毒物様の液体，大量の薬物の空包，異臭などの情報は貴重である。てんかんや精神疾患については本人や家族が積極的に情報提供しない可能性があり，慎重に聴取する。病歴などから外傷を否定し得るならば，後の「Step 5：全身/重点観察」で頚椎保護

表Ⅲ-4　ドロップテスト

上肢ドロップテスト
①仰臥位にする ②検者は左右の上肢を持ち上げて浮かす ③検者は同時に手を離す 【判定】 　麻痺があれば麻痺側は健側よりも早く落ちる
下肢ドロップテスト（膝立て試験）
①仰臥位にする ②検者は下肢の両膝を立てさせる ③検者は同時に足を離す 【判定】 　麻痺があれば麻痺側は急速に外側に回旋する

表Ⅲ-5　瞳孔の観察

【手順】
①両上眼瞼を手指で挙上する
②ペンライトを両眼の直上に置く
③スケールで瞳孔径を計測し左右差を確認する
④片眼ずつ外眼角から入光し，直接対光反射を確認する

【判定項目】
①瞳孔サイズ，左右差
②対光反射の速度：迅速，緩慢，消失
③眼位の異常：共同偏視，他
④眼球運動の異常：眼振，他

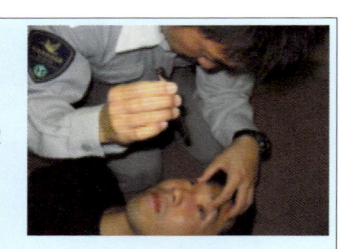

の解除が可能であるため，外傷の可能性も同時に確認する。

　情報収集をもれなく迅速に行うためにも，BAGMASKやSAMPLEなど一定の手法を身につけることが推奨される（表Ⅲ-6）。また，問診のなかで，糖尿病の有無を確認することは必須である。特定行為候補の場合には，「Step 4：判断」で輸液，またはブドウ糖投与プロトコールに進む。

＜輸液プロトコール＞

　Step 2の初期評価でショックを認め，内因性L＆Gと判断した輸液プロトコールの適応候補の場合には，Step 3は傷病者の状態に応じて適宜簡略化するが，年齢が15歳以上であること，アナフィラキシー，熱中症，挟圧などによるクラッシュ症候群に関連した情報，既往としての心不全の有無など重要な確認事項については可能

表Ⅲ-6 問診項目の覚え方（BAGMASK, SAMPLE, GUMBA）

BAGMASK（バッグマスク）
B：病気・病歴 A：アレルギー G：時間とグルコース（発症時刻と糖尿病既往） M：めし（最終食事摂取時刻） A：ADL（日常生活動作） S：主訴 K：薬（現在使用中の薬剤）
SAMPLE（サンプル）
S：（Symptom and Search）症状と原因の検索 A：（Allergy）アレルギーの有無＋ADL（日常生活動作） M：（Medication）薬物治療の有無 P：（Present illness, Past illness）現病歴・既往歴の有無 L：（Loss of consciousness/Last oral intake）意識消失の有無/最終食事摂取時間 E：（Event preceding the incident）発症前の出来事
GUMBA（グンバ）
G：原因（事故のいきさつ） U：訴え（主訴） M：めし（最終食事摂取時刻） B：病気・病歴（服用薬品を含む） A：アレルギー

な限り詳細に入手する。

<ブドウ糖投与プロトコール>

Step 2の初期評価でJCS≧10の意識障害を認め，ブドウ糖投与プロトコールの適応候補の場合には，Step 3は傷病者の状態に応じて適宜簡略化するが，糖尿病に関する情報は可能な限り詳細に入手する。また，年齢が15歳以上であること，突然の頭痛または胸背部痛などくも膜下出血を疑う症候や大動脈解離がないことなども重要な確認事項となる。

1）問診などによる情報収集の実際（BAGMASK）

(1) 病歴：Byoreki（現病歴，既往歴）

①現病歴

・初発症状は？（急性意識障害，頭痛，運動麻痺，言語障害，めまい，しびれ，など）
・発症様式は？（突然に，急に，段階的に，朝気づいたら，など）
・前兆や随伴症状は？

・発症時に頭部打撲など外傷の可能性は？
　・症状は悪化したか，改善したか？
　問診は要領よく行う．脳卒中や急性意識障害の傷病者では発語が低下する．また聴取する側の意図が伝わらず要領を得ない内容になる場合には，会話を中断し趣旨に沿った文脈に修正することもやむを得ない．質問に対する理解が得られにくいときは，聴力障害，精神疾患，認知症，高次大脳機能障害などの可能性を考慮する．
　②既往歴
　・糖尿病，心・腎・肝疾患，てんかんなど治療中の慢性疾患はあるか？
　・外傷や脳卒中の既往はあるか？
　・入院歴・手術歴はあるか？
　・処方薬はあるか？

(2) アレルギー：Allergy

　今までに抗菌薬，鎮痛薬，造影剤などの注射薬または内服薬や，食べ物でアレルギー反応（血圧低下，呼吸困難，皮疹，など）を生じたことがあるか，アナフィラキシー対策としてアドレナリン製剤を所持していないか，などについても確認する．

(3) 時間とグルコース：G-kan & Glucose

　①発症時刻を特定できるか？
　できるだけ正確な時間を聴取する．脳梗塞疑いでrt-PA投与の適応となる可能性がある場合には，何時何分かまで確認する．発症時刻を特定できない場合は，最終未発症確認時刻を確認する．

　②低血糖の可能性はないか？
　同時にGはグルコース（ブドウ糖）も意味する．傷病者によっては，低血糖により失語や片麻痺などの脳卒中様の症候を呈することがある．糖尿病の既往や血糖降下薬，インスリンの使用は特定行為のブドウ糖投与プロトコールへ進むキーワードである．

(4) めし（最終食事摂取時間）：Meshi（Meal）

　最後に食事をしたのはいつかを聞く．搬送中の嘔吐の予測，医療機関での気管挿管その他のさまざまな処置や手術に際し，胃内容物の有無に関する情報は重要である．

(5) ADL（Activities of daily living）

　ADLとは，日常生活動作と訳され，日常生活を送るために必要な基本動作の尺度を表す．既存の障害の程度を把握することは，新しく生じた症候を判断するうえで有用な情報となる．ADLには，食事，更衣，移動，排泄，入浴などの行動が含まれ，大まかには，①完全自立，②部分介助，③全介助などのレベルがある．

(6) 主訴：Shuso

　傷病者の自覚する主な訴えを主訴という．傷病者がもっとも困っていること，もっとも強く訴えることは何かを確認する．意識障害を有する傷病者では主訴は得

られにくい。主訴は病態や病名とは明確に区別しなくてはならないが，意識障害を有する傷病者の場合には便宜的に"傾眠"や"昏睡"などの意識障害を示す用語または意識障害そのものが主訴となる。

(7) 薬：Kusuri

現在使用中の薬を確認する。既往歴と同時に投薬内容を確認してもよい。抗凝固薬（ワルファリン，NOACs，他）や抗血小板薬（アスピリン，チクロピジン，他）は脳卒中の既往や病態悪化を疑わせる薬剤であり，向精神薬，抗てんかん薬などは意識障害の病態を推測するうえでも重要である。また，アナフィラキシーショックが疑われた場合は，アドレナリン製剤の所持を確認する。

4　Step 4：判断　脳卒中以外の原因が疑われるか？

PSLS/PCEC のアルゴリズムにおいては，「Step 1：状況評価」，「Step 2：初期評価」，「Step 3：情報収集」の結果により，脳卒中疑い（PSLS）の判断も行うが，原則として以下の順番で特定行為候補と内因性 L & G の意識障害についての判断を優先する。

1）特定行為候補

(1) 輸液プロトコール

ABC，および D の異常により内因性 L & G の適応であっても，輸液プロトコール適応候補の傷病者については Step 5a で輸液プロトコールへ進み，プロトコールに従って全身観察を行う。

※出血性ショックでは不安，不穏などの精神症状を主体とした意識の変調を伴うことがあるが，その後ショックが進行してもある程度意識は保たれる。ショックにより昏睡状態となった場合には脳循環の破綻を意味し，心停止直前と考えられ，PCEC/PSLSアルゴリズムでは"ニアCPA"としてStep 3以下を省略し，Step 6へ進む場合も十分に考えられる。

(2) ブドウ糖投与プロトコール

輸液プロトコールの適応ではないと判断した後，Step 3 の情報収集から糖尿病治療薬による低血糖性意識障害の可能性を強く疑い，低血糖プロトコールの適応と判断したら，Step 5 では低血糖プロトコールへ進み，全身観察を行う。低血糖による症状は昏睡など重度の意識障害が一般的であるため，この時点で内因性 L & G の適応となるが，低血糖プロトコールを優先させる。また，なかには意識障害の程度は比較的軽く，失語や片麻痺を伴い，脳卒中との判断を要する場合がある。低血糖性昏睡と脳卒中をともに疑う場合には，Step 5 では，はじめにブドウ糖投与プロトコール対応で全身観察を行い，その後に余裕があれば脳卒中疑いとして簡単な神経所見の観察を追加する。

2）内因性 L & G 適応の意識障害（PCEC）

　特定行為の適応とならない内因性 L & G 適応の意識障害の場合には，Step 5a を含めてそれ以下の Step を適宜簡略化し，医療機関への搬送を急ぐ。内因性 L & G 適応の判断基準は表Ⅱ-3 に示した。出血性脳卒中による昏睡が疑われた場合，PCEC として ABC の安定化を優先し，Step 5a へ進み，全身観察のなかで運動麻痺などの神経学的観察を考慮する。さらに，虚血性脳卒中重症例の可能性もあるため，血管内治療が可能な脳卒中センターなどへの搬送も考慮する。

3）脳卒中疑い（PSLS）

　Step 1〜3 より上記 1）2）が否定され，脳卒中疑いと判断したら，PSLS として Step 5b の神経学的観察を中心とした重点観察へ進む。
　※脳梗塞を疑う場合の確認事項は「PSLS プロトコール」（p.69）参照。

4）非内因性 L & G の意識障害（PCEC）

　以上の病態の可能性が低いと判断された時点でその他の急性意識障害と判断し，PCEC として「Step 5a：全身観察」に進み，意識障害の原因検索を行う。「Step 4：判断」の時点で表Ⅲ-7 に掲げた記憶法などを用いて意識障害の原因疾患を念頭に，ある程度の方向づけを行う。

5　Step 5a：全身観察

　Step 4 の判断に従い，特定行為候補，内因性 L & G 適応の意識障害，脳卒中が否定的な非内因性 L & G の意識障害の場合は全身観察へ進む。
　※特定行為候補である場合などの特別な処置がなければ，傷病者接触から観察終了まで 10 分以内を目標とする。

1）特定行為候補

(1) 輸液プロトコール

　Step 2 の初期評価の段階でショックを認め内因性 L & G と判断した後，Step 3〜4 で迅速に情報収集と判断を行い意識障害を認めても，輸液プロトコール適応の傷病者については Step 5 では輸液プロトコールへ進み，プロトコールに従って全身観察を行う。ショックの増悪またはクラッシュ症候群が疑われたときに輸液プロトコールの適応となるため，ここでは主としてショックの増悪因子について，あるいは静脈路確保が可能な静脈があるかなどの全身観察を行う。ショックの増悪因子として，出血の持続，意識障害の進行，アナフィラキシー，熱中症による脱水，さらには敗血症などの重症感染症，繰り返す嘔吐などがあげられるため，呼吸困難，喘鳴や異常呼吸音，吐下血や嘔吐・下痢の有無，意識レベルの再評価，全身皮膚の発

表Ⅲ-7　いしきにしょうがい，なるほどまずい，ためしてさんそ

い	インスリン：低血糖・高血糖
し	ショック
き	飢餓：低栄養
に	尿毒症：腎疾患
しょう	消化器疾患：肝疾患
が	外　傷
い	飲酒：アルコール関連

なる	ナルコーシス
ほ	ホルモン：甲状腺・副腎疾患など
ど	瞳孔不同：脳ヘルニア
ま	麻薬他：薬物・毒物中毒
ずい	髄膜炎：髄膜炎・脳炎

た	体温異常：熱中症・偶発性低体温症
め	メンタル：精神疾患
し	失神
て	てんかん：痙攣・てんかん
さん	酸素：低酸素血症
そ	卒中：脳卒中

赤・皮疹，体温などを確認する。一方で急性心筋梗塞や慢性心不全などの心原性ショックの原因となる病態についても可能な範囲で確認する。

(2) ブドウ糖投与プロトコール

Step 2 または Step 3 でブドウ糖投与プロトコールの適応と判断したら，意識障害以外の低血糖によると考えられる所見，意識障害により二次的に生じ得る誤嚥や外傷の有無，血糖測定のために行う針穿刺により疼痛が有害刺激となり得るくも膜下出血や大動脈解離の有無などを念頭に全身観察を行う。全身観察の結果，ブドウ糖投与プロトコールの適応と判断したら，はじめに傷病者家族に血糖測定を依頼し，すでに家族が測定済みの場合にはその値を採用する。家族が測定できない場合には血糖測定を行ったあと指示要請の電話連絡を行い，活動の経過，血糖値を含めたブドウ糖投与プロトコール判断の理由を報告する。血糖値＜50 mg/dl の場合にはそのままブドウ糖投与プロトコールとして Step 6 に進む。血糖値が≧50 mg/dl の場合，内因性 L & G であれば以後簡略化または省略して Step 6 に進む。CPSS 陽性なら PSLS プロトコールとして神経学的観察を行い，非内因性 L & G で CPSS 陰性なら PCEC プロトコールに従って全身観察を行い，Step 6 に進む。

2）内因性 L & G

 輸液プロトコールとブドウ糖投与プロトコールの適応とならない内因性 L & G と判断した場合には，Step 2 の初期評価で行った処置を継続し，全身観察を適宜簡略化または省略して Step 6 へ進む。

3）非内因性 L & G

 特定行為候補，内因性 L & G，脳卒中の可能性が低いと判断したら，全身観察を行い，意識障害の原因となる病態を表Ⅲ-8 に沿って評価する。観察は，「見て」「聞いて」「触って」「感じて」（視診・触診・聴診により），頭部からつま先まで系統的に行い，観察結果から現在起きている病態を推測し，さらに，随伴症状などから緊急度や重症度を判断する。

＜全身観察実施上の留意点＞

①家族や関係者に説明し，観察の同意を得る。常に人格を尊重し，プライバシーの保護に努める。
②時間を意識し，病態の把握に努め，医療機関選定にも活用する。

＜緊急安静搬送 Hurry but Gently の目安＞

 全身観察で表Ⅲ-9 にある項目がみられたならば，緊急安静搬送 Hurry but Gently と判断する。

＜頸椎保護の解除＞

 傷病者本人や関係者の情報をもとに，Step 1 の状況評価において外傷を生じる余地がないときには頸椎保護に配慮する必要はない。しかし，外傷の可能性があれば Step 2 の初期評価の段階からの用手的頸椎保護が望ましい。その後 Step 4 の判断まで継続し，得られた情報や全身観察で外傷が否定されれば，Step 5 の段階で頸椎保護を解除する。

表Ⅲ-8　PCECの全身観察項目①

観察部位	方法	徴候・症状	疑われる疾患
頭部	視診	外表面の損傷	頭部外傷・頸髄損傷・てんかん・痙攣・失神
		手術痕・シャント術	脳疾患
	触診	新生児・乳児の大泉門膨隆	髄膜炎・脳炎・頭部外傷
顔面	視診	外表面の損傷	頭部外傷・頸髄損傷・てんかん・痙攣・失神
		大きなアザ（母斑・血管腫）	（先天性疾患）痙攣
		顔のゆがみ	脳血管障害
		チアノーゼ	呼吸不全・心不全・低酸素・窒息
		蒼白	ショック・貧血・低体温・低血糖
		紅潮	アルコール・高体温・髄膜炎・脳炎
		鮮紅	CO中毒
		黄疸	肝疾患
		乾燥	脱水・糖尿病
		鼻漏・出血	頭部外傷
		るいそう	悪液質・精神疾患（主に摂食障害）
		湿潤・冷汗	低血糖・ショック・急性冠症候群
		大量発汗	熱中症・麻薬・覚醒剤
眼球	視診	ブラックアイ	頭部外傷
		眼瞼結膜蒼白	ショック・貧血
		眼瞼結膜黄染	肝性脳症・肝不全
		眼瞼結膜紅色	急性アルコール中毒
		眼瞼結膜の異常な瞬目	精神疾患
		溢血点	窒息・外傷性窒息・縊頸
		眼位	脳血管障害
		眼振	めまい・脳血管障害（主にテント下）
瞳孔	視診	縮瞳	橋出血・有機リン中毒・麻薬中毒
		散大	脳ヘルニア・アルコール中毒・痙攣大発作中
		左右差	脳血管障害
		対光反射の消失	脳血管障害

表Ⅲ-8 ①のつづき

観察部位	方法	徴候・症状	疑われる疾患
頸部	視診	索状痕	縊頸
		頸静脈怒張	呼吸不全・心不全
		頸静脈虚脱	ショック・脱水
		呼吸補助筋の動き	呼吸不全
	触診	皮下気腫	緊張性気胸
		項部硬直	髄膜炎・脳炎（くも膜下出血）
	聴診	頸動脈雑音	脳血管障害（※難しい観察項目）
口腔	視診	口唇チアノーゼ	呼吸器疾患・心疾患
		口唇蒼白	ショック
		乾燥状態	脱水・電解質異常
		咬傷	痙攣発作・てんかん
		薬物・毒物の付着	中毒
		鮮紅色泡沫状痰	心不全
		嘔吐物	脳疾患，薬物，毒物中毒
	臭気	アルコール臭	急性アルコール中毒
		アセトン臭	糖尿病
		アーモンド臭	シアン中毒
		アンモニア臭	尿毒症
		ニンニク臭または卵の腐敗臭	肝疾患
		薬品臭または異様な臭い	農薬中毒
	粘膜	炎症，びらん	酸，アルカリ，誤飲
		分泌液の増加	有機リン系農薬中毒
耳・耳介	視診	バトル徴候，耳漏	頭蓋底骨折

【注意】頭頸部の外傷が否定されたならば，以降の観察は内因性疾患を念頭において行う

表Ⅲ-8　PCECの全身観察項目②

観察部位	方法	徴候・症状	疑われる疾患
胸部	視診	チェーン-ストークス呼吸	広範囲脳障害
		中枢性過呼吸	広範囲脳障害
		クスマウル呼吸	糖尿病ケトアシドーシス・尿毒症
		ビオー呼吸	広範囲脳障害
		失調性呼吸	広範囲脳障害
		起坐呼吸	心不全
		過呼吸	ヒステリー・過換気症候群
		シーソー呼吸・吸気時の陥没	気道閉塞・下位頸髄損傷
		胸郭運動の左右差	緊張性気胸・大量の胸水貯留・血胸
		胸郭変形（高齢者）	呼吸不全（結核による胸郭形成術）
		紅潮	アナフィラキシー
		手術痕	呼吸器・乳腺・心疾患
		皮下気腫	胸部外傷・緊張性気胸
		貼付薬	虚血性心疾患
		ペースメーカー	アダムス-ストークス症候群
		クモ状血管腫	肝疾患
		低体温	低体温症
		高体温	感染症・熱中症・重症脳損傷・麻薬・覚醒剤
	聴診	雑音	呼吸不全（肺炎など）・心不全・くも膜下出血
		呼吸音の左右差	呼吸不全（胸水貯留・血胸・無気肺）
		心音（心雑音）	心不全（※難しい観察項目）
	打診	鼓音	気胸
		濁音	胸水貯留
腹部	視診	皮膚色黄疸，皮下静脈怒張	肝不全
		膨隆	腸閉塞・腹水貯留・腹腔内出血
		手術痕	消化器系疾患
		ストーマ（消化器系・尿路系）	消化器系疾患・尿路系疾患
	触診	筋性防御	汎発性腹膜炎
		腹壁緊張	汎発性腹膜炎
		腹膜刺激症状	汎発性腹膜炎

1．PCECプロトコール

表Ⅲ-8 ②のつづき

観察部位	方法	徴候・症状	疑われる疾患
腹部	触診	腹水貯留	肝不全・心疾患（慢性）
	聴診	腸蠕動運動亢進	腸閉塞
		腸蠕動運動減弱	ショック・汎発性腹膜炎
	打診	鼓音	腸閉塞
		濁音	腹水貯留・腹腔内出血
腰部	視診	尿失禁	一過性意識消失または意識障害
		便（主にタール便・血便）	消化管出血
四肢	視診	異常肢位（除脳肢位・除皮質肢位）	脳疾患
		痙攣	てんかん・痙攣発作・脳疾患・熱中症
		羽ばたき振戦	肝不全
		蒼白	ショック
		発赤	感染症・敗血症
		ばち指	慢性呼吸不全・先天性心疾患
		注射痕	覚醒剤中毒
	触診	湿潤・冷汗	低血糖・ショック・急性冠症候群
		乾燥	電解質異常・脱水
		脛骨前面の浮腫	尿毒症・心不全・肝不全
		脈拍触知不良	ショック・血管系疾患
		脈拍・血圧の左右差・上下差	大動脈疾患
		徐脈	アダムス-ストークス症候群・急性冠症候群・脳疾患
		頻脈	ショック・高体温・急性冠症候群
		シャント（主に上肢）	腎不全
	運動	筋力の低下	脳血管障害・大動脈疾患・痙攣後・頸髄損傷
		ドロップテストによる左右差	脳血管障害・精神疾患
		ケルニッヒ徴候	髄膜炎・脳炎（くも膜下出血）

表Ⅲ-9 緊急安静搬送 Hurry but Gently（例）

分類	病態	症状・徴候	疑う疾患	起こり得る急変
A	気道狭窄	狭窄音, 咽頭部痛	急性喉頭蓋炎	窒息
		狭窄音, 咳き込み	気道異物	
B	換気障害	頻呼吸, 喘鳴, 膿性痰	肺炎	低酸素血症
		胸郭の動き, 呼吸音の左右差	自然気胸	緊張性気胸による閉塞性ショック
C	不整脈	動悸	安定した心室頻拍	心室細動
			高度房室ブロック	心停止, 心室細動
	大動脈病変	腰背部痛, 片麻痺	大動脈解離	出血性ショック, 脳梗塞
		腹痛, 他	大動脈瘤破裂	出血性ショック
D	頭蓋内疾患	激しい頭痛・嘔吐	くも膜下出血	再破裂, 脳ヘルニア
		中枢性めまい	小脳出血, 椎骨脳底動脈解離	再出血, 脳ヘルニア
E	体温異常	低体温	偶発性低体温症	心室細動
		高体温	熱中症, 脳炎・髄膜炎	痙攣
その他	頸髄損傷	四肢麻痺	頸髄損傷	呼吸停止

6 Step 6：評価・ファーストコール・特定行為

Step 6 では，ここまでの現場活動で得られた情報を総合的に考慮して，特定行為候補，内因性 L & G，脳卒中，非内因性 L & G の優先順位で現場対応し，医療機関選定，医療機関への報告などを行う。

また，以下の活動は，状況やプロトコールに応じて車内で行う場合もある。

1）特定行為候補

(1) 輸液プロトコール（p.75 参照）

Step 1 からの経過を簡潔にオンラインでメディカルコントロール（MC）医師に伝え，指示要請を行う。傷病者がアドレナリン製剤を所持している場合には忘れずに医師に伝え，先にその使用の指示を受ける可能性も考慮しておく。指示が得られたら静脈路確保を行い，乳酸リンゲル液による急速輸液を行う。一定時間の後バイタルサイン，初期評価または全身観察で行った身体所見，静脈路などについて再度確認した後，傷病者の搬送または搬送先医療機関の選定に移る。その際オンライン

1．PCEC プロトコール

MC 医師または搬送先医師へ報告する。これらの確認は車内収容後に行う場合もある。

(2) ブドウ糖投与プロトコール（p.79 参照）

Step 1 からの経過を簡潔にオンラインで MC 医師に伝え，指示要請を行う。指示が得られたら静脈路確保（維持速度：1 秒 1 滴程度の速さ）を行い，次に 50％ブドウ糖 40 ml を静注する。一定時間の後バイタルサイン，初期評価または全身観察で行った身体観察，静脈路などについて再度確認し，傷病者の搬送または搬送先医療機関の選定に移る。その際オンライン MC 医師または搬送先医師へプロトコール実施の状況と傷病者の状態について報告する。

2) PCEC（内因性 L＆G）プロトコール

Step 1 の状況評価から Step 5 の全身観察の結果をまとめ，以下のことを行う。

(1) 意識障害の原因の評価

緊急性を念頭において急性意識障害の原因を大まかに絞り込み，一方で見落としに注意する。

【例】
- 呼吸・循環の異常：窒息，重症肺炎，慢性閉塞性肺疾患増悪，慢性心不全急性増悪
- 中枢神経系の異常：脳ヘルニア疑い（重症出血性脳卒中など），虚血性脳卒中
- 中毒：一酸化炭素中毒，三環系抗うつ薬中毒（心電図異常を伴う）
- 感染症：重症細菌性髄膜炎
- 環境因子：重症熱中症
- 機能的疾患：痙攣重積状態

(2) 医療機関の選定

意識障害の原因の評価に従って迅速に医療機関の選定を行い，車内収容と搬送を開始する。

3) PSLS プロトコール

PSLS プロトコール（p.72）参照。

4) PCEC（非内因性 L＆G）プロトコール

Step 1 の状況評価から Step 5 の全身観察の結果をまとめ，以下のことを行う。

(1) 意識障害の原因の評価

引き続き全身状態が安定し，内因性 L＆G の適応ではない場合には，得られた情報を再検討し，見落としに注意しながら急性意識障害の原因検索を行う。

【例】
- 循環異常：大動脈解離による失神

- 代謝異常：肝性脳症（見当識障害），ウェルニッケ脳症（傾眠）
- 感染症：ウイルス性脳症（異常行動）
- 中毒：ベンゾジアゼピン過量摂取（傾眠）
- 環境因子：偶発性低体温症（傾眠，体温29℃）
- 機能的疾患：症候性てんかん（間欠的顔面部分発作）

※上記疾患のうち，大動脈解離と偶発性低体温症は緊急安静搬送 Hurry but Gently の適応となる

(2) 医療機関の選定

推定した意識障害の原因に従い医療機関の選定を行う。

(3) 医療機関への連絡，情報提供

医療機関への連絡は，Step 5aの全身観察が終了した後または傷病者の車内収容後にファーストコールを行う。ただし，オンラインでの指示下に行う特定行為の適応の場合や，ただちに医師の指示が必要な場合はこの限りではない。

＜ファーストコール＞

- 年齢/性別
- MIST

    M（Mechanism）：意識障害の推定原因や脳卒中の病態
    I（Impairment）：症状（身体所見）
    S（Sign/scale）：バイタルサイン（ショック状態など緊急搬送の理由），脳卒中スケールの評価
    T（Time/treatment）：発症時刻，予想到着時刻，行った処置，既往歴，処方されている薬剤（とくにワルファリンなどの抗凝固薬）

＜救急隊員と病院内医療従事者との共通のキーワード＞

傷病者の車内収容から医療機関到着までの迅速性は，救急隊員からの簡潔な収容依頼とそれに対する医療機関の対応に大きく左右される。そのため，救急隊員と受け入れ側の医師はともに病院前医療（PCEC）と医療機関初期診療（ACEC）を理解し，共通のキーワードと手順で情報伝達を行う。

- 内因性 L & G !　・ハイリスク意識障害
- 意識障害の評価法：JCS と GCS　・脳卒中評価法：CPSS，他
- 第1報の報告内容：MIST　・緊急安静搬送 Hurry but Gently
- 特定行為の手順と内容

7　Step 7：車内活動

　傷病者を車内収容した直後から医療機関到着までに行う活動をいう。現場活動で行えなかった全身観察やモニターによる観察などを行う。全身観察は原則として車内で行うが，状況によっては車内収容する前に行ってもよい。急性期の意識障害を呈する傷病者では，搬送中に突然容態が変化することは決して珍しいことではない。現在のプレホスピタルでは，ドクターカー・ドクターヘリを除き限定的な処置しか行うことができないので，容態を悪化させずに早期に医療機関への橋渡しができるかどうかが重要な鍵となる。

1）車内収容時の対応
　・酸素切り替え（必要時）　・モニター切り替え
　・バイタルサイン測定　・意識障害の原因物質の持参
　・内服薬の持参　・情報提供者または親族など治療に際してのキーパーソン同乗
※同乗者について

　　親族などのキーパーソンの存在は，病歴や発症前の状態確認のために重要であり，医療機関での治療に際しては必須である。緊急手術，血管内治療，rt-PAによる血栓溶解療法などの決定的治療に関しては，治療の危険性や合併症について家族に説明し，書面で承諾を得る必要がある。キーパーソンが救急車に同乗することが困難な場合には，できるだけ早期に搬送先医療機関へ向かうよう依頼する。

2）継続観察

　継続観察では ABCD の再評価を主体として，予測される病態の進展，行った処置の評価を医療機関に引き継ぐまで継続的に行う（表Ⅲ-10）。また，傷病者の状態や搬送時間などの状況，それまでに得られた情報から予測される病態の進展に注意しながら，必要に応じた観察・処置を行う。
　・原因症状の再評価　・ABCD の再評価
　・各種モニター情報の再評価　・行った処置の再評価

　原則として急変が予想される場合や長時間搬送時には，3〜5分おきに医療機関に到着するまで継続観察を行い，セカンドコールで報告する。ただし，くも膜下出血や解離性大動脈瘤が疑われた場合は，不適切な刺激を与えることによりいったんは止血されていた出血部位からの再出血，再破裂のように致死的な状況を生み出す可能性もある。必要な観察は細心の注意をはらって行い，安全で適切な搬送を行う。内因性 L & G の場合，現場で行えなかった全身観察を搬送中に行うこともある。

表Ⅲ-10 継続観察のポイント

項　目	ポイント
呼吸音（心音）	異常音の発生や増強，呼吸音（心音）の減弱
呼　吸	チェーン-ストークス呼吸など異常呼吸の出現，チアノーゼ，意識障害の出現，呼吸音の減弱，頸静脈怒張
血中酸素飽和度	血中酸素飽和度の変化
全　身	ショック症状の出現
脈　拍	頻脈，徐脈，不整脈の出現，左右差の出現
血　圧	血圧の変化
心電図	不整脈の出現
意　識	意識レベルの変化
瞳　孔	左右差の出現，対光反射の消失
麻　痺	麻痺の出現・進行

3）セカンドコール（必要時）

　緊急度の高い傷病者や急変時，長時間搬送時にはセカンドコールで内容を報告することが望ましい。搬送中の容態変化や得られた追加情報は適切に報告する。また，輸液やブドウ糖投与などの結果，搬送途上で意識レベルや全身状態が改善した場合には，第2報以降のコールによる指導医への指示要請の結果，搬送先医療機関の変更もあり得る。

【文献】

1) Posner JB, et al：Herniation syndromes：Intracranial shifts in the pathogenesis of coma. In：Plum and Posner's Diagnosis of Stupor and Coma. 4th ed, Oxford University Press, 2007, pp95-114.
2) Wijdicks EF：Biot's breathing. J Neurol Neurosurg Psychiatry 78：512-513, 2007.

〔安心院康彦，PCEC 委員会〕

I部 PCECの実際

2. PSLSプロトコール

　脳卒中は，大きく虚血性病変（脳梗塞：脳血栓や脳塞栓）と出血性病変（脳出血やくも膜下出血）に分けられる。PSLSは，脳卒中全般を対象とした「病院前医療の標準化」を目指したプロトコールである。

　心筋梗塞に対しハートアタックという言葉があるように，脳卒中にも同様にブレインアタックという言葉がある。また，"Time is brain"（時は脳なり）という文は1分1秒の判断の遅れが脳梗塞の拡大につながり，傷病者の一生を決めてしまうことを表現している。

　脳卒中に対する超急性期の適切な治療システム構築の一環として『PSLSガイドブック2015』が出版された。脳卒中は多様な病態を含み，新たな治療法・治療薬の開発が進められているが，脳卒中治療の中心となるのは，依然として超急性期脳梗塞治療法としてのrt-PA（遺伝子組換え組織プラスミノゲン・アクティベータ）による血栓溶解療法である。しかしながら，脳卒中は前述したように虚血性または出血性の多様な病態を含む。また，脳卒中には呼吸，循環の異常をきたす重症例も多く含まれるので，傷病者の状態によっては急性意識障害としての対応，つまりPCECの適用が妥当な場合もある。さらに，新たに加わったショックや低血糖に対する特定行為による処置拡大は，脳卒中または急性意識障害とのかかわりもあるため，PSLSアルゴリズムは，rt-PAの適応候補の脳梗塞を中心に類似の症候をもつ出血性脳卒中や判断を要するその他の疾患，または特定行為にかかわる疾患を考慮したものとなっている。

　PSLSのアルゴリズムを図Ⅲ-3に示す。その詳細説明表は表Ⅲ-1に示した。

1　Step 1：状況評価

　PSLS/PCECにおける状況評価とは，意識障害を呈する傷病者や脳卒中が疑われる傷病者に関する通報を受けたときから傷病者接触までの活動を指し，その目的は適切な現場活動を行うための態勢づくりにある。

1）**通報者情報の確認**
2）**感染防御**
3）**携行資器材の確認**
4）**現場確認，安全確認，傷病者数の確認**
　以上，PCECプロトコールと共通である。

```
                    ┌─────────────────┐        外傷プロトコール
                    │ Step 1:状況評価 │──外傷──→ （JPTEC）
                    └─────────────────┘
                             ↓
                    ┌─────────────────┐        CPAプロトコール
         ┌──────────│ Step 2:初期評価 │──CPA──→ （BLS/ALS）
  要蘇生（ニアCPA） └─────────────────┘
         │                   ↓ L&Gを含む
         │          ┌─────────────────┐
         │          │ Step 3:情報収集 │
         │          └─────────────────┘
         │                   ↓
         │     ╭─────────────── Step 4:判断 ───────────────╮
         │     │ ┌──────┐ ┌──────┐         ┌──────┐ ┌────┐│  他
         │     │ │ロード&ゴー│ │ロード&ゴー│         │非ロード&ゴー│ │他の ││  の
         │     │ │輸液   │ │PCEC  │  PSLS   │PCEC   │ │重要 ││  ア
         │     │ │ブドウ糖投与│ │呼吸・循環障害│ 脳卒中疑 │他の意識障害│ │症候 ││─ ル
         │     │ │プロトコール│ │脳ヘルニア徴候│         │       │ │    ││  ゴ
         │     │ │特定行為関連│ │       │         │       │ │    ││  リ
         │     │ └──────┘ └──────┘         └──────┘ └────┘│  ズ
         │     ╰───────────────────────↓──────────────────╯  ム
         │          ┌──────────────────────────┐
         │          │ Step 5:重点観察(/全身観察)│
         │          └──────────────────────────┘
         │                   ↓
         └─────────→┌──────────────────────────────┐
                    │ Step 6:評価・ファーストコール・特定行為 │
                    └──────────────────────────────┘
                             ↓
                    ┌─────────────────┐
                    │ Step 7:車内活動 │
                    └─────────────────┘
```

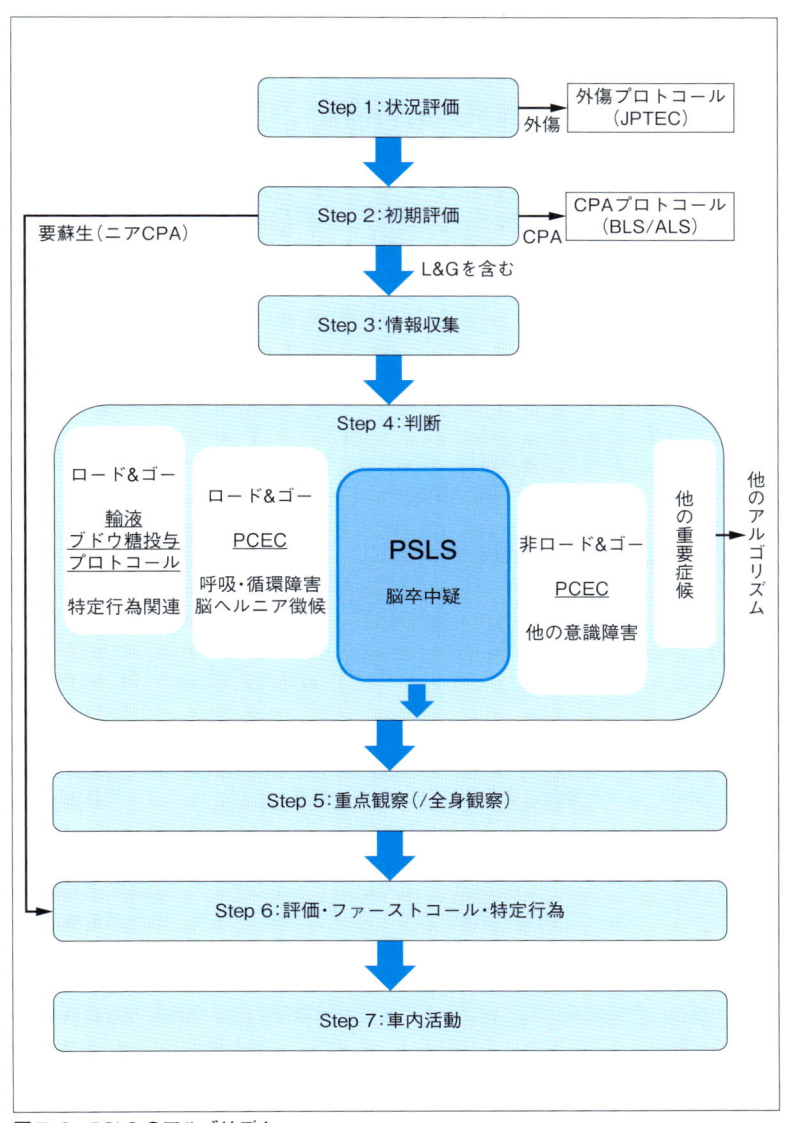

図Ⅲ-3　PSLSのアルゴリズム

2 Step 2：初期評価（生理学的評価）

　初期評価の目的は，蘇生処置の必要性と内因性ロード&ゴー（L & G）の適応を生理学的所見から迅速に判断することである．気道（A），呼吸（B），循環（C）について評価を行い，表Ⅱ-3の項目のいずれかに該当する場合には内因性 L & G と判断する．また，ABC が安定している傷病者でも神経症状の評価（D）で，異常肢位（除脳肢位，除皮質肢位），意識レベルⅢ桁またはⅡ桁（JCS）で瞳孔不同などの脳ヘルニア徴候（表Ⅱ-4）を認めたならば，同様に内因性 L & G と判断する．

<初期評価の流れ>
1. 外傷による頸部損傷などが否定されるまで用手的頸椎保護
2. 気道，呼吸，循環の評価（必要に応じて心電図モニター・SpO_2装着と測定，血圧測定）
3. 必要に応じた処置（気道確保，酸素投与，補助人工呼吸，心肺蘇生）
4. 内因性 L & G の適応の判定（ABC から）
5. 中枢神経系の評価
6. 内因性 L & G の適応の判定（D から）

Memo　脳卒中の運動麻痺のみかた

　救急活動における運動麻痺の観察は，バレー徴候とドロップテストで行う．脳卒中の麻痺の判定にも，これらを用いる（図Ⅲ-2）．バレー徴候の観察は，「両腕の手掌を上にして前方に水平に挙上させ，閉眼させ，そのままの位置を保つように命ずる」ことで行い，上肢の回内，しだいに落下する場合に「麻痺」と判定する．わが国でも多くの医師が同様の手技を用いている．一方で，血栓溶解療法の適応に用いるNIHSSでは，上肢の麻痺の評価は手掌を下にして（すなわち手背を上にして），左右の上肢につき別々に評価する．PSLSでは，手掌の向きはバレー徴候の観察に準拠する．ドロップテストは，意識障害のある傷病者の運動麻痺を客観的に観察する方法であり，「仰臥している状態で両側上肢を引き上げてから離し，落下の左右差をみる」方法で，早く落下するほうを「麻痺」と判定する．しかしながら，傷病者が運動麻痺を有していたとしても，必ずしも左右差を確認できるとは限らない．

3 Step 3：情報収集

PCECプロトコールと共通である。p.48を参照のこと。

4 Step 4：判断　脳卒中の疑いがあるか？

PSLS/PCECのアルゴリズムにおいては，「Step 1：状況評価」「Step 2：初期評価」「Step 3：情報収集」の結果により，脳卒中疑い（PSLS）の判断を行うが，原則として以下の順番で特定行為候補と内因性L & G適応の意識障害についての判断を優先する。

1）特定行為候補
(1) 輸液プロトコール
　Step 5a：輸液プロトコールへ進む（p.75参照）。
(2) ブドウ糖投与プロトコール
　Step 5a：ブドウ糖投与プロトコールへ進む（p.79参照）。

2）内因性L & G適応の意識障害（PCEC）

特定行為候補ではない内因性L & G適応の意識障害の場合には，Step 5aを含めてそれ以下のStepを適宜簡略化し，医療機関への搬送を急ぐ。出血性脳卒中による昏睡が疑われた場合，PSLSとしてStep 5bでの対応も考慮しながら，PCECとしてABCの安定化を優先し，Step 5aへ進む。さらに，虚血性脳卒中重症例の可能性もあるため，血管内治療が可能な脳卒中センターなどへの搬送も考慮する。

3）脳卒中疑い（PSLS）

Step 1〜3より上記1）2）が否定され，脳卒中疑いと判断したら，PSLSとしてStep 5bの神経学的観察を中心とした重点観察へ進む。プレホスピタルの段階で，救急隊員が出血性の脳卒中であるか虚血性の脳卒中であるのかを判断することは不可能である。しかしながら，①脳卒中の75.9％は脳梗塞であること，②"ワイドトリアージ"（p.22参照）の容認という立場から，出血性か虚血性かの判断にこだわる必要はない。

＜脳梗塞を疑う場合の確認事項＞
①発症時刻の確認
急性脳梗塞傷病者への静脈内rt-PA投与は発症後4.5時間以内であるため，発症時刻は最重要確認項目の1つである。ここで発症時刻と発見時刻を区別する必要が

ある。たとえば、「傷病者が朝起きてこないので、午前7時に家人がみにいったら、麻痺がみられた」という事例では、午前7時は発症時刻ではなく、発見時刻である。発症時刻には「何時何分」という分単位の精度が求められる。発症時刻を特定できないときは、「最終未発症確認時刻：いつもどおり元気にしている姿を最後にみた時刻」を確認する。

②rt-PA 投与対象外の確認
表Ⅲ-11 のチェックリストのなかで、「禁忌」事項に該当する場合には、rt-PA（アルテプラーゼ）の投与の対象にはならないことに注意する。

4）非内因性L＆Gの意識障害（PCEC）
以上の病態の可能性が低いと判断された時点でその他の急性意識障害と判断し、PCECとして「Step 5a：全身観察」に進み、意識障害の原因検索を行う。

5　Step 5b：重点観察

Step 4の判断に従って、特定行為候補、内因性L＆G適応が否定的で、脳卒中が疑われた場合、次に神経学的観察を重点的に行う。

※特定行為候補である場合などの特別な処置がなければ、傷病者接触から観察終了まで10分以内を目標とする。

1）病院前脳卒中スケールによる評価
KPSS（倉敷病院前脳卒中スケール）、CPSS（シンシナティ病院前脳卒中スケール）、MPSS（マリア病院前脳卒中スケール）、SPSS（湘南病院前脳卒中スケール）、など、地域で決められた評価スケールを用いて定量的または定性的脳卒中評価を行う。KPSSは脳卒中の重症度を定量的に評価するためのスケールであり、NIHSSと相関する。KPSS以外のスケールは定性的であり、PSLSではCPSSをその簡便性と信頼性から初期評価における脳卒中のスクリーニングとしても採用している。重点観察においてはCPSSを再度使用することも含め、これらのスケールにより脳卒中の可能性をより正確に判断する。

2）頭頸部の観察
初期評価の時点ですでに確認している項目については、省いてもよい。迅速かつ正確に評価できるようにトレーニングを積んでおく必要がある。

(1) 頭部の観察
・視診：顔面の左右差、顔貌
・触診：頭皮手術痕の有無、開頭術や脳室腹腔短絡術（シャント術）の有無

表Ⅲ-11 アルテプラーゼ静注療法のチェックリスト

適応外（禁忌）	あり	なし
発症～治療開始時刻 4.5 時間超	☐	☐
※発症時刻（最終未発症確認時刻）[：]　　※治療開始（予定）時刻 [：]		
既往歴		
非外傷性頭蓋内出血	☐	☐
1 ヵ月以内の脳梗塞（一過性脳虚血発作を含まない）	☐	☐
3 ヵ月以内の重篤な頭部脊髄の外傷あるいは手術	☐	☐
21 日以内の消化管あるいは尿路出血	☐	☐
14 日以内の大手術あるいは頭部以外の重篤な外傷	☐	☐
治療薬の過敏症	☐	☐
臨床所見		
くも膜下出血（疑）	☐	☐
急性大動脈解離の合併	☐	☐
出血の合併（頭蓋内，消化管，尿路，後腹膜，喀血）	☐	☐
収縮期血圧（降圧療法後も 185 mmHg 以上）	☐	☐
拡張期血圧（降圧療法後も 110 mmHg 以上）	☐	☐
重篤な肝障害	☐	☐
急性膵炎	☐	☐
血液所見		
血糖異常（＜50 mg/dl，または＞400 mg/dl）	☐	☐
血小板 100,000/mm³以下	☐	☐
血液所見：抗凝固療法中ないし凝固異常症において		
PT-INR＞1.7	☐	☐
aPTT の延長（前値の 1.5 倍［目安として約 40 秒］を超える）	☐	☐
CT/MR 所見		
広汎な早期虚血性変化	☐	☐
圧排所見（正中構造偏位）	☐	☐
慎重投与（適応の可否を慎重に検討する）	**あり**	**なし**
年齢　　81 歳以上	☐	☐
既往歴		
10 日以内の生検・外傷	☐	☐
10 日以内の分娩・流早産	☐	☐
1 ヵ月以上経過した脳梗塞（<u>とくに糖尿病合併例</u>）	☐	☐
3 ヵ月以内の心筋梗塞	☐	☐
蛋白製剤アレルギー	☐	☐
神経症候		
<u>NIHSS 値 26 以上</u>	☐	☐
軽症	☐	☐
症候の急速な軽症化	☐	☐
痙攣（既往歴などからてんかんの可能性が高ければ適応外）	☐	☐
臨床所見		
脳動脈瘤・頭蓋内腫瘍・脳動静脈奇形・もやもや病	☐	☐
胸部大動脈瘤	☐	☐
消化管潰瘍・憩室炎，大腸炎	☐	☐
活動性結核	☐	☐
糖尿病性出血性網膜症・出血性眼底	☐	☐
血栓溶解薬，抗血栓薬投与中（<u>とくに経口抗凝固薬投与中</u>）	☐	☐
※抗 Xa 薬やダビガトランの服薬患者への本治療の有効性と安全性は確立しておらず，治療の適否を慎重に判断せねばならない		
月経期間中	☐	☐
重篤な腎障害	☐	☐
コントロール不良の糖尿病	☐	☐
感染性心内膜炎	☐	☐

〔文献1）より引用・改変〕

＜注意事項＞
1. 1 項目でも「適応外」に該当すれば実施しない
2. 1 項目でも「慎重投与」に該当すれば，適応の可否を慎重に検討し，治療を実施する場合は患者本人・家族に正確に説明し同意を得る必要がある
3. 「慎重投与」のうち，下線をつけた 4 項目に該当する患者に対して発症 3 時間以降に投与する場合は，個々の症例ごとに適応の可否を慎重に検討する必要がある

(2) 眼の観察
  ・視診：瞳孔径，散瞳，縮瞳，瞳孔不同，対光反射，共同偏視の有無
(3) 頸部の観察
  ・触診：項部硬直，髄膜刺激症状の有無
  ・外傷による頸椎損傷が否定されれば，用手的頸椎保護を解除する。

＜CPSS が陽性で低血糖を疑わせる場合の Step 5＞

「Step 4：判断」において CPSS 陽性で脳卒中が疑われるが，同時に低血糖も疑われるときには，最初に血糖値を測定し，同時に全身観察により冷汗など低血糖症状の有無を確認する。低血糖であることが確定したら，オンラインでブドウ糖投与プロトコールに従う。同時に地域の病院前脳卒中スケールにより脳卒中についての評価を行う。

＜緊急安静搬送 Hurry but Gently の目安＞

全身観察で表Ⅲ-9 にある項目を疑ったら，緊急安静搬送 Hurry but Gently での対応を考慮する。

＜頸椎保護の解除＞

傷病者本人や関係者の情報をもとに，状況評価において外傷を生じる余地がないときには頸椎保護に配慮する必要はない。しかし，外傷の可能性があれば Step 1 の初期評価の段階からの用手的頸椎保護が望ましい。その後，Step 4 の判断まで継続し，得られた情報や全身観察で外傷が否定されれば，Step 5 の段階で頸椎保護を解除する。

6　Step 6：評価・ファーストコール・特定行為

Step 1～5 の重点観察までに得られた情報を総合的に評価して病態を判断し，医療機関の選定，医療機関への情報提供を効果的に行う。医療機関の選定についてはあらかじめ地域のメディカルコントロール協議会などによるルールに従って行う。
また，以下の活動は，状況やプロトコールに応じて車内で行う場合もある。

1）医療機関の選定

脳卒中においても外傷と同様に医療機関選定が重要であり，とくに脳梗塞が疑われ，発症時刻（または最終未発症確認時刻）から医療機関到着までの時間が 3.5 時間以内と想定される場合は，rt-PA の投与が可能な医療機関への搬送が求められる。その際，あらかじめ医療機関に rt-PA 投与の禁忌および慎重投与についても可能な範囲で情報提供する。また，重症例であっても血管内治療の適応を考慮する。

一方，出血性脳卒中では，重症例で初期評価の段階で内因性L＆Gの適応となる例も多く，搬送開始の時点では重症ではなくとも，搬送途上の意識レベル悪化による気道狭窄の進行，嘔吐後の誤嚥や合併する肺水腫などによる呼吸不全，不整脈や心機能低下による循環不全を生じる可能性があり，これらについては脳神経系医療機関のほかに，三次医療機関も積極的に考慮する。

2）医療機関への連絡，情報提供

医療機関への情報提供は，"Time is brain"が示すとおり，時間との戦いにおける最重要項目の1つである。脳梗塞の場合にはrt-PAの適応か否か，脳出血，くも膜下出血の場合には手術または血管内治療の適応になるか否かと，それぞれの治療を行う際に同意書をとる相手がいるかどうかが問題となるため，これらにかかわる情報をできるだけ正確かつ早期に提供する必要がある。上記のとおり，医療機関への連絡はStep 5bの重点観察が終了した後，または傷病者の車内収容後に行う。ただし，オンラインでの指示下に行う特定行為の適応の場合や，ただちに医師の指示が必要な場合はこの限りではない。ファーストコールはPCECプロトコール（p.63）に記載したとおり，傷病者の年齢，性別とMISTで行う。

＜救急隊員と病院内医療従事者との共通のキーワード＞

傷病者の車内収容から医療機関到着までの迅速性は救急隊員からの簡潔な収容依頼とそれに対する医療機関の対応に大きく左右される。そのため，救急隊員と受け入れ側の医師はともに病院前医療（PSLS）と医療機関初期診療（ISLS）を理解し，共通のキーワードと手順で情報伝達を行う。

- ・内因性L＆G！　・ハイリスク意識障害
- ・意識障害の評価法：JCSとGCS　・脳卒中評価法：CPSS，他
- ・第1報の報告内容：MIST　・緊急安静搬送 Hurry but Gently
- ・特定行為の手順と内容

7　Step 7：車内活動

傷病者を車内収容した直後から医療機関到着までに行う活動をいう。現場活動で行えなかった全身観察やモニターによる観察などを行う。原則として車内で行うが，状況によっては車内収容前に行ってもよい。

1）車内収容時の対応

- ・酸素切り替え（必要時）
    - SpO_2が90％未満の場合に絶対適応
    - 病態に応じて酸素投与を考慮

- モニター切り替え
- バイタルサイン測定
- 内服薬の持参
- 情報提供者または親族など治療に際してのキーパーソン同乗

※同乗者について

親族などのキーパーソンの存在は，病歴や発症前の状態確認のために重要であり，医療機関での治療に際しては必須である。緊急手術，血管内治療，rt-PAによる血栓溶解療法などの決定的治療に関しては，治療の危険性や合併症について家族に説明し，書面で承諾を得る必要がある。キーパーソンが救急車に同乗することが困難な場合には，できるだけ早期に搬送先医療機関へ向かうよう依頼する。

2) 継続観察

継続観察ではABCDの再評価を主体として，予測される病態の進展，行った処置の評価を医療機関に引き継ぐまで継続的に行う（表Ⅲ-10）。また，傷病者の状態や搬送時間などの状況，それまでに得られた情報から予測される病態の進展に注意しながら，必要に応じた観察・処置を行う。

- ABCDの再評価
  A＝舌根沈下の有無，唾液・痰・吐物の有無，挿入したエアウエイの状態
  B＝呼吸数，呼吸様式，SpO_2
  C＝脈拍数，血圧，心電図
  D＝意識レベル，瞳孔，運動麻痺の評価
- 各種モニター情報の再評価
- 行った処置の再評価

※内因性L＆Gの場合，現場を出発後，可能なら搬送中に現場で行えなかった，または簡略化した重点観察や全身観察を行う。

3) セカンドコール（必要時）

緊急度の高い傷病者や傷病者の急変時，または長時間搬送時にはセカンドコールで内容を追加報告することが望ましい。

【文献】

1) 日本脳卒中学会脳卒中医療向上・社会保険委員会rt-PA（アルテプラーゼ）静注療法指針改訂部会：rt-PA（アルテプラーゼ）静注療法適正治療指針第二版．脳卒中 34：443-480, 2012.

〔安心院康彦，PSLS委員会〕

Ⅲ部 PCECの実際

3. 特定行為等プロトコール

　隊のなかに「心肺機能停止前の重度傷病者に対する静脈路確保及び輸液」と「血糖測定並びに低血糖発作症例へのブドウ糖溶液の投与」が可能な救急救命士がいれば,「Step 4：判断」において,これらの処置の実施の要否を判断する。ABCの安定化が優先されることを考えれば,まずはショックに対する「心肺機能停止前の重度傷病者に対する静脈路確保及び輸液」の適応を判断し,次に「血糖測定並びに低血糖発作症例へのブドウ糖溶液の投与」の適応を判断する。

　各処置の適応やプロトコールの詳細は,厚生労働省が示したそれぞれの標準プロトコールを修正して,各地域のメディカルコントロール（MC）協議会や消防本部であらかじめ決められたものに従う。

1 「心肺機能停止前の重度傷病者に対する静脈路確保及び輸液」プロトコール（輸液プロトコール）

1）標準プロトコールの基本的な理解

・各地域のショックなどに対する活動プロトコールに組み込んで活用する。
・状況によって,処置の実施よりも迅速な搬送を優先する。

　厚生労働省より示された「心肺機能停止前の重度傷病者に対する静脈路確保及び輸液」のプロトコールとその対象者などを図Ⅲ-4,表Ⅲ-12に示す。

　増悪するショックの可能性が高いと判断することが最初のポイントである。状況・初期評価,詳細観察,病歴など救急現場で得られる情報を総合して初めて判断できるものであり,これらを的確に集約して指示医師に迅速かつ適切に伝達することが重要である。傷病者がプロトコールの対象者に該当しても,必ずしも静脈路確保と輸液を行う必要はない。本人や家族の理解,傷病者の状態,医療機関までの搬送距離・時間を勘案し,処置を実施せず早期搬送の優先を選択する状況も存在する。

2）対象者（適応）

次の2つをともに満たす傷病者
・増悪するショックである可能性が高い。もしくはクラッシュ症候群を疑うか,それに至る可能性が高い。
・15歳以上である（推定も含む）。
　ただし心原性ショックが強く疑われる場合には処置の対象から除外する。

3. 特定行為等プロトコール

```
        ┌─ ─ ─ ─ ─ ─ ─ ─ ─ ─ ─ ─ ─ ─ ─ ─ ┐
          増悪するショックである可能性が高い
          クラッシュ症候群を疑うかそれに至る可能性が高い
        └─ ─ ─ ─ ─ ─ ─ ─ ─ ─ ─ ─ ─ ─ ─ ─ ┘
                        ↓
              ◇ 静脈路確保の判断 ※1 ◇ ──該当しない──→ 通常のプロトコールに従った活動
                        │
                      該当する
                        ↓
              オンラインによる指示要請 ※2
                        ↓
              ◇ 心停止前の静脈路確保の指示 ◇ ──なし──┐
                        │                              │
                       あり                             │
                        ↓                              │
              ◇ 静脈路確保の実施 ※3 ◇ ──確保できず──┤
                        │                              │
                       確保                             │
                        ↓                              │
                  輸液の開始 ※4                        │
                        ↓                              │
              搬送開始もしくは搬送先の選定 ※5 ←───────┘
```

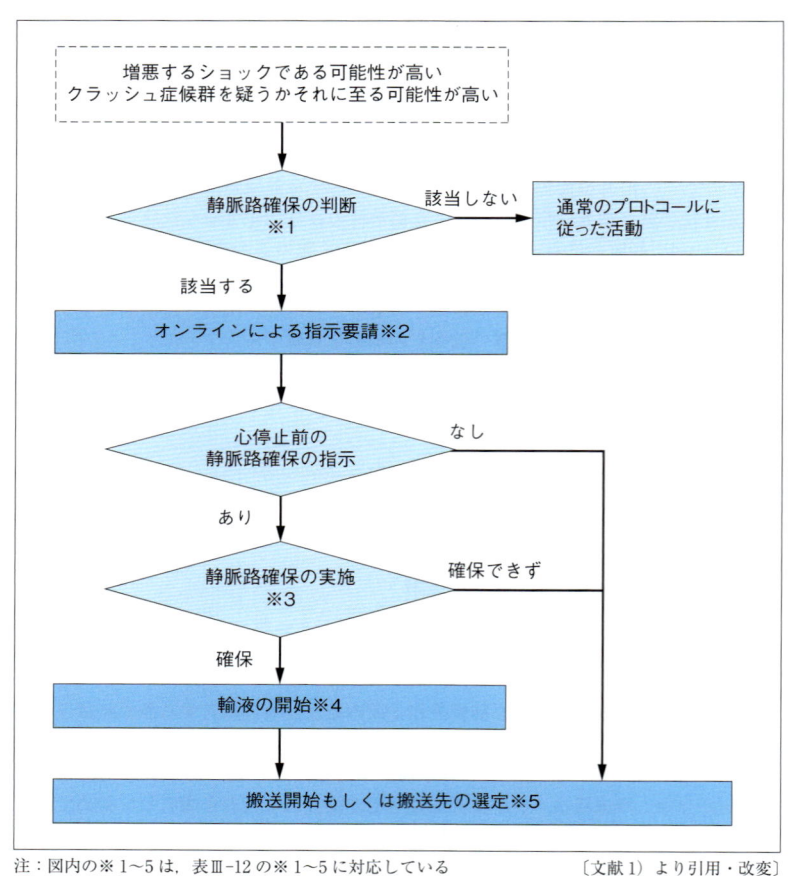

注：図内の※1～5は，表Ⅲ-12の※1～5に対応している　　　〔文献1）より引用・改変〕

図Ⅲ-4　厚生労働省が示す「心肺機能停止前の重度傷病者に対する静脈路確保及び輸液」標準プロトコール（1）

表Ⅲ-12 厚生労働省が示す「心肺機能停止前の重度傷病者に対する静脈路確保及び輸液」標準プロトコール (2)

1 基本的な事項
・各地域のショックなどに対する活動プロトコールに組み込んで活用する
・状況によって，処置の実施よりも迅速な搬送を優先する

2 対象者
次の2つをともに満たす傷病者（※1）
 ・増悪するショックである可能性が高い
  もしくは，クラッシュ症候群を疑うか，それに至る可能性が高い
 ・15歳以上である（推定も含む）
※ただし，心原性ショックが強く疑われる場合は処置の対象から除外する

3 留意点
・ショックの増悪因子としては，出血の持続，意識障害の進行，アナフィラキシー，熱中症などによる脱水などがあげられる（※1）
・挟圧（重量物，器械，土砂等に身体が挟まれ圧迫されている状況）などによるクラッシュ症候群を疑うかそれに至る可能性の高い場合も処置の対象となる（※1）
・「心肺機能停止前の重度傷病者に対する静脈路確保及び輸液」は特定行為であり，医師の具体的な指示を必要とする（※2）
・救急救命士は，可能性の高いショックの病態，傷病者の観察所見，状況等を医師に報告する（※2）
・医師は適応を確認し，具体的な指示（輸液量，滴下速度等）を救急救命士に与える
 静脈路確保にいたずらに時間を費やさないように留意し，静脈路確保が困難であると判断された場合などは，搬送を優先してよい（※3）
・穿刺針の太さ（ゲージ）は傷病者の状態等により選択する（※3）
・急速輸液（救急車内のもっとも高い位置に輸液バッグをぶら下げ，クレンメを全開して得られる輸液速度）を原則とするが，医師の指示によって維持輸液（1秒1滴程度）を行う（※4）
・傷病者の状況，観察所見，実施した処置，その結果等をオンラインMCの医師，もしくは搬送先医療機関の医師等に報告する（※5）

〔文献1）より引用・改変〕

増悪するショックである可能性が高いと明確に判断することは，時に容易ではない。本プロトコールの対象となり得るのは，循環血液量減少性ショック，血液分布異常性ショック，心外閉塞・拘束性ショックなどである。

(1) ショックの指標
絶対的なものはない。蒼白，冷汗，湿潤などの皮膚所見，脈が微弱で頻脈，低血圧（正常な場合あり）などが重要で，さらに問診，意識状態，呼吸状態，頸静脈怒張などの有無から総合的に判断する。

(2) 特徴的な身体所見を示すショック
神経原性ショックでは冷汗を認めない。敗血症性ショックやアナフィラキシーショックでは末梢の皮膚は温かい。心原性ショックや神経原性ショックでは徐脈を呈することがある。

(3) 処置対象外のショック
心原性ショックが強く疑われる場合には処置の対象外となる。適正な輸液が必要とされる右室梗塞であっても対象にはならない。

(4) クラッシュ症候群（圧挫症候群）
一般的には数時間以上の挟圧で発生するが，1時間程度でも発生し得る。高カリウム血症により心停止に至る危険性が高い。輸液は生理食塩液が望ましいが，生理食塩液の代わりとして，カリウム濃度の低い乳酸リンゲル液で代用できる。

(5) 対象年齢
推定を含む15歳以上に限る。心肺停止に対する静脈路確保の対象年齢とは異なる。

3）プロトコールの流れ
・地域MC協議会のプロトコールに従い，静脈路確保後に輸液を行うことが傷病者の利益になると判断されれば行う。
・状況評価，初期評価，詳細観察，病歴など救急現場で得られる情報から，増悪するショックまたは長時間の挟圧によるクラッシュ症候群を疑い，プロトコール適応候補と判断する。
・判断した根拠を的確に集約してオンラインMC医師に伝達し，指示要請を行う。
・指示が得られたら，静脈路確保，続いて急速輸液を開始する。医師の判断により維持輸液になる場合がある。
・一定時間後に傷病者のバイタルサインや観察所見の変化を確認する。
・傷病者の搬送先医療機関選定，搬送を行う。オンライン医師または搬送先医師に傷病者の状況と観察所見を報告する。

4）プロトコールの留意点

(1) 具体的指示を必要とする
　心肺機能停止前の静脈路確保および輸液は特定行為であり，医師の具体的指示を必要とする。

(2) プロトコールに記載された以外のショック増悪因子
　繰り返す嘔吐・下痢（循環血液量減少性ショック），重症感染症による敗血症性ショック（血液分布異常性ショック）などもショック増悪因子として考慮する。

(3) 静脈路確保のための穿刺試行回数
　とくに上限は定められていないが，いたずらに時間を費やさず，地域のプロトコールに従う。

(4) 静脈路確保のための穿刺針の太さ
　とくに定められていない。循環血液量の補充が目的であるため，細い留置針では目的が達成しにくく，太い留置針では穿刺が困難となる。

(5) 輸液速度
　原則として急速輸液である。状況に応じて医師からの維持輸液（1秒1滴：180 ml/hr）の指示もある。

(6) アナフィラキシーショックでのアドレナリン製剤使用
　アナフィラキシーショックを疑う場合には自己注射が可能なアドレナリン製剤（エピペン®）の所持を確認し，静脈路確保前に同製剤の優先使用を考慮する。

(7) 活動記録の記載
　事後検証その他に必要な項目の記載を必須とする。

(8) 早期搬送が最優先事項であることの認識

2　「血糖測定並びに低血糖発作症例へのブドウ糖溶液の投与」プロトコール（ブドウ糖投与プロトコール）

1）標準プロトコールの基本的な理解

・意識障害，脳卒中などに対する活動プロトコールなどに組み込んで使用する。
・状況によって，処置の実施よりも迅速な搬送を優先する。

　厚生労働省より示された，救急救命士が行う「血糖測定並びに低血糖発作症例へのブドウ糖溶液の投与」の標準プロトコールとその対象者などを図Ⅲ-5，表Ⅲ-13に示す。
　標準プロトコールは，各地域のMC協議会や消防本部であらかじめ定められている意識障害などの傷病者へのプロトコールなどに組み込んで活用することが望まれる。
　本プロトコールは，血糖測定の判断を行い，血糖を測定する「血糖の測定」のプ

```
                意識障害
          (JCS≧10を目安とする)
                    │
                    ▼
             血糖測定の判断 ──該当しない──▶ 通常の意識障害に対する
                ※1                          プロトコールに従った活動
                    │
                  該当する
                    ▼
               血糖の測定
                    │
                    ▼
             血糖値＜50mg/dl ──該当しない──┐
                    │                      │
                  該当する                  │
                    ▼                      │
         オンラインによる報告と指示要請※2   │
                    │                      │
                    ▼                      │
             静脈路確保と ──なし──────────┤
             ブドウ糖投与指示               │
                    │                      │
                   あり                     │
                    ▼                      │
             静脈路確保の実施 ──確保できず─┤
                ※3                         │
                    │                      │
                   確保                     │
                    ▼                      │
             ブドウ糖の静注※4              │
                    │                      │
                    ▼                      ▼
          搬送開始もしくは搬送先の選定※5
```

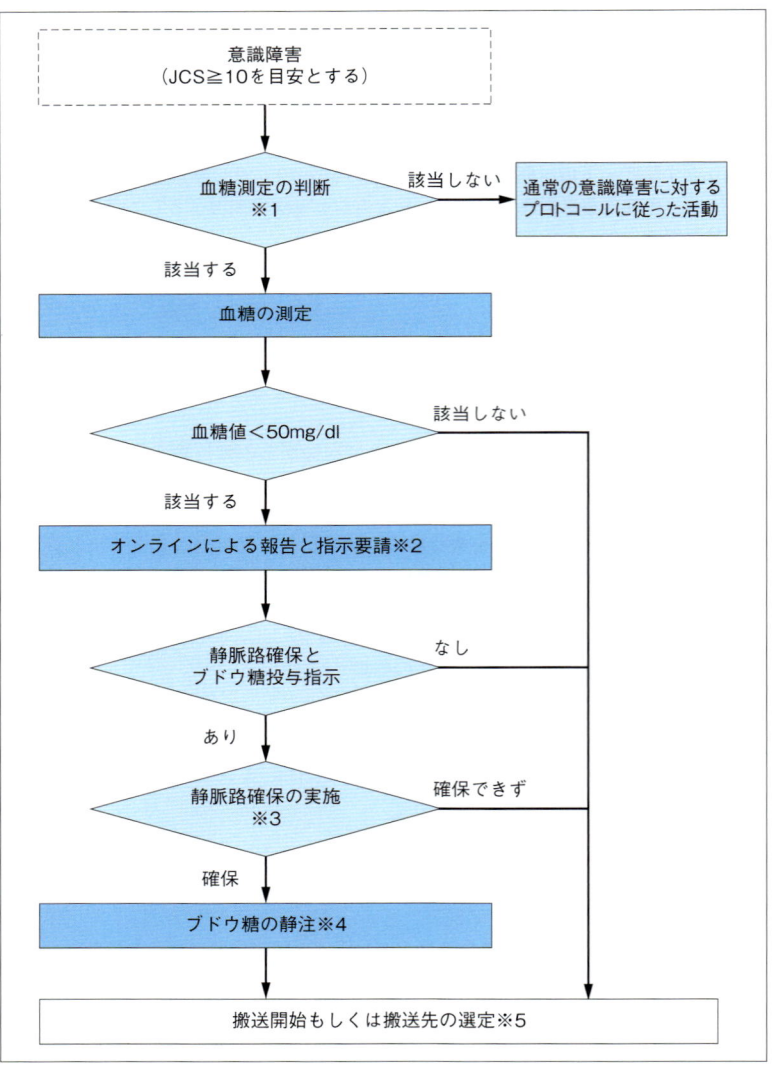

注：図内の※1〜5は，表Ⅲ-13の※1〜5に対応している 〔文献2）より引用・改変〕

図Ⅲ-5 厚生労働省が示す「血糖測定並びに低血糖発作症例へのブドウ糖溶液の投与」標準プロトコール（1）

表Ⅲ-13 厚生労働省が示す「血糖測定並びに低血糖発作症例へのブドウ糖溶液の投与」標準プロトコール (2)

1　基本的な事項
・各地域の意識障害に対する活動プロトコールに組み込んで活用する
・状況によって，処置の実施よりも迅速な搬送を優先する

2　対象者
(1) 血糖の測定
　①次の2つをともに満たす傷病者 (※1)
　・意識障害 (JCS≧10 を目安とする) を認める
　・血糖測定を行うことによって意識障害の判断や搬送先選定などに利益があると判断される
　※ただし，くも膜下出血が疑われる例などで，血糖測定のための皮膚の穿刺による痛み刺激が傷病者にとって不適切と考えられる場合は対象から除外する
　②上記①による血糖の測定後に，医師により再測定を求められた傷病者

(2) 静脈路確保とブドウ糖溶液の投与
　次の2つをともに満たす傷病者 (※2)
　・血糖値が 50 mg/dl 未満である
　・15 歳以上である (推定も含む)

3　留意点
・「静脈路確保とブドウ糖溶液の投与」は特定行為であり，医師による事前の具体的な指示を必要とする (※2)
・「血糖の測定」については特定行為ではないため具体的指示は必ずしも必要ない。ただし，血糖の測定を試みた場合は，オンライン MC の医師，もしくは搬送先医療機関の医師等に，血糖測定の実施とその結果などを報告する (※2, 5)
・医師は，ブドウ糖溶液の投与の適否を確認し，指示する
・静脈路確保にいたずらに時間を費やさないように留意し，静脈路確保が困難であると判断された場合等は，搬送を優先してよい (※3)
・穿刺針の太さ (ゲージ) は傷病者の状態などにより選択する (※3)
・輸液の速度は，維持輸液 (1 秒 1 滴程度) を目安とする (※3)
・ブドウ糖溶液の投与は 50％ブドウ糖溶液 40 ml を原則とするが，必要に応じて減量する (※4)
・傷病者の状況，観察所見，実施した処置，その結果などをオンライン MC の医師，もしくは搬送先医療機関の医師等に報告する (※5)
・医師の指示に応じ，血糖の再測定をしてもよい

〔文献2) より引用・改変〕

ロトコールと,低血糖に対して,静脈路確保を行い,ブドウ糖の投与を行う「静脈路確保とブドウ糖溶液の投与」のプロトコールとに大きく分けられる。「血糖の測定」については,救急救命士法における特定行為とは位置づけられておらず,法的には医師からのオンラインでの指示は必要ない。一方,「静脈路確保とブドウ糖溶液の投与」は特定行為として位置づけられ[4],オンラインで事前に医師からの具体的指示が必要である。

傷病者が「対象者(適応)」に該当しても,必ずしも血糖測定やブドウ糖溶液の投与を行う必要はない。現場の状況評価や傷病者の初期評価,全身・重点観察,救急救命士の説明に対する本人や家族の理解,早期搬送への要望などをふまえて総合的に判断し,状況によってはこれらの処置を実施せずに搬送を優先する。

2)対象者(適応)
(1) 血糖の測定

①次の2つをともに満たす傷病者
・意識障害(JCS≧10を目安とする)を認める。
・血糖測定を行うことによって意識障害の判断や搬送先選定などに利益があると判断される。

意識レベルJCS I 桁は対象とせずに,II桁〜III桁を対象とする。そのうえで,血糖測定を行うことによって意識障害の判断や搬送先選定などに利益があると判断されれば処置の対象とする。ただし,次のような例は適応がないか,適応に慎重になる必要がある。

・突然発症した激しい頭痛の後に意識障害を呈した場合など,脳動脈瘤破裂によるくも膜下出血が疑われる例。
 (→採血のための穿刺で生じる痛み刺激によって,脳動脈瘤の再破裂を生じる危険がある)
・血糖を低下させる薬剤を使用している傷病者であっても,高エネルギー外傷などの現病歴があり,頭部外傷を伴っている例など。
 (→頭部外傷による意識障害の可能性が高く,早期搬送が優先される)

②上記①による血糖の測定後に,医師により再測定を求められた傷病者

①によって低血糖が明らかになりブドウ糖溶液を静注するも意識レベルが改善しない例,いったん意識レベルが回復しても再度意識レベルが低下した例などのなかで,もう一度血糖値の確認が必要と判断される場合で,医師からも再測定を求められれば血糖を測定してもよい。

(2) 静脈路確保とブドウ糖溶液の投与

> 次の2つをともに満たす傷病者
> ・血糖値が 50 mg/dl 未満である。
> ・15 歳以上である（推定も含む）。

血糖値が 50 mg/dl 未満が対象となる。「50 mg/dl 未満」は，傷病者が低血糖発作かどうかを判断する基準ではなく，病院前において救急救命士が静脈路を確保し，ブドウ糖溶液を投与するかどうかを判断する基準であることに留意する〔『科学的根拠に基づく糖尿病診療ガイドライン』（日本糖尿病学会，編）などによると，低血糖の定義は「低血糖症状があり，少なくとも血糖値が 60 mg/dl 以下」とされている〕。病院前において救急救命士が静脈路確保とブドウ糖溶液を投与する対象は，低血糖の傷病者のなかでも血糖値がより低い群となる。血糖の測定には対象年齢の制限はない。救急の現場では傷病者の年齢を必ずしも正確に特定できないことから，「推定」年齢でその適応を判断してもよい。

3）プロトコールの流れ

地域のプロトコールに沿って，意識障害を認め，血糖の測定によって傷病者の利益になると判断されれば血糖測定を行う。「血糖の測定」については特定行為ではないため，オンラインでの医師からの指示は必ずしも必要としないが，血糖の測定を試みた場合は，低血糖かどうかにかかわらず，オンライン MC の医師，もしくは搬送先医療機関の医師などに血糖測定の実施とその結果を報告する。

血糖測定の結果，血糖値が 50 mg/dl 未満であることが明らかになった場合には，オンラインによってその血糖値を MC を担う医師に伝え，静脈路確保とブドウ糖投与の指示を受ける。指示が得られれば，静脈路確保を試み，確保できればブドウ糖の静注を行う。ブドウ糖を静注し，一定時間の後に意識レベルなどのバイタルサインを確認，その状況に応じて傷病者の搬送もしくは，搬送先の選定を行う。その際，血糖測定，静脈路確保，ブドウ糖溶液の静注などが適切に実施できたか，その結果はどうであったかなどについて，傷病者の状況，観察所見とあわせて MC の医師，もしくは搬送先の医師に報告する。

4）プロトコールの留意点

・血糖測定の採血のための穿刺や，静脈路確保のための穿刺の試行回数の上限は，標準プロトコールにおいてとくに定められていない。地域の状況に応じて定められたものがあれば，その範囲内で実施する。いずれにしても，いたずらに時間を費やさないように留意し，血糖測定のための穿刺や静脈路確保が困難であると判断された場合などは搬送を優先する。
・静脈路確保のための穿刺針の太さ（ゲージ）は，標準プロトコールにおいてとく

に定められていない．地域の状況に応じて定められたものがあれば，その範囲内で実施する．太い穿刺針を用いる必要はなく，一般的には22〜20Gの穿刺針であれば問題はない．
・原則として「静脈路確保」と「ブドウ糖溶液の投与」はセットであり，「ブドウ糖溶液の投与」をしない前提で，「静脈路確保」のみの指示を医師が出す，あるいは救急救命士がその指示を受けるのは適切でない．

【文献】

1) 救急救命士標準テキスト追補版編集委員会，編：「心肺機能停止前の重度傷病者に対する静脈路確保及び輸液」プロトコール．救急救命士標準テキスト追補版：ショックへの輸液・ブドウ糖投与，へるす出版，東京，2014，pp30-33．
2) 救急救命士標準テキスト追補版編集委員会，編：「心肺機能停止前の重度傷病者に対する血糖測定及び低血糖発作症例へのブドウ糖溶液投与」プロトコール．救急救命士標準テキスト追補版；ショックへの輸液・ブドウ糖投与，へるす出版，東京，2014，pp73-76．
3) 消防庁救急企画室長，厚生労働省医政局指導課長：救急救命士の心肺機能停止前の重度傷病者に対する静脈路確保及び輸液，血糖測定並びに低血糖発作症例へのブドウ糖溶液の投与の実施に係るメディカルコントロール体制の充実強化について．2014．
4) 厚生労働省：救急救命士法施行規則の一部を改正する省令．2014．

〔田邉晴山〕

Ⅲ部　PCECの実際

4. 主な病態の標準的対応

1　呼吸・循環障害

1）特　徴
　初期評価にてABC，すなわち気道，呼吸，循環を評価する。これらに異常をきたしていれば，呼吸・循環障害に合併した意識障害の可能性がある。呼吸・循環障害を原因とする意識障害は，意識障害に先行して呼吸苦やショックに伴う悪心，気分不快の症状が表れることが多い。また，感染症の経過中であったり，慢性閉塞性肺疾患（COPD）や心疾患を既往にもつことが多い。情報収集にて現病歴，既往歴を聴取することが判断のヒントになる。
　引き続き心肺停止に移行する危険があるので，慎重な対応が求められる。

2）応急処置
(1) 気道確保
　気道確保を行い，気道異物があれば喉頭鏡，マギール鉗子を用いて除去する。
(2) 酸素投与
　酸素投与を行い，パルスオキシメータを装着して，SpO_2をモニターする。
(3) 体位変換
　起坐呼吸のほうが呼吸苦が減少するのならば，上半身を起こして起坐位をとる。
(4) 補助換気
　呼吸が浅かったり，呼吸数が10回/min未満と少なく自発呼吸が不十分と判断すれば，補助呼吸を行う。
(5) 輸　液
　ショックを伴っていれば，心原性ショックを除外したうえで，医師の指示を得て輸液を行う。

3）搬送時の留意点
　起坐位のほうが呼吸が楽であれば，上半身を起こしたまま搬送する。
　COPDの傷病者に酸素投与を行うと，自発呼吸が消失することがある。呼吸停止を見逃さず，速やかに補助換気を開始する。
　呼吸・循環障害に伴う意識障害傷病者は心肺停止に陥る可能性があるので，心肺蘇生開始の準備をしたうえで搬送にあたる。実際に心肺停止に移行すれば，ただち

に蘇生処置を開始する。

〔松田　潔〕

2　脳ヘルニア

1）特　徴

　脳ヘルニアは，頭蓋内圧の上昇によりヘルニアが出現して脳幹を圧迫することにより出現する症候群であり，脳腫瘍，脳出血，脳梗塞による脳浮腫，頭部外傷による血腫や浮腫などの占拠性病変により引き起こされる。つまり，脳ヘルニアが完成してしまうと不可逆的な状態である「脳死」に至ってしまうために，その徴候をいち早く察知して適切な対応をとる必要がある。

　PCEC/PSLSでの脳ヘルニア徴候としては，意識レベルの低下を中心に観察して，
　①JCS300で両側瞳孔散大，200で異常肢位（除脳肢位，除皮質肢位）を伴う
　②JCSがⅢ桁またはⅡ桁で瞳孔異常（瞳孔不同を含む）を伴う
　③GCS合計点が8以下で瞳孔異常を伴う
をあげている。その他にも，
　①呼吸様式：チェーン-ストークス呼吸，中枢性過呼吸，群発呼吸，失調性呼吸
　②バイタルサイン：血圧上昇をきたし，時に徐脈となるクッシング現象を認める
などの症状を伴うこともある。

　大切なことは，意識障害とあわせてこれらの症状を観察することにより，脳ヘルニアを疑うことである。脳ヘルニア徴候をStep 2あるいはStep 4で認めた場合には，内因性ロード＆ゴーと判断して，その後のStepを適宜簡略化して適切な医療機関への迅速な搬送を行う必要がある。

2）応急処置

(1) 気道確保

　脳ヘルニア徴候を認める際には意識レベルも悪く，舌根沈下および口腔内分泌物による気道閉塞をきたすことがある。これにより高二酸化炭素血症を起こし，さらに頭蓋内圧を亢進させて脳ヘルニアを悪化させる可能性が高く，必要に応じて用手的気道確保を行い，口腔内吸引をする必要がある。しかし，過度の吸引により咳嗽反射が誘発されて，頭蓋内圧を亢進させてしまうこともあるため注意を要する。また，呼吸状態が悪い際には高二酸化炭素血症を避けるために補助換気を考慮する。

(2) 酸素投与

　状態に応じてSpO$_2$をみながらマスク，カニューレにより酸素を投与する。

(3) 嘔　吐

　頭蓋内圧亢進状態では嘔吐をきたしやすく，嘔吐による気道閉塞や誤嚥に注意を要する。大量の嘔吐や頻回の嘔吐に対しては前述したように気道確保を行い，吸引

する。
(4) 体　位
　脳から心臓への静脈還流をよくするために，上半身を 15～30°挙上する。
(5) 頸部の圧迫解除
　体位と同様に静脈還流をよくするために，頸静脈を圧迫する可能性のある上着やネクタイなどを緩める。

3) 搬送時の留意点
　意識レベルの変化に注意を払いつつ，同時に前述したように瞳孔径，呼吸様式，麻痺の有無，異常肢位，バイタルサインなどの変化も観察する。また，これも前述したように，舌根沈下，嘔吐に留意しつつ搬送する。

〔本多　満〕

3　低血糖・高血糖

1) 特　徴
　血糖異常は緊急性の高い疾患で，いかなる意識障害でも血糖異常を念頭に活動することが大切である。低血糖では，動悸・発汗・震えなどの交感神経症状（警告症状）に始まり，血糖値 50 mg/dl 未満で中枢神経症状（異常行動，生あくび，眼のかすみ），さらに低下すると片麻痺・痙攣・昏睡をきたす。低血糖が遷延すると不可逆的な脳障害や死に至ることもある。高血糖では激しい脱水・感染・アシドーシスを合併した重症例も少なくない。
　2014 年 1 月より救急救命士が行う行為に血糖測定およびブドウ糖投与が追加された。この処置拡大により意識障害の観察や搬送先の選定（何科か，かかりつけ医か二次・三次救急か）に有力な判断材料が 1 つ加わるとともに，低血糖に対する速やかな対応が病院前医療の段階で可能となった。

2) 応急処置
　気道管理，呼吸管理，酸素投与，心電図モニター・パルスオキシメータ装着の後，初期評価を行う。血糖測定などの新規処置に気を取られ，基本の評価・観察や処置がおろそかにならないように注意する。

3) 情報収集
・糖尿病や低血糖の既往，糖尿病治療薬の内容，最後の注射や内服時間
・食事・運動や最近の様子（シックデイや警告症状）の確認など
※糖尿病の既往が確認できない傷病者も少なくない：意識レベルが悪く本人から聴取できない，家族が把握していない，治療を自己中断・放置している，など。

4) 血糖測定・ブドウ糖投与

意識レベル JCS Ⅱ桁以上など血糖測定が必要と判断したら，プロトコールに基づき血糖測定を行う。血糖値 50 mg/dl 未満の傷病者（15 歳以上）では経静脈的ブドウ糖投与も考慮する。ブドウ糖投与は必須ではなく，搬送時間や静脈路確保の難易度など状況に応じて判断する。血糖測定のみで搬送という選択肢もある。

家族などへの説明では，なぜ処置を行うのか，その処置によりどんな効果が得られるかを明確に話す。処置は短時間で確実に行うよう隊員が協力し合うとともに，意識・呼吸の確認やバイタルサインの変化などの観察を怠らないよう注意する。

5) 搬送時の留意点

- 病院へ持参するもの：内服薬，注射薬，自己血糖測定器，おくすり手帳，自己管理ノートなど
- 会話不可の場合は所持品（薬，手帳，自己血糖測定器，ブドウ糖）やインスリン痕を確認する。

※詳細は『PSLS ガイドブック 2015』p.116 も参照のこと。

〔南　　和〕

4　痙　攣

1) 特　徴

多くの全身痙攣は 1〜2 分で終わるために，意識消失発作としてとらえられることも多い。発作が 5 分以上持続する全身痙攣重積状態例のほか，運転中や入浴中の発症例，誤嚥・窒息などの合併例は重篤になる。痙攣はさまざまな疾患に伴って出現するため，初期評価や情報収集（問診），全身観察から総合的な判断を迅速にすることが重要である。

2) 応急処置

痙攣に対する応急処置の一般原則は，気道確保と呼吸管理，循環管理，二次的損傷の予防である。

(1) 基本的な処置

基本的に気道確保，酸素投与，血管確保のうえ，パルスオキシメータおよび心電図モニターによる呼吸循環管理，体温管理を行う。

(2) 二次的損傷の予防

痙攣が継続している場合は，二次的損傷の予防を行わなければならない。傷病者を支え，衣類を緩める。周囲の危険物や障害物を除去し，痙攣がおさまるまで枕などの軟らかいもので頭部を保護する。原則的に傷病者の動きを抑制してはならな

い。傷病者を抑制すると筋肉，骨や軟部組織の損傷が生じることがある。また，傷病者の舌咬傷予防のために口に物を詰める行為はしない。舌を咬むのは痙攣の開始時であることが多く，口に物を詰めようとすると歯の損傷や誤嚥が生じたり，気道を閉塞したり，救助者が指に怪我をしたりするおそれがある。

(3) 痙攣後の処置
・気道確保を行って窒息を防ぐ。原則として酸素投与を行う。
・呼吸，脈拍が安定していれば，回復体位を考慮する。
・嘔吐に対する処置として，顔を横に向ける，あるいは側臥位として吐物の排出を促し，窒息や誤嚥を防ぐ。
・唾液の貯留など，必要があれば口腔内を吸引する。

3) 搬送時の留意点

痙攣はしばしば反復，持続する。搬送中に留意することは気道確保である。痙攣発作中は呼吸が停止することがあり，補助換気や人工呼吸を速やかに施行できるように準備をしておくことが重要である。したがって，バイタルサインの確認，心電図やSpO_2のモニターを行い，継続的に傷病者を観察することが重要である。また，痙攣の性状や付随する症状を，搬送予定の医療機関へ伝達することも忘れてはならない。

〔梁　成勲，永山正雄〕

5 脳梗塞

1) 特　徴

脳卒中は国内死因の第4位を占める。死亡数は年間約11万人であり，その約60％が脳梗塞とされている[1]。『脳卒中データバンク2015』[2]においても，脳卒中95,844例のうち脳梗塞は72,777例と全体の75.9％を占めており，脳梗塞に対する病院前医療は非常に重要な位置づけにあるといえる。脳梗塞はその原因により，脳内小動脈病変が原因のラクナ梗塞，頸部から頭蓋内の比較的大きな動脈のアテローム硬化が原因のアテローム血栓性脳梗塞，心房細動などの心疾患による心原性脳塞栓症，およびその他に大別される。ラクナ梗塞，アテローム血栓性脳梗塞では高血圧症，脂質異常症，喫煙，糖尿病が主な危険因子であるが，心原性脳塞栓症においてはこれらに加えて心房細動が大きな危険因子となる。いずれにしても，既往歴，内服薬（抗凝固薬，抗血小板薬など）の情報が非常に重要になる。

2) 応急処置

脳梗塞といっても重症度はさまざまであるが，なかには重度の意識障害や脳ヘルニア徴候を呈する場合がある。まずは初期評価にて生理学的評価を行い，気道確保，

呼吸管理，循環のモニタリングを行いながら，内因性 L & G の適応を判断する。次いで，糖尿病の既往などの情報収集からブドウ糖投与のプロトコールの適応にならないか判断する。この際，CPSS 陽性であっても，血糖値測定や全身観察による低血糖症状の有無により，低血糖であるかどうかを確定する。いずれのプロトコールにも当てはまらない場合には，脳卒中疑いのアルゴリズムに沿って活動を行う。

全身観察により Hurry but Gently と判断した場合には，緊急安静搬送に努める。

脳梗塞では，意識レベルの低下，それによる舌根沈下，嘔吐，痙攣，不穏状態などさまざまな症状を呈するため，確実な気道管理，適切な酸素投与，体位管理が重要である。また，外傷の可能性を判断し，頸椎保護の継続や解除を行う。

3）搬送時の留意点

脳梗塞を含めた脳卒中傷病者は，搬送中に急激な意識レベル低下，瞳孔変化，舌根沈下，嘔吐，痙攣，不穏状態，血圧上昇，徐脈などをきたすことがあり，継続観察がきわめて重要である。

【文献】

1) 厚生労働省：平成 26 年（2014）人口動態統計の年間推計，2015.
2) 小林祥泰編：脳卒中データバンク 2015，中山書店，東京，2015.

〔吉矢和久〕

6　一過性意識消失

1）特　徴

一過性意識消失（transient loss of consciousness；T-LOC）は，意識消失が数十分以内持続した後，意識を回復する病態を指す。救急隊現場到着時にも意識消失が遷延している場合には，意識障害の診療となるので，それに従えばよい。したがって，救急隊到着時にはすでに意識が戻っている，あるいは現場で対応中に速やかに意識が戻ってきた場合が，本項目に該当する。

T-LOC の代表的な原因は失神とてんかんであり，その判断は重要であるが，容易でないこともしばしばある。その他まれな原因として，一過性脳虚血発作，低血糖，過換気などがある。T-LOC での救急対応のポイントは以下のようにまとめられる。①緊急な対応を要する器質的疾患を見逃さない（表Ⅲ-14），②病態の再発に備え，再発時には対応する，③診断のキーとなる病歴情報を得ることを試みる。

2）応急処置

・気道管理，呼吸管理，酸素投与，心電図モニターおよびパルスオキシメータの装着，体温管理を行う。

表Ⅲ-14 重篤な心原性失神の HEART：T-LOC で見落としてはならない重大な心血管性疾患の覚え方

H ― Heart attack（AMI）：急性心筋梗塞
E ― Embolism（pulmonary embolism）：肺塞栓
A ― Aortic dissection：大動脈解離
R ― Rhythm disturbance：不整脈
T ― Tachycardia（ventricular tachycardia）：心室頻拍

〔寺沢秀一，島田耕文，林寛之：研修医当直御法度：ピットフォールとエッセンシャルズ，第2版，三輪書店，東京，2000．より引用・改変〕

・バイタルサインに問題があり，重篤な器質的疾患が疑われる場合は，それに応じて対応する。
・意識消失時に転倒し外傷を負っていないかに注意を払う（外傷の救急要請でも原因が T-LOC の場合がある）。
・多くの T-LOC 傷病者は救急隊接触時には健康人と変わらない。その場合は病歴聴取に重点を置く。

3）搬送時の留意点
・可能であれば発作の目撃者に同行を求める。難しい場合も目撃者の連絡先を記録して，専門医による将来のコンタクトに備える。得られた病歴情報を搬送予定の医療機関に確実に伝達する。
・継続観察を実施して，意識消失や痙攣の再発に備える。

〔園生雅弘〕

7　精神疾患

1）特　徴
　病院前で遭遇する傷病者の精神症状には幅があり，重症（幻覚妄想，重度の抑うつ，昏迷などで判断力が高度に低下した状態）から，中等症（強い不安や焦燥はあるが，判断力は保たれている状態），軽症（不安，抑うつ他の精神症状はあるものの，自覚があり自制も効く状態）まで分布する。重症者で，自らを傷つけたり他人を害する可能性が著しく差し迫っている場合（「自傷他害のおそれが高い」と称する），行政命令による強制入院を要することもある。

2）現場状況の把握
(1) 安全確保

　通報時点で重症もしくは自傷他害のおそれが高いと推測される場合，通信指令係からの警察官派遣要請も考慮する。現場到着後は，家族，または目撃者（通報者）などから経緯を聴取し，救急要請に至った理由（傷病者の精神科系疾患の既往歴を含めて）および現在の状況を把握するとともに，接触に伴う危険性を的確に判断する。

　凶器となる刃物などの危険物の保持が明らかである場合，または興奮状態にあり，自傷他害のおそれが高い場合は傷病者への安易な接触は避け，警察官の派遣および消防隊の応援要請を通信指令係に行うとともに，付近住民の避難なども考慮する。重症状態の傷病者であっても，対応者の窓口を一本化し，混乱を収めるようなかかわりをするなど，「ことばによる静穏化」を常に考慮する[1]。

(2) 医師の派遣要請

　傷病者または家族などからかかりつけの精神科系医療機関が判明した場合には，早い段階でかかりつけ医と連絡をとり，その指示を受けることも必要である。

　また，傷病者に一見して重度の外傷などが確認できる場合は，医師の派遣を通信指令係に要請する。

3）応急処置
(1) 観察および処置

　まずは適切な距離（腕2本分の距離）を保ち安全確保を図りながら，視線を合わせ，穏やかな声のトーンで対話するなど，「ことばによる静穏化」の技術を駆使し，心身両面において心配していることを伝え，バイタルサインの把握を可能な限り反復して実施する。また，身体の異常があっても傷病者の訴えがない場合もあるため，全身観察は詳細に行い，外傷などの異常があれば必要な処置を行う。観察および処置における傷病者の協力が，その後の身体確保の要件ともなるため記録を残す。

(2) 身体確保

　傷病者の興奮を静穏化できず，自傷他害の危険が切迫している場合は，警察官の協力を得て傷病者を抑制する。傷病者，救急隊の双方に安全な抑制方法を心がける（アームロック・リストロックなど）[1]。

　身体確保後も暴れるなど傷病者の興奮が鎮まらない場合は，警察官に対し傷病者への保護具の着装を依頼，もしくは担架やバックボードなどを利用し，傷病者の動きを抑制する。このとき，体幹および四肢の過度の緊縛または圧迫などにより，呼吸運動自体を抑制したり，四肢の末梢部分への血液循環が阻害されることがないように留意する。

4) 搬送時の留意点
(1) 医療機関選定と入院形態
　①一般の救急医療機関を選定する場合
　②精神科病床を有する総合病院を選定する場合
　③精神科の医療機関を選定する場合

　家族からの聴取および傷病者の観察結果から，精神症状の治療を優先するか外科的または内科的な身体症状の治療を優先するかを決定し，医療機関の選定を行う。バイタルサインの異常や身体所見があれば，一般の医療機関を選定するほうが安全である。一般の救急医療機関における検査・診察を実施した後，地域のリソースに合わせ，精神科の医療機関へつなぐ直列型搬送も考慮する[1]。

　医療機関への搬送に際しては，事前に傷病者自身に搬送の同意を求めるが，同意が得られない場合は，家族および警察官と精神科医療機関への搬送について協議し，合意のうえで医師に連絡し，収容依頼を行う。

(2) 搬　送
　興奮し暴れる傷病者は，傷病者自身の自傷や周囲への安全を考慮し，警察官が救急車に同乗のうえ，傷病者の抑制を維持したまま搬送を行う。

　搬送途上，傷病者の興奮が鎮まり傷病者本人が抑制の解除を求めた場合でも，警察官との協議で安全が確保された場合を除き，抑制の解除は原則行わない。この場合，傷病者が冷静な状態であれば，医療機関到着までの一時的な緊急措置であることを説明し，同意を得る努力を行う。

(3) 医療機関到着後の措置
　医療機関到着後は，発生時から到着までの状況を速やかに医師に報告するとともに，傷病者が入院となる場合は，その入院形態が精神保健福祉法（「精神保健及び精神障害者福祉に関する法律」）に定められたいずれの入院形態であるかを医師に確認し，帰署後，救急業務報告書などに記載しておく。

【文献】
1) 日本臨床救急医学会「自殺企図者のケアに関する検討委員会」：PEEC ガイドブック，へるす出版，東京，2012.

〔橋本　聡，三宅康史〕

Ⅳ部　意識障害者に必要な観察

1. 急性意識障害の評価

　救急医療の現場では，生命の危機を迅速に判断し，適切に対処をすることが重要であり，意識障害の程度を正しく評価することは，緊急度や病状の把握に必須である。意識障害の程度は昏睡，昏迷，傾眠などの用語表現も可能であるが，客観性に欠け比較も困難であるため，より客観的に評価するためのコーマスケールが重要な評価ツールとして用いられる。

1　ジャパン・コーマ・スケール（Japan Coma Scale；JCS）

　緊急度の判断に直結する「覚醒」の程度から，傷病者の意識レベルを大きく3段階に分類して評価できるところが特徴である。それぞれの覚醒度はさらに3つに細分化され合計9段階の分類となる（表Ⅳ-1）。症状の軽快・増悪が一目瞭然であり，簡便で記憶も容易であることから，わが国では救急隊を含め医療従事者の間で広く用いられている評価法であるが，除脳肢位（硬直）と除皮質肢位（硬直）がともにJCS 200と評価されるなど，重症例での評価の詳細な比較が困難である。

表Ⅳ-1　ジャパン・コーマ・スケール（JCS, 3-3-9度方式による意識障害の分類）

Ⅰ．刺激しなくても覚醒している（1桁で表現）
1　　だいたい意識清明だが，今ひとつはっきりしない
2　　時，場所または人物がわからない
3　　名前または生年月日がわからない

Ⅱ．刺激すると覚醒する―刺激を止めると眠り込む（2桁で表現）
10　　普通の呼びかけで容易に開眼する 　　　〔合目的な運動（たとえば，右手を握り，離せ）をするし言葉もでるが，間違いが多い〕
20　　大きな声または身体を揺さぶることにより開眼する 　　　（簡単な命令に応ずる，たとえば離握手）
30　　痛み刺激を加えつつ呼びかけを繰り返すと，かろうじて開眼する

Ⅲ．刺激しても覚醒しない（3桁で表現）
100　痛み刺激に対し，払いのけるような動作をする
200　痛み刺激に対し手足を動かしたり，顔をしかめる
300　痛み刺激に反応しない

2 グラスゴー・コーマ・スケール (Glasgow Coma Scale ; GCS)

全世界で広く用いられている評価法である。開眼 (E),言語音声反応 (V),最良の運動反応 (M) を組み合わせて点数化する (表Ⅳ-2)。E は 4 段階,V は 5 段階,M は 6 段階で評価し,その合計で表すため,最低 3～最高 15 の 13 段階の評価となる。JCS と比べて重症意識障害の評価にも有用であるが,評価法が複雑であり,重症度の異なる意識レベル (たとえば E1V1M6 と E2V2M4) も同じ点と評価されてしまう問題がある。

表Ⅳ-2 グラスゴー・コーマ・スケール (GCS)

評価項目	分類	スコア
E：開眼 (eye opening)	自発的に開眼する	4
	呼びかけで開眼する	3
	痛み刺激を与えると開眼する	2
	開眼しない	1
V：言語音声反応 (verbal response)	見当識の保たれた会話	5
	会話に混乱がある	4
	混乱した発語のみ	3
	理解不能な音声のみ	2
	なし	1
M：最良の運動反応 (best motor response)	命令に従う	6
	合目的な運動をする	5
	逃避反応としての運動	4
	異常な屈曲運動	3
	伸展反応	2
	まったく動かさない	1

3 エマージェンシー・コーマ・スケール（Emergency Coma Scale；ECS）

　JCSとGCSの長所を取り入れ，より的確に意識状態を評価できるよう考案された新しいコーマスケールである（表Ⅳ-3）。JCSと同様に覚醒の程度を単軸スケールで表し，Ⅰ桁：覚醒している，Ⅱ桁：覚醒できる，Ⅲ桁：覚醒しない，の3段階で重症度を直感的に判断できるようにしたうえで，Ⅲ桁の場合には，GCSのM：運動反応の評価に準じて，より詳細な評価が可能となっている。

表Ⅳ-3　エマージェンシー・コーマ・スケール（ECS）

Ⅰ桁	覚醒している （自発的な開眼，発語または合目的動作をみる）	
	見当識あり	1
	見当識なし　または発語なし	2
Ⅱ桁	覚醒できる （刺激による開眼，発語または従命をみる）	
	呼びかけにより	10
	痛み刺激により	20
Ⅲ桁	覚醒しない （痛み刺激でも開眼，発語および従命がなく，運動反応のみをみる）	
	痛みの部位に四肢をもっていく，払いのける	100L
	引っ込める（脇を開けて）または顔をしかめる	100W
	屈曲する（脇を締めて）	200F
	伸展する	200E
	動きがまったくない	300

〔若杉雅浩〕

IV部　意識障害者に必要な観察

2. 神経疾患を疑うときの知識と観察技術

　『JRC蘇生ガイドライン2010』第6章「神経蘇生」では、「急性意識障害患者の病態鑑別においては病歴と身体所見が重要である。救急外来で、それぞれの所見が急性意識障害の診断につながった割合は、現病歴51％、投薬歴43％、身体所見41％であったのに対し、画像所見は16％にすぎなかった」「失神の場合は50％の例において診断は病歴、身体所見、ECGにより可能であり、失神患者の診断に頭部CTが寄与したのは、頭部CT撮影例の約2％にすぎなかった」と記載されている[1]。診断機器のない病院前医療ばかりでなく病院初期診療でも、五感を駆使して観察する神経学的検査は、習熟することにより緊急度判定の重要な観察手技になる[2)3)]。ここでは、『平成25年度緊急度判定体系に関する検討会報告書』などの「赤1」と「赤2」判定に必要な項目に重点を置いて述べる[4)～6)]。以下に記載する項目に共通したことであるが、容態は変化するため、1回のみの観察ではなく繰り返し検査・評価することが重要である。容態が変化した場合は、セカンドコールで確実に医療機関へ伝えることを心がける。

1　バイタルサイン

1) 呼　吸

　脳疾患では、病変部位に対応した異常呼吸が出現する。両側大脳皮質下から間脳の広範な障害ではチェーン-ストークス呼吸（テント切痕ヘルニアに移行する前段階）、橋から中脳にかけての障害では中枢神経性過呼吸（テント切痕ヘルニア期）、延髄障害では失調性呼吸（テント切痕ヘルニア末期）が出現する。図IV-1に病変部位と異常呼吸の関連を示す。

2) 循環（脈拍と血圧）

　心房細動は心原性脳梗塞の高リスク要因であるので、広範な脳梗塞を疑う所見として重要である。重症くも膜下出血ではカテコールアミンの大量放出により、心電図でST上昇または下降、高いまたは深いT波の対称性逆転など、心筋梗塞に類似した異常が出現することがある。血圧170 mmHg以上の場合は脳血管障害の可能性が高い。脳ヘルニア徴候が疑われる例では、継続的な観察により、クッシング現象（徐脈、血圧上昇）を見逃さないことが必要である。血圧90 mmHg以下（プレショック～ショック）では、脳疾患の可能性は少ない。全身の冷汗は、低血糖発作を疑う所見である。

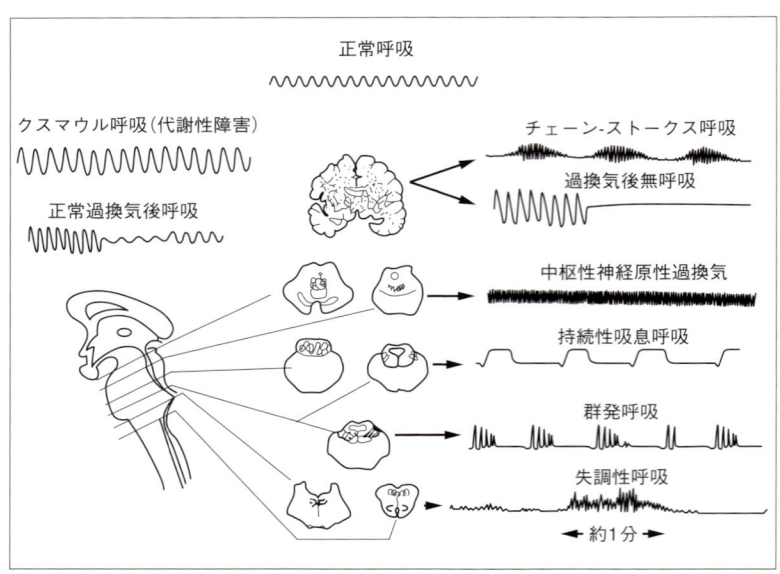

[竹川英宏,岩波正興,平田幸一:自律神経 update(後編):異常な呼吸パターン.神経内科 68:326-331,2008.より引用・改変]
図Ⅳ-1　異常呼吸と病巣の関連

3)体　温

髄膜炎,脳炎,脳膿瘍などの感染症では発熱がみられる。間脳(視床,視床下部)や脳幹部の病変でも,中枢性過高熱が出現する。

2　肢　位

高度意識障害例では,刺激を加えると(静脈路確保も刺激となる)脇を締めた特異な姿勢をとることがある(図Ⅳ-2, 3)。意識障害評価の際の痛み刺激時には,開眼のみでなく異常肢位の出現にも注意することにより,評価時間の短縮が可能である。また,大きな音などの刺激でも出現することがあり,注意深く観察する。

1)除皮質肢位(除皮質硬直):図Ⅳ-2

脇を締めて上肢屈曲,肩内転,手指手首屈曲,下肢伸展内転位,足底屈位などを示す姿勢をとる。障害部位は内包,大脳基底核,視床など大脳の広範な部位である。

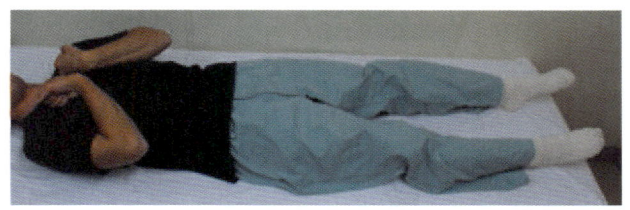

図Ⅳ-2　除皮質肢位（除皮質硬直）

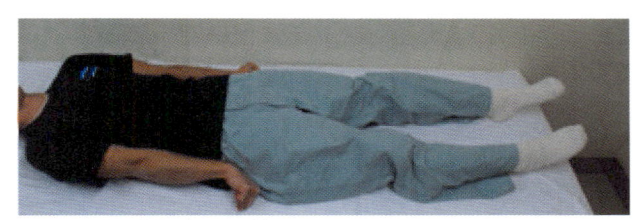

図Ⅳ-3　除脳肢位（除脳硬直）

2）除脳肢位（除脳硬直）：図Ⅳ-3

　脇を締めて上肢伸展内旋，前腕回内，下肢伸展，足底屈位などを示す姿勢をとる。障害部位は中脳，橋で，上部の脳と連絡が絶たれた状態である。脳ヘルニアの進行に伴い出現することが多い。

　上記2つの異常肢位ともに図Ⅳ-2，3では両側性になっているが，初期は片側性に出現する。病態の悪化に伴い両側性になる。

3　麻痺・運動障害

　意識障害が存在する場合には，評価が困難な場合が多い。上肢の麻痺では，ドロップテストで麻痺の存在をみることが可能である。左右の上肢を検者が持ち上げて空に浮かし，そのまま検者が手を離す。通常，麻痺側のほうが早く落ちる。本テストで被検者の胸や顔面で手を離すと，ヒステリー傷病者では，顔面や身体を避けて上肢が地上に落下する。下肢においては，一側下肢が外旋位をとる場合（図Ⅳ-4），麻痺のある可能性がある。両側の膝を立てさせることで判断が可能である。麻痺側では膝立て保持が困難で，外側に倒れる（図Ⅳ-5）。

　「防げ！　寝たきり」の対象である脳卒中は，治療開始までの時間が限られる緊急度の高い疾患である。

　一過性脳虚血発作例では来院時に麻痺が認められないこともあるが，その半数近

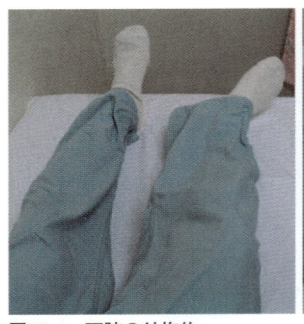

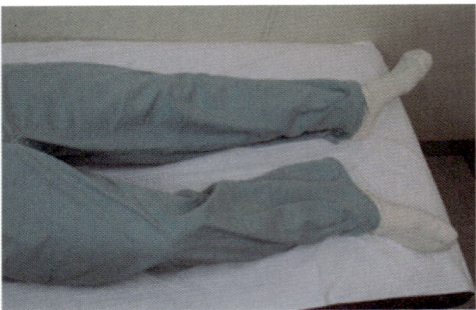

図Ⅳ-4　下肢の外旋位

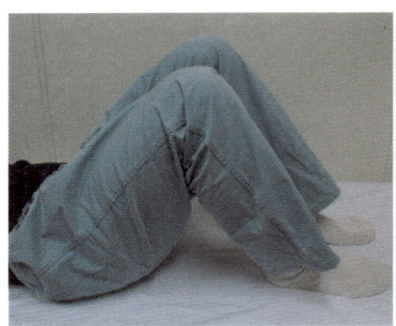

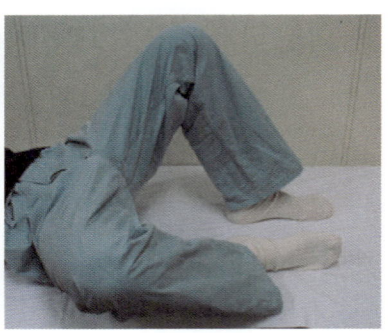

図Ⅳ-5　膝立て試験

くが48時間以内に脳梗塞を発症する可能性が高いため，病歴の聴取が重要な緊急度の高い疾患である。

　脳梗塞に対する血栓溶解療法（アルテプラーゼ静注療法，血管内手術による血栓回収術）は，著効例では後遺症なく治癒するため，一刻も早く治療可能な医療機関に搬送する必要がある。

　脳卒中を疑う簡便なスケールとしてCPSS（シンシナティ病院前脳卒中スケール：図Ⅳ-6）があり，一般市民・救急隊員・病院職員の共通言語として重要である。傷病者によっては，麻痺を"しびれ"と表現することもあるし，下肢の麻痺の場合には，"ふらつき，めまい"と訴える場合もあり注意が必要である。

　上肢の麻痺を観察する場合，バレー徴候が有効である（図Ⅳ-7）。さらに，麻痺が軽度の場合には，第5指徴候（図Ⅳ-8）が有効である。

　下肢の麻痺をみるには，ミンガッチーニ試験（図Ⅳ-9）や下肢のバレー徴候（図

顔のゆがみ（歯を見せるように，あるいは笑ってもらう）

- 正常：顔面が左右対称
- 異常：片側が他側のように動かない。下図では右顔面が麻痺している

上肢挙上（閉眼させ，10秒間上肢を挙上させる）

- 正常：両側とも同様に挙上，あるいはまったく挙がらない
- 異常：一側が挙がらない，または他側に比較して挙がらない

言語障害（患者に話をさせる）

- 正常：滞りなく正確に話せる
- 異常：不明瞭な言葉，間違った言葉，あるいはまったく話せない

解釈：3つの徴候のうち1つでもあれば，脳卒中の可能性は72％である

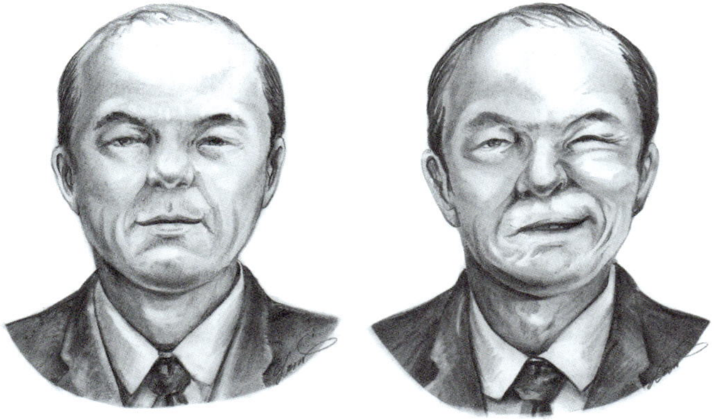

図Ⅳ-6 シンシナティ病院前脳卒中スケール（CPSS）

Ⅳ-10）が有用である。
　以上の検査により，ごく軽度の麻痺も見落としてはならない。

4 言語障害と注意障害（半側空間無視）

1）言語障害
　言語障害には，構音障害と失語がある。

(1) 構音障害
　構音障害には，口唇，舌，咽頭，喉頭の麻痺によるもの（麻痺性），小脳障害によるもの，パーキンソン病などの錐体外路障害によるもの（失調性）がある。

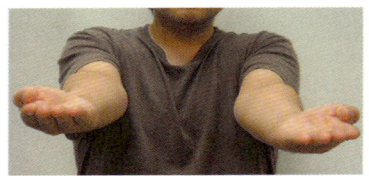

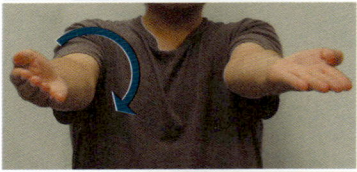

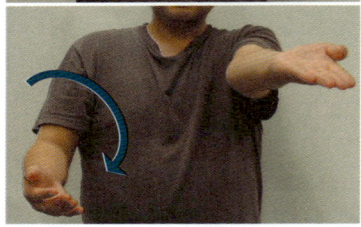

手掌を上にまっすぐに出させると、麻痺側は小指側へ回旋し上肢は下降していく
図Ⅳ-7　上肢のバレー徴候

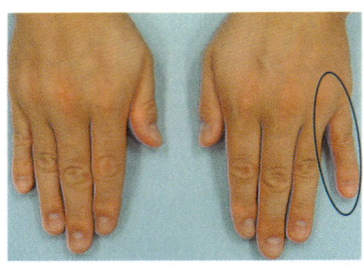

指をつけてまっすぐ出させると、麻痺側の小指が離れる
図Ⅳ-8　第5指徴候

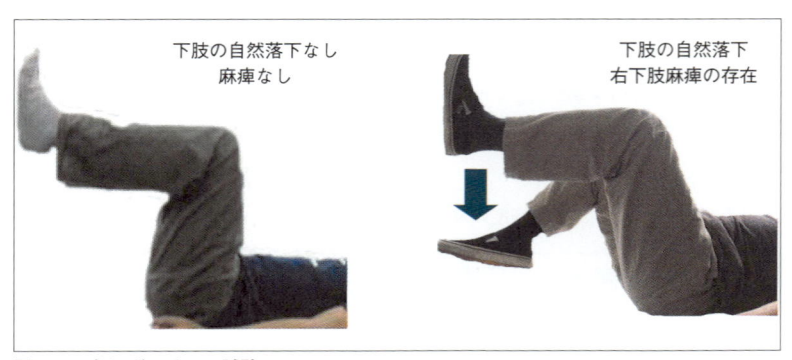

下肢の自然落下なし
麻痺なし

下肢の自然落下
右下肢麻痺の存在

図Ⅳ-9　ミンガッチーニ試験

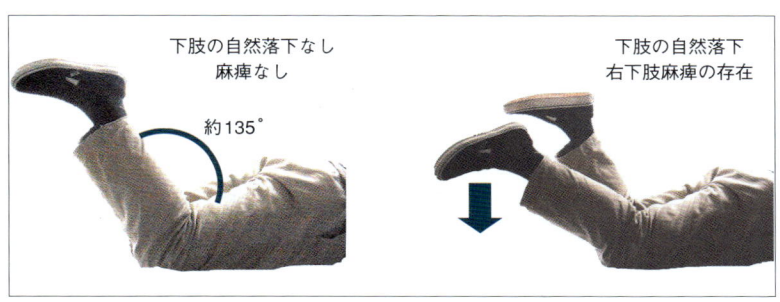

図Ⅳ-10　下肢のバレー徴候

　脳血管障害では麻痺性の構音障害や小脳性構音障害をみる機会が多い。
　麻痺性では、"パピプペポ"や"ラリルレロ"、"ガギグゲゴ"などを繰り返し発音させるとわかることもある。大脳の錐体路障害であることが多いが、脳幹部の局所病変でも起こり得る。
　小脳性構音障害では、リズム感がなく、"酩酊状態"のようなしゃべり方になる。
　小脳障害でみられる錐体外路性では、小声になることが多い。

(2) 失　語

　失語は、大きく分類すると、運動性失語と感覚性失語の2つがある。
　すべての失語では時計、指輪、袖などの物品呼称が障害される。
　運動性失語では、自発言語が減少・消失する。
　感覚性失語は、言葉の理解が障害されるため、間違った言葉（錯語）や、同じ言葉を繰り返し発語（保続）することが多い。感覚性失語があると、従命に従えなくなり、現場活動では注意が必要である。
　運動性失語と感覚性失語が両者ともある場合を全失語といい、自発言語は消失し、話しかけても無視するようになる。
　失語はほとんどが左大脳半球（優位半球）の障害であり、たとえ失語症状のみであるとしても、脳内主幹動脈（中大脳動脈）に狭窄がある可能性が高く、軽視してはならない。

2）注意障害（半側空間無視）

　右利きの人の優位半球である左大脳半球の障害では、失語が出現する。非優位半球である右大脳半球の障害では、左側の体部や空間が認識できない半側空間無視が出現することが多い。左麻痺を有する傷病者では、半側空間無視を合併することがあり、その認識は傷病者の観察・処置に有効な情報である。

下顎が胸につく
→項部硬直なし

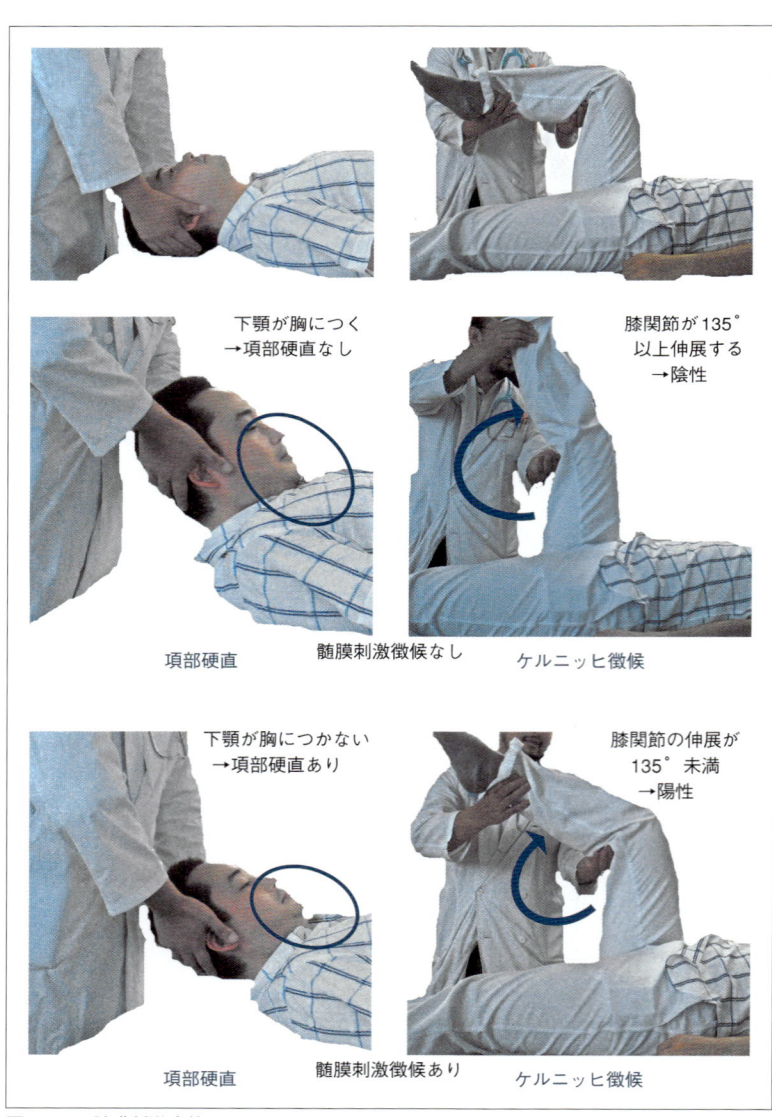

膝関節が135°
以上伸展する
→陰性

項部硬直　　髄膜刺激徴候なし　　ケルニッヒ徴候

下顎が胸につかない
→項部硬直あり

膝関節の伸展が
135°未満
→陽性

項部硬直　　髄膜刺激徴候あり　　ケルニッヒ徴候

図Ⅳ-11　髄膜刺激症状のみかた

5 髄膜刺激症状 (図Ⅳ-11)

項部硬直，ケルニッヒ徴候，ブルジンスキー徴候がある。髄膜刺激症状を認める場合には，髄膜炎など炎症の存在を疑う。くも膜下出血の超急性期には，項部硬直はみられない場合が多いことに留意する。

6 運動失調

小脳の障害で生じる協調運動障害の簡便な評価方法は「指鼻試験」である。指鼻試験は意識が清明であることが前提であるが，意識障害を有する場合はそれだけで中枢性と考えるべきである。傷病者の一側の腕を伸ばさせて，そこから人差指で自分の鼻の先端を触わるように指示する。左右の人差指で別個に評価するが，運動がぎこちなかったり，振戦が生じたり，あるいは正確に鼻の先端に人差指を持っていくことができなかった場合は，協調運動障害が存在し，その側の小脳半球の障害を疑う必要がある。同様の検査として，傷病者の一側のかかとを他側の膝にあてて，そのままむこうずねに沿って足まで移動させる「膝踵試験」などがある。

【文献】

1) 日本蘇生協議会，日本救急医療財団監：神経蘇生．JRC蘇生ガイドライン2010，へるす出版，東京，2011，pp283-330.
2) 日本臨床救急医学会監；PCEC・PSLS改訂小委員会編：PSLSガイドブック2015，へるす出版，東京，2015.
3) 日本救急医学会，日本神経救急学会，日本臨床救急医学会監；『ISLSガイドブック2013』編集委員会編：ISLSガイドブック2013，へるす出版，東京，2013.
4) 消防庁：平成25年度緊急度判定体系に関する検討会報告書，2014.
http://www.fdma.go.jp/neuter/about/shingi_kento/h25/kinkyudohantei_kensyo/03/houkokusyo.pdf
5) 消防庁：通信指令員の救急に係る教育テキスト，2014.
http://www.fdma.go.jp/neuter/about/shingi_kento/h25/kyukyu_arikata/pdf/text.pdf
6) 消防庁：緊急度判定プロトコルVer.1：救急現場，2014.
http://www.fdma.go.jp/neuter/about/shingi_kento/h25/kinkyudohantei_kensyo/03/kyukyugenbaprotocolv1.pdf

〔谷崎義生，竹川英宏，中村光伸，小橋大輔，安心院康彦〕

Ⅳ部 意識障害者に必要な観察

3. 頭部・顔面・頸部の観察

1 頭　部

　意識障害を呈する傷病者の頭部を，視認で観察して（視診），手で触ってみる（触診）。想定すべき病態は，頭部外傷を含む頭蓋内病変である。頭部外傷を認める場合は，頸髄損傷の可能性を考慮して用手的頸椎保護などを行い，頸部を愛護的に扱う。頸髄損傷を疑う場合の処置はJPTEC™に準じる。失神や痙攣による転倒も考慮する。家族や関係者からの情報収集も参考にして総合的に判断する。頭部の徴候・症状と病態・疾患を表Ⅳ-4に示す。

1）手術痕・シャント手術

　外傷がなければ，頭髪をかき分けて頭皮を観察する。手術痕があれば，慢性硬膜下血腫を含む頭蓋内損傷，脳腫瘍，脳卒中，脳動静脈奇形などの既往がある。手術痕の例を図Ⅳ-12に示す。手術痕の理由となった既往が意識障害の原因かどうかは場合による。

　脳腫瘍はそれ自体が意識障害の原因となるほか，転移性脳腫瘍は出血しやすいため，軽度の頭部打撲でも脳内血腫による意識障害を生じやすい。脳卒中（再発）や脳動静脈奇形を疑う場合は，局所神経症状の有無を確認する。慢性硬膜下血腫はしばしば再発して意識障害の原因となるが，進行は普通緩徐である。部分的な頭皮の膨隆を伴う手術痕は，水頭症のシャント手術の可能性がある。膨隆部分の皮下にはバルブ弁がある。バルブ弁にスイッチが付いている種類では，不用意にバルブを押すとシャントがオフになる場合がある。磁石でシャント圧を調節する種類（磁力圧可変式バルブ弁）では，ヘッドホン・イヤホン，携帯ラジオ，テレビ，携帯電話の

表Ⅳ-4　頭部の徴候・症状と病態・疾患

観察部位	方法	徴候・症状	疑われる病態・疾患
頭部	視診	頭皮損傷，頭蓋骨骨折	頭蓋内損傷，頸髄損傷，てんかん，痙攣，失神など
		手術痕，シャント手術	頭蓋内疾患の既往（脳腫瘍，慢性硬膜下血腫など），シャント不全
	触診	乳幼児の大泉門膨隆	髄膜炎，脳炎・脳症，水頭症，頭部外傷，脳出血，低酸素脳症など

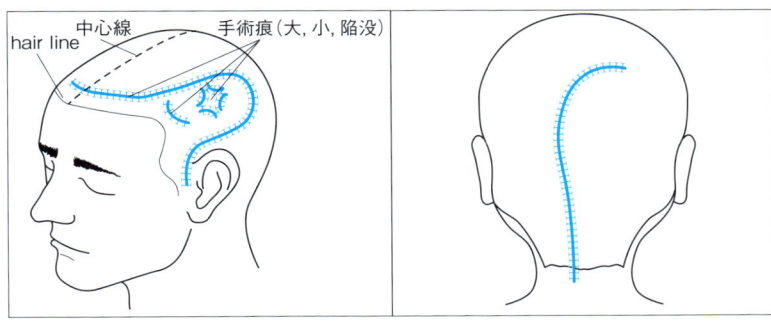

図Ⅳ-12　手術痕の例

スピーカーなどで発生する磁界や磁石をバルブに近づけると，圧設定が変更される。シャント不全による水頭症では，頭蓋内圧亢進による頭痛，悪心・嘔吐を伴う意識障害を生じる。

2）大泉門膨隆

　大泉門が開いている乳児と1.5～2歳までの幼児では，髄膜炎や脳炎・脳症，水頭症，頭部外傷，脳出血，低酸素脳症などによって頭蓋内圧が亢進すると，大泉門が膨隆する。意識障害を呈する乳児・幼児に大泉門の膨隆を認める場合は頭蓋内圧亢進を疑う。髄膜炎を疑う場合は，三徴（発熱，頭痛，嘔吐）の有無を確認する。項部硬直や発疹を認める場合もある。脳炎・脳症では，髄膜炎の症状に加えて痙攣や意識障害を伴いやすい。

2　顔面・耳

　意識障害を呈する傷病者の顔面を視認で観察する（視診）。想定すべき病態は，意識障害の原因となる顔面外傷と頭蓋内病変である。顔面外傷では，頸髄損傷の可能性を考慮して用手的頸椎保護などを行い，頸部を愛護的に扱う。頸髄損傷を疑う場合の処置はJPTEC™に準じる。失神や痙攣による転倒も考慮する。家族や関係者からの情報収集も参考にして総合的に判断する。顔面・耳の徴候・症状と病態・疾患を表Ⅳ-5に示す。

1）頭蓋内病変

　脳卒中や頭蓋内損傷による意識障害では，局所神経症状の1つとして対側の顔面神経麻痺を伴う片麻痺を生じることがある。脳幹の片側病変に伴う意識障害では，患側の顔面神経麻痺を伴う交叉性片麻痺を生じることがある。片側の兎眼や口角下

表Ⅳ-5 顔面・耳の徴候・症状と病態・疾患

観察部位	方法	徴候・症状	疑われる病態・疾患
顔面	視診	顔面外傷・骨折 ブラックアイ, 髄液鼻漏 顔のゆがみ 大きなアザ(母斑,血管腫) 蒼白 湿潤・冷汗 チアノーゼ 黄疸 乾燥 紅潮 鮮紅 るいそう 大量発汗	頸髄損傷, てんかん, 痙攣, 失神など 頭蓋底骨折(頭部外傷) 顔面神経麻痺, 脳卒中 (先天性疾患)痙攣 ショック, 貧血, 低体温, 低血糖 ショック, 急性冠症候群, 低血糖 呼吸不全, 窒息, 心不全 肝機能障害, 肝性脳症 脱水, 糖尿病(高血糖) アルコール中毒, 高体温, 髄膜炎, 脳炎 一酸化炭素中毒 悪液質, 精神疾患(摂食障害) 高体温, 中毒(有機リン系殺虫剤, 神経毒ガス)
耳・耳介	視診	バトルサイン, 髄液耳漏	中頭蓋底骨折(頭部外傷)

垂など, 顔面神経麻痺の所見があるかどうかを確認する。

2) 母 斑

顔面に血管腫, 血管線維腫や, 皮膚細胞の奇形の1つである母斑など, 外傷が原因ではないアザを認めることがある。そのような場合, 症候群として痙攣や意識障害を生じることがある。

3 眼・瞳孔

瞳孔異常を伴う意識障害は, 頭蓋内に病変がある一次性脳病変のほか, 全身疾患に伴う二次性脳病変の症状の一部として生じる。まれに, ホルネル徴候のように頸部外傷が原因となる場合もある。眼・瞳孔の徴候・症状と病態・疾患を表Ⅳ-6 に示す。

1) 縮瞳・散瞳

瞳孔径が2mm以下の場合を縮瞳, 5mm以上を散瞳という。両側の散瞳・縮瞳を特徴的に生じる意識障害を図Ⅳ-13a, b に示す。

2) 瞳孔不同

瞳孔径に0.5mm以上の左右差を認める場合を瞳孔不同という。意識障害を伴う瞳孔不同は, D(神経症状)の異常(脳ヘルニア徴候)を判断するうえで重要な基

表Ⅳ-6 眼・瞳孔の徴候・症状と病態・疾患

観察部位	方法	徴候・症状	疑われる病態・疾患
眼・瞳孔	視診	散瞳	アルコール，中毒（覚醒剤，コカイン，LSDなど），重症低酸素血症，間代性強直性発作など
		縮瞳	中毒（モルヒネなどの麻薬，有機リン系殺虫剤，神経毒ガスなど），橋出血
		瞳孔不同	脳ヘルニア徴候，ホルネル徴候，脳卒中もどきなど
		対光反射消失	脳ヘルニア徴候，視神経障害，動眼神経麻痺など
		眼位	脳卒中，動眼神経麻痺，外転神経麻痺，滑車神経麻痺，脳卒中もどきなど
		眼振	脳卒中（脳幹），めまいなど
		眼瞼結膜蒼白	ショック，貧血など
		眼瞼結膜黄染	肝機能障害，肝性脳症など
		溢血点	窒息，外傷性窒息，絞頸・扼頸など

準のひとつになっている（図Ⅳ-13c）。意識障害を呈する傷病者に，瞳孔不同，共同偏視，片麻痺，構語障害，痙攣など，一次性脳病変を強く疑う局所神経症状を認める場合であっても，その20％は頭蓋内病変がない二次性脳病変であることに注意する。二次性脳病変に，局所神経症状（脳卒中症状）を伴うことを「脳卒中もどき（stroke mimic）」という。二次性脳病変に脳卒中もどきが合併すると，脳卒中との判別は困難となる。

頸部外傷によって頸部交感神経節が損傷されると，損傷側の片側顔面にホルネル徴候（縮瞳，眼瞼下垂，発汗停止）を生じることがあり，瞳孔不同とまぎらわしい。

3）対光反射

片側の瞳孔に光を当て，瞳孔が縮小するかを観察する。光量が不足すると正しい評価ができないので，観察には明るいペンライトを用いる。対光反射には，光を入れた側の瞳孔が縮小する直接反射と，反対側の瞳孔も縮小する間接反射がある。通常は直接反射のみの観察でよいが，視神経障害を疑う場合は間接反射も観察する。片側の視神経障害では，障害側の直接反射と健側の間接反射は消失するが，健側の直接反射と障害側の間接反射は保たれる。意識障害の進行に伴って対光反射は鈍くなり，深昏睡では消失する。代謝性疾患（低血糖など）による意識障害では，対光反射は末期まで保たれる。

対光反射は，瞳孔径とあわせて評価することが重要である。D（神経症状）の異常に伴う瞳孔不同では，散瞳側（障害側）の対光反射は消失する（図Ⅳ-13c）。頸部外傷によるホルネル徴候（縮瞳，眼瞼下垂，発汗停止）では，対光反射は保たれる（図Ⅳ-13c）。

分類	瞳孔と眼位	状態と疾患
a	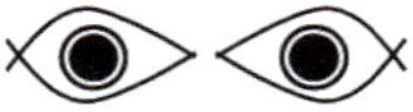	【両側散瞳＋意識障害】 アルコール，薬物中毒（覚醒剤，コカイン，LSDなど） 重症低酸素脳症，間代性強直性発作
b	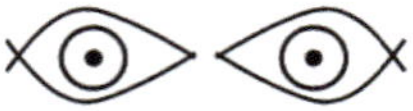	【両側縮瞳＋意識障害】 薬物中毒（モルヒネなどの麻薬，有機リン系殺虫剤など） 橋出血
c	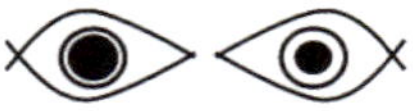	【意識障害＋瞳孔不同】 D（神経症状）の異常（脳ヘルニア徴候） 頸部外傷によるホルネル徴候 脳卒中もどき
d	患側 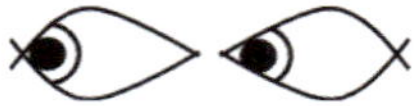	【病巣をにらむ水平性共同偏視＋意識障害】 テント上（大脳）の脳卒中 脳卒中もどき
e	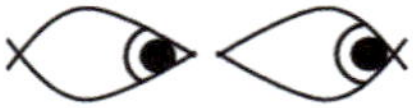 健側	【病巣から逃げる水平性共同偏視＋意識障害】 テント下（脳幹・小脳）の脳卒中 脳卒中もどき
f	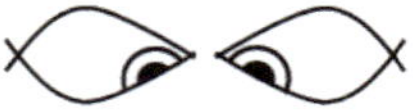	【垂直性共同偏視（内下方共同偏視）＋意識障害】 視床出血 肝性昏睡
g	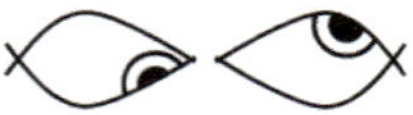	【斜偏視＋意識障害】 脳幹梗塞 橋出血
h	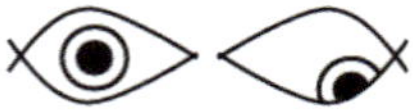	【片眼の偏位＋意識障害】 動眼神経障害，外転神経麻痺，滑車神経麻痺 交叉性片麻痺

図Ⅳ-13 瞳孔と眼位の異常

4）眼位の異常（図Ⅳ-13d～h）

脳卒中の20～30％に共同偏視を認める（図Ⅳ-13d，e）。共同偏視の発生率は，脳梗塞と脳出血では差がない。脳卒中の80％近くが脳梗塞であるので，現場で遭遇する共同偏視は脳出血よりも脳梗塞である場合が多い。共同偏視を伴う脳卒中は予後が悪い。

4 結膜所見

眼球・眼瞼結膜が蒼白の場合は，貧血あるいは循環血液量減少性ショックに伴う

表Ⅳ-7　口腔の徴候・症状と病態・疾患

観察部位	方法	徴候・症状	疑われる病態・疾患
口腔	臭気	化学物質や疾患に特有の臭気	パラコート除草剤（着臭による），硫化水素，亜硫酸ガス，塩素ガス，エタノール，イソプロピルアルコール，樟脳，フェノール，クロロホルム，有機リン，ヒ素，黄リン，青酸（シアン），糖尿病ケトアシドーシス，肝性脳症，尿毒症など
	視診	乾燥 舌咬 薬物・毒物の付着	脱水，電解質異常，糖尿病（高血糖）など 痙攣，てんかんなど 中毒（パラコート）など

意識障害の可能性がある。眼球・眼瞼結膜に黄染を認める場合は，肝機能障害（肝性脳症）に伴う意識障害の可能性がある。眼瞼・眼球結膜や顔面の溢血点を認める場合は，窒息，外傷性窒息，絞頸・扼頸などによる意識障害の可能性がある。意識障害を呈する傷病者に片側の兎眼（眼球結膜の充血）を認める場合は，テント上病変による片麻痺，あるいはテント下の片側病変による交叉性片麻痺の症状の1つ（顔面神経麻痺）である可能性がある。

5　口　腔

口腔の徴候・症状と病態・疾患を表Ⅳ-7 に示す。

1）臭　気

意識障害を呈する傷病者の呼気臭を嗅いで，特徴的な臭気の有無を確認する。有機リン系殺虫剤やクロルピクリン系殺虫剤，シアン，硫化水素，塩素ガスなどの中毒では，常に二次汚染の危険があることに注意する。化学物質および疾患に特有の臭気を表Ⅳ-8 に示す。ただし，これらの化学物質や疾患が意識障害の原因とは限らないことに注意する。傷病者や家族や関係者からの情報収集も参考にして総合的に判断する。

2）口腔粘膜と口唇周囲，舌の観察

口腔や口唇，舌の乾燥が著しい場合は，脱水の可能性がある。ツルゴールなど皮膚の性状もあわせて確認する。熱中症や高浸透圧性高血糖症候群，下痢では，脱水による意識障害や痙攣を生じる。

表IV-8 化学物質および疾患に特有の臭気

臭気	中毒物質
化学物質に特有の臭気	パラコート除草剤（着臭による），硫化水素，亜硫酸ガス，塩素ガス，エタノール，樟脳，フェノール，クロロホルムなど
ニンニク臭	有機リン，ヒ素，黄リン
アーモンド臭	青酸（シアン）
アセトン臭（フルーツガム臭）	糖尿病ケトアシドーシス，イソプロピルアルコール中毒
ニンニク臭，または腐卵臭	肝性脳症
アンモニア臭	尿毒症

表IV-9 頸部の徴候・症状と病態・疾患

観察部位	方法	徴候・症状	疑われる疾患
頸部	視診	頸部外傷	出血，頸髄損傷，てんかん，痙攣，失神など
		索状痕	縊頸，絞頸・扼頸など
		腫瘤・腫脹・血腫	上気道閉塞，甲状腺疾患など
		頸静脈怒張	心原性ショック，心外閉塞・拘束性ショック（緊張性気胸，心タンポナーデ）など
		頸静脈虚脱	循環血液量減少性ショック，脱水など
		呼吸補助筋の動き	呼吸不全，慢性閉塞性肺疾患（COPD），上気道閉塞，窒息，循環不全など
	触診	項部硬直	髄膜炎，脳炎・脳症，くも膜下出血など
		皮下気腫	胸部外傷，緊張性気胸など
	聴診	頸動脈雑音	脳卒中など

6 頸部

意識障害を呈する傷病者の頸部を視認で観察し（視診），手で触ってみる（触診）。必要に応じて聴診も行う。想定するべき病態は，意識障害の原因となるような頸部外傷と頸部疾患である。頸部からの出血や腫脹，変形，気管の偏位などの有無を確認する。失神や痙攣による転倒も考慮する。家族や関係者からの情報収集も参考にして総合的に判断する。頸部の徴候・症状と病態・疾患を表IV-9に示す。

1）頸部外傷

咽頭・喉頭の粘膜損傷や，甲状軟骨損傷による上気道閉塞では，低酸素血症による意識障害の可能性がある。気道熱傷や塩素ガス中毒，二酸化硫黄（亜硫酸ガス）

中毒，上気道異物，アナフィラキシーショックでは，咽頭・喉頭浮腫や化学損傷，異物による上気道閉塞に注意する。

2）索状痕（索痕）

意識障害を呈する傷病者の頸部に索状物が巻きついていたり，索状痕を認める場合は，縊頸や絞頸を疑う。扼頸では，指頭大・紫赤色の変色斑や表皮剝脱を認める。絞頸では，索状痕より上部は高度にうっ血して，皮膚や眼瞼結膜に溢血斑を生じるが，縊頸ではうっ血や溢血斑を認めない場合が多い。

3）頸部疾患

前頸部に腫大を認める場合は，甲状腺疾患，あるいは頸部腫瘍や感染，出血（血腫）を疑う。甲状腺機能亢進症（バセドー病）では，メルゼブルグ三徴候（眼球突出，頻脈，甲状腺腫大）を伴う意識障害を生じる。甲状腺クリーゼでは過高熱を伴うこともある。頸部腫瘍や感染による腫脹では，上気道閉塞による低酸素血症が意識障害の原因となる。

4）胸部疾患

ショックや肺胞低換気を伴う緊張性気胸では意識障害を生じる。高度の緊張性気胸では，頸部気管が健側へ偏位する。頸部の触診で皮下気腫による握雪感を認める場合がある。

5）項部硬直

髄膜刺激症状を伴う疾患（髄膜炎やくも膜下出血など）で陽性となる。発熱の有無も髄膜炎を疑うための参考になる。

成人髄膜炎の判断に有用な症状（三大徴候）は「発熱，項部硬直，意識障害」である。ただし，この三徴候がすべてそろうとは限らないことに注意する。髄膜刺激症状であるケルニッヒ徴候やブルジンスキー徴候は，軽症～中等症の髄膜炎では出現しにくい。

くも膜下出血では，項部硬直，ケルニッヒ徴候，ブルジンスキー徴候を含む髄膜刺激症状が陽性となるまでに数日を要するため，発症直後にはこれら髄膜刺激症状は出現しにくい。

6）頸静脈怒張

心原性ショックのうち，右心不全や慢性心不全では頸静脈怒張を認める。心タンポナーデや緊張性気胸などの心外閉塞・拘束性ショックでも頸静脈怒張を生じる。肺血栓塞栓症では，胸痛や呼吸困難を伴う頸静脈怒張を生じる場合ある。

頸静脈怒張の原因として急性冠症候群を疑う場合は，胸痛の有無や心電図所見を

あわせて確認する。心タンポナーデを疑う場合は，ベック三徴（心音減弱，頸静脈怒張，低血圧）の有無を観察する。大動脈解離に伴う場合は胸背部痛や血圧の左右差が重要な所見となる。緊張性気胸を疑う場合は，呼吸音の左右差や頸部気管の偏位，皮下気腫の有無を確認する。肺血栓塞栓症を疑う場合は，胸痛や呼吸困難などの所見に加えて，下腿の腫脹や静脈炎の有無，発症の経過が参考になる。胸部外傷に頸静脈怒張を伴う場合は，心タンポナーデや緊張性気胸などの心外閉塞・拘束性ショックを疑う。

7）頸部の聴診

意識障害を呈する傷病者の頸部聴診で頸動脈雑音を聴取する場合は，脳血管障害（脳卒中）を疑う。片麻痺など局所神経症状の有無を確認する。窒息や急性喉頭蓋炎，アナフィラキシーショックなどによる上気道閉塞では，頸部の聴診で吸気時喘鳴（ストライダー）を聴取する。

〔尾方純一〕

IV部　意識障害者に必要な観察

4. 胸背部・腹部・腰部の観察

1　胸背部

　意識障害を呈する傷病者の胸背部を視認で観察し（視診），手で触ってみる（触診）。必要に応じて打診を行う。呼吸音および心音の聴診によって，呼吸・循環動態のより詳細な所見が得られる。想定すべき病態は，意識障害の原因となるような胸背部外傷と，呼吸・循環障害である。呼吸様式の異常や，胸背部の腫脹・変形の有無を確認する。家族や関係者からの情報収集も参考にして総合的に判断する。胸背部の徴候・症状と病態・疾患を表IV-10に示す。

1）手術痕
　ペースメーカーのジェネレーターは鎖骨下に埋め込まれる場合が多いが，腹部付近に埋め込まれている場合もある。わずかに膨隆していることが多く，触診で長径4〜5 cm程度の丸く硬い異物を触れる。肥満者ではわかりにくいこともある。胸骨正中切開の手術痕では心臓手術の可能性がある。肺疾患の手術痕は側胸部の肋間にあるため，正面からは気づきにくい。

2）貼付薬
　狭心症の予防薬として使用される亜硝酸製剤の貼付薬は，前胸部に貼付されていることが多いが，腹部に貼付されていることもある。喘息傷病者では喘息発作予防薬を貼付している場合がある。

3）胸背部の触診
　手掌を広く使って胸壁全体を触診する（図IV-14）。圧痛，異常可動性，皮下気腫などが確認できれば，外傷を疑う。胸郭運動の左右差が軽度の場合は，触診で初めて気づくことがある。胸背部の触診では，体温もあわせて評価する。四肢や顔面は外気温に左右されやすいため，高体温や低体温に気づかない場合が多い。冷感・発汗を認める場合は，循環障害やショック，低血糖を考慮する。

4）胸背部の聴診
　呼吸音の異常を生じる病態では，低酸素血症または高二酸化炭素血症が意識障害の原因となる可能性がある。

表IV-10 胸背部の徴候・症状と病態・疾患

観察部位	方法	徴候・症状	疑われる病態・疾患
胸背部	視診	チェーン・ストークス呼吸	大脳の虚血（心不全，脳卒中，脳圧亢進，低酸素血症など）
		中枢性過換気	橋上部〜中脳下部の障害（橋出血など）
		ビオー呼吸	延髄の障害，炎症（髄膜炎，くも膜下出血など）
		失調性呼吸	呼吸中枢（延髄）の障害
		クスマウル呼吸	高度な代謝性アシドーシス（糖尿病ケトアシドーシス，尿毒症，アスピリン中毒など）
		シーソー呼吸・陥没呼吸	上気道閉塞，窒息など
		胸郭運動の左右差	気胸，緊張性気胸，大量の胸水貯留，血胸など
		胸郭変形	慢性閉塞性肺疾患（COPD：樽状胸郭変形），胸郭形成術後など
		奇異呼吸	胸部外傷，フレイルチェストなど
		起坐呼吸	左心不全，喘息，COPD，肺炎など
		過換気	過換気症候群など
		紅潮	アナフィラキシーショックなど
		手術痕	肺・心疾患，胸部大動脈疾患，乳癌など
		貼付薬	狭心症，喘息など
		ペースメーカー	洞不全症候群，完全房室ブロック，アダムス・ストークス症候群など
		クモ状血管腫	肝機能障害，肝性脳症
		低体温	低体温症
		高体温	感染症，熱中症，悪性症候群，覚醒剤，アスピリン，甲状腺クリーゼ，中枢性過高熱など
		多数の打撲痕・熱傷痕	虐待，暴行など
	触診	皮下気腫	胸部外傷，緊張性気胸など
	打診	鼓音	気胸，緊張性気胸など
		濁音	胸水貯留，血胸など
	聴診	呼吸雑音	閉塞性換気障害（乾性ラ音），拘束性換気障害（捻髪音），肺水腫・心不全（湿性ラ音）
		呼吸音の左右差	気胸，緊張性気胸，胸水貯留，血胸，無気肺など
		心雑音	心不全（Ⅲ，Ⅳ音），僧帽弁閉鎖不全・心室中隔穿孔（収縮期雑音）など

　心音の聴診では，異常心音や雑音の有無を確認する。心不全ではⅢ音やⅣ音を聴取することがある。急性心筋梗塞では，心室中隔穿孔や乳頭筋断裂による僧帽弁閉鎖不全を合併すると収縮期雑音を生じて急激に心不全が悪化する。心タンポナーデでは心音減弱（ベック三徴）を生じる。これら心音の異常は，病態理解のための重要な情報をもたらすが，救急現場において聴取するのは難しい。

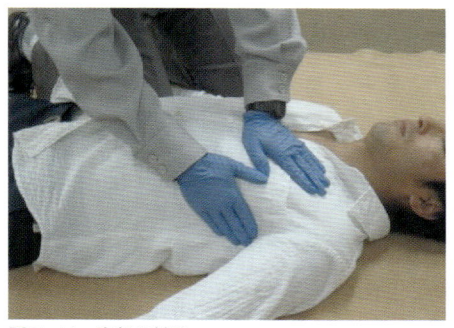

図Ⅳ-14　胸部の触診

2　腹部・腰部

　意識障害を呈する傷病者の腹部を視認で観察し（視診），手で触ってみる（触診）。必要な場合は打診を行う。聴診から消化管のより詳細な所見が得られる。想定すべき病態は，意識障害の原因となるような腹部外傷，腹膜炎などの消化管疾患，出血などの腹部大動脈疾患である。家族や関係者からの情報収集も参考にして総合的に判断する。腹部・腰部の徴候・症状と病態・疾患を表Ⅳ-11 に示す。

1）視　診

　腹部の膨満は，腸閉塞や腹水貯留で生じる。腹腔内出血でも腹部膨満を生じる場合がある。腹部膨満に加えて，黄疸，腹壁静脈の怒張を認める場合は，肝機能障害（肝性脳症）を考慮する。便失禁がある場合は，便の性状を確認する。タール便や血便は消化管出血の所見である。手術痕やストーマ（人工肛門）がある場合は，消化器疾患，腎疾患，婦人科疾患，泌尿器疾患，腹部大動脈疾患の既往がある。腹壁の一部や鼠径部が膨隆している場合は，ヘルニアを考慮する。

2）触　診（図Ⅳ-15）

　意識障害を呈する傷病者では，体性痛や反跳痛，圧痛などの痛みの確認は困難であるが，顔をしかめたり，逃避行動から推測できる場合もある。腹壁の板状硬は深昏睡でなければ確認できる。拍動性の腫瘤を正中に触知する場合は腹部大動脈瘤を疑う。腹部の触診でも体温や発汗の確認をあわせて行う。冷感・発汗を認める場合は，循環障害やショック，低血糖を考慮する。

表Ⅳ-11 腹部・腰部の徴候・症状と病態・疾患

観察部位	方法	徴候・症状	疑われる病態・疾患
腹部	視診	黄疸, 腹壁静脈怒張 膨満 手術痕 ストーマ（人工肛門） 多数の打撲痕・熱傷痕	肝機能障害, 肝性脳症 腸閉塞, 腹水貯溜, 腹腔内出血 消化器疾患, 腎疾患, 婦人科疾患, 泌尿器疾患, 腹部大動脈疾患 消化器系疾患（直腸）, 泌尿器疾患 虐待, 暴行など
	触診	体性痛 反跳痛 腹壁の板状硬 拍動のある腫瘤 腹水貯留	腹膜炎 腹膜炎 腹膜炎 腹部大動脈瘤（破裂） 肝機能障害, 肝性脳症, 慢性心不全
	打診	鼓音 濁音	腸閉塞 腹水貯溜, 腹腔内出血
	聴診	蠕動運動亢進 蠕動運動減弱	腸閉塞 腹膜炎, ショック
腰部	視診	尿失禁 タール便, 血便	失神, 意識障害, 痙攣 消化管出血

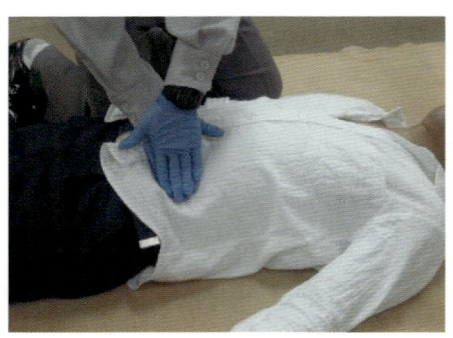

図Ⅳ-15 腹部の触診

3）打診・聴診

腸閉塞では鼓音を，腹水貯溜や腹腔内出血では濁音を呈するので，腹部膨満を認めた場合は打診所見が参考になる。ショックや腹膜炎では蠕動運動が消失するため，循環障害やショックを判断するうえで腹部の聴診所見も参考になる。

〔尾方純一〕

IV部　意識障害者に必要な観察

5. 四肢の観察

　意識障害を呈する傷病者の四肢を視認で観察し（視診），手で触ってみる（触診）。ここで行う四肢の観察は，意識障害の原因となるような病態や疾患の徴候・症状を系統的に確認するために行う。顔面や胸背部，腹部の所見や，家族・関係者からの情報収集も参考にして総合的に判断する。四肢の徴候・症状と病態・疾患を表IV-12に示す。

表IV-12　四肢の徴候・症状と病態・疾患

観察部位	方法	徴候・症状	疑われる病態・疾患
四肢	視診	異常肢位（除皮質硬直・除脳硬直）	頭蓋内圧亢進，脳ヘルニア徴候
		痙攣	てんかん，痙攣，脳疾患，熱中症，中毒，循環器疾患（不整脈）など
		羽ばたき振戦	肝性脳症
		蒼白	ショック，貧血など
		ばち指	慢性呼吸不全，慢性心不全，先天性心疾患など
		注射痕	覚醒剤中毒，糖尿病（インスリン）など
		シャント	慢性腎不全
		発赤	感染症，敗血症など
		下腿背面の発赤・腫脹	深部静脈血栓症（DVT）など
		刺咬傷	アナフィラキシーショック，ハブ・マムシによる咬傷など
		多数の打撲痕・熱傷痕	虐待，暴行など
	触診	冷感・発汗	ショック，低血糖など
		乾燥	脱水，電解質異常，糖尿病（高血糖）など
		脛骨前面の浮腫	心不全，腎不全，肝不全，電解質異常など
		動脈触知不能	ショック，大動脈解離，閉塞性動脈硬化症など
		血圧の左右肢差・上下肢差	大動脈解離，閉塞性動脈硬化症など
		徐脈	アダムス・ストークス症候群，急性心筋梗塞（下壁），クッシング現象など
		頻脈	ショック，高体温，急性心筋梗塞（前壁・側壁）など
	運動	片麻痺	脳卒中，大動脈解離，頭部外傷など
		筋力低下	脳卒中，大動脈解離，脊髄損傷，痙攣後，ギラン-バレー症候群，フグ中毒など
		ケルニッヒ徴候	髄膜炎，脳炎・脳症，くも膜下出血など

1）視　診

　JCS Ⅱ桁以上の意識障害を呈する傷病者に，除皮質肢位（硬直）や除脳肢位（硬直）などの異常肢位を認める場合は，D（神経症状）の異常（脳ヘルニア徴候）として内因性 L＆G を適用する。異常肢位は，刺激した際に出現したり，片側にだけ生じたりする場合もある。

2）多数の打撲痕・熱傷痕

　四肢や体幹（胸背部，腹部），顔面に，多数の打撲痕や熱傷痕を認める場合は，虐待や暴行の可能性が高い。創傷は新旧入り混じるのが特徴で，陳旧性の骨折による四肢の変形や腫脹を認める場合もある。小児における虐待の熱傷痕は，熱源の形状がわかるほど鮮明で，境界鮮明な場合が多い。著しい痩せや，るいそうなどの栄養失調，脱水，不潔な身体などの所見を伴う場合もある。虐待や暴行を疑う状況では，頭部外傷や急性硬膜下血腫による意識障害を考慮する。

3）触　診

　意識障害を呈する傷病者に脳卒中を疑う場合は，上肢のドロップテストを行う。麻痺側の上肢は崩れるように落ちる。顔面を打つこともある。心因性非てんかん発作や解離性昏迷では，上肢が顔面に落ちるのを明らかに避ける。下肢には膝落とし試験（膝立て試験）を行う。踵を固定して両側の膝を立て，膝を支えている手を同時に離すと，麻痺側はただちに外側に倒れて外旋位をとる（図Ⅲ-2）。

4）皮膚ツルゴール（緊張感）

　皮膚ツルゴールとは，皮膚に張り（緊張感）がある状態をいう。脱水ではツルゴールが低下する。傷病者の手背を軽くつまんで，皮膚の戻りを観察する。2秒以内に戻らない場合はツルゴールが低下しており，脱水を疑う。高齢者では判断が難しい場合がある。

〔尾方純一〕

V部　シナリオ

1. PCECコースの指針

　プレホスピタルにおいて，急性意識障害は発生頻度が高く，その原因は脳疾患や代謝性疾患などきわめて多岐にわたる。それゆえ，意識障害を呈する傷病者に対する救急活動の現場では，しばしば原因の推定が困難な場面に直面する。

　そのようななか，救急隊員はこれら意識障害を呈する傷病者を手際よく観察し，病態を正しく判断し，適切な応急処置を行いながら，重症度および緊急度をふまえ，1人でも多くの"防ぎ得た死亡と後遺症"（preventable mortality & morbidity）の減少を目標に適切な医療機関への橋渡しを行う重要な役割を担っている。

　このような状況のなか，救急隊員の現場活動を効率的にかつ効果的に行う目的でPCEC（Prehospital Coma Evaluation & Care）が作成された。

1　PCECコースの概要

1）目　的
　主に救急隊員が，病院前医療活動において，意識障害を呈する傷病者を適切に観察，判断，処置を行い，適切な医療機関へ速やかに搬送するための知識および技術，ならびに現場能力を身につける。

2）内容と方法
　急性意識障害全般にわたる講義と実技を行う。そのための①〜⑫の内容領域における一般目標を以下に明示する。

①意識障害をきたす各種病態と代表的疾患を理解する（講義）。
②状況評価を習得する（Step 1）。
③呼吸・循環に関する初期評価を習得する（Step 2）。
④中枢神経系に関する初期評価を習得する（Step 2）。
⑤急性意識障害をきたした傷病者に対する情報収集に必要な知識，技能を習得する（Step 3）。
⑥特定行為候補の判断と内因性L＆G適応の判断を習得する（Step 4）。
⑦全身観察を習得する（Step 5a）。
⑧PCECにかかる特定行為を習得する（Step 6）。
⑨適切な医療機関の選定の基本を習得する（Step 6）。
⑩傷病者の情報提供（ファーストコール）を的確に行う技術を習得する（Step 6）。
⑪車内活動の手技について，基本的な観察方法を習得する（Step 7）。

表V-1 (参考) 意識障害をきたす各種病態と代表的疾患

一次性脳障害（原発性脳障害）：頭蓋内に病変がある場合	
内因性	・脳血管障害 　　出血性：脳出血，くも膜下出血 　　閉塞性：脳梗塞（脳血栓，脳塞栓）一過性脳虚血発作 ・脳腫瘍：原発性/転移性脳腫瘍 ・感染（炎症性）：髄膜炎，脳炎，脳膿瘍 ・てんかん ・精神疾患：緊張性分裂病，ヒステリー
外因性（外傷）	頭部外傷
二次性脳障害（続発性脳障害）：頭蓋外に原因がある場合	
内因性	・循環障害：各種ショック，不整脈，アダムス-ストークス症候群 ・低酸素血症：急性/慢性呼吸不全 ・エネルギー源（グルコース）の減少：糖尿病性低血糖発作 ・異常体温：悪性症候群 ・電解質の異常：低/高ナトリウム血症 ・神経細胞の活動抑制 　代謝性：糖尿病昏睡，肝性昏睡，内分泌疾患，各種ビタミン欠乏症， 　　　　　CO_2ナルコーシス 　全身感染症：重症敗血症
外因性	
非外傷性	・神経細胞の活動抑制 　薬物：アルコール，薬物中毒（睡眠薬，向精神薬，麻薬，覚醒剤） 　毒物：農薬（有機リン），工業薬品（シアン），一酸化炭素中毒 ・体温異常：偶発性低体温症，熱中症，熱射病 ・循環障害：脱水症
外傷性	・低酸素血症：窒息 ・循環障害：神経原性ショック（脊髄損傷），出血性ショック

一般目標①（講義）

意識障害をきたす各種病態と代表的疾患（表V-1）を理解する。

【行動目標】

1. 一次性，二次性脳障害の原因疾患を述べることができ，両者の比較ができる。
2. 一次性，二次性脳障害の一般的な症状と病態から原因疾患を推測できる。
3. 専門職の役割について理解し，地域の医療について述べることができる。

一般目標②(Step 1)

状況評価を習得する。

【行動目標】
1. 通報者(バイスタンダー)から情報収集することができる。また,ハイリスク意識障害が疑われる通報内容について述べることができる。
2. 感染に対する防御の項目を述べることができる。
3. 携行資器材を列挙することができる。
4. 傷病者接触前の現場確認項目を述べることができる。

一般目標③(Step 2)

呼吸・循環に関する初期評価を習得する。

【行動目標】
1. 第一印象の重症感を認識することができる。
2. バイタルサインをとることができる。
3. 意識レベルが評価できる(JCS桁数)。
4. 気道の評価と管理ができる。
5. 呼吸の評価と管理ができる。
6. 循環の評価と管理ができる。
7. 内因性 L&G を正しく判断できる。
8. 心肺機能停止,気道確保が困難な場合に,ただちに緊急処置を行い,搬送することができる。

一般目標④(Step 2)

中枢神経系に関する初期評価を習得する。

【行動目標】
1. JCS(GCS)を用いた意識レベルの評価ができる。
2. ドロップテストなどを用いて,片麻痺の評価ができる。
3. 瞳孔の観察と評価ができる。

一般目標⑤(Step 3)

急性意識障害をきたした傷病者に対する情報収集に必要な知識,技能を習得する。

【行動目標】
1. BAGMASK について述べることができる。
2. BAGMASKに従って問診や情報収集を行い,評価に必要な事項を聴取できる。
3. 収集した情報を整理することができる。

一般目標⑥（Step 4）
特定行為候補の判断と内因性 L & G 適応の判断を習得する。
【行動目標】
1. 増悪するショックを疑う判断ができる。
2. 低血糖発作を疑う判断ができる。
3. 内因性 L & G の判断ができる
4. 脳卒中を疑う判断ができる。
5. 非内因性 L & G の判断ができる。

一般目標⑦（Step 5a）
全身観察を習得する。
【行動目標】
1. 頭部から足先まで系統立てた観察ができ，病態を推定できる。

一般目標⑧（Step 6）
PCEC にかかる特定行為を習得する。
【行動目標】
1. 特定行為の適用を理解している。
2. プロトコールに従って，特定行為を実施できる。

一般目標⑨（Step 6）
適切な医療機関の選定の基本を習得する。
【行動目標】
1. 地域の状況と傷病者の状態に応じた医療機関の選定ができる。

一般目標⑩（Step 6）
傷病者の情報提供（ファーストコール）を的確に行う技術を習得する。
【行動目標】
1. MIST について述べることができる。
2. MIST に従って傷病者の情報を理解できる。
3. MIST を用いて傷病者の情報を的確に伝えることができる。

一般目標⑪（Step 7）

車内活動の手技について，基本的な観察方法を習得する。

【行動目標】

1. 車内収容直後の対応ができる。
2. 継続観察の概要を説明できる。
3. 得られた情報をもとに継続観察を実施できる。
4. 行った処置について評価することができる。
5. 容態変化時に緊急処置を要する徴候を迅速に同定し，処置ができる。
6. セカンドコールで追加情報を適切に収容医療機関へ伝えることができる。

〔PCEC 委員会〕

Ⓜemo　教育学用語紹介・解説①

●一般目標（GIO）

　学習終了時に期待される成果を示したものを一般目標（GIO）という。1つのGIOを達成したことを示すために，学習者は何ができるかが複数の行動目標（SBOs）として示される。GIOは，現実に即し，理解可能で，かつ達成可能なものでなければならない。学習者が主語で書かれ，①ニーズを示す「～のために」という語句を入れておくと理解しやすく，②次のフレーズで認知・情意・精神運動の3領域を含むことを示し，③「理解する」とか「修得する」といった複雑な概念をもつ動詞を用いて締め括るとよいとされる[1]。

●行動目標（SBO）

　一般目標へ到達するために，学習者が具体的にどのようなことをできるようになればよいのかを示したもの。書き方の原則は，①学習者を主語とする，②動詞を含む文章，③観察可能な行動を具体的に表すような動詞を用いる，④一般目標と関連している，⑤学習者の到達すべきレベルが示されている，⑥認知・精神運動・情意の各領域は区別して記述する，となっている[1]。

【文献】

1) 日本医学教育学会医学医療教育用語辞典編集委員会：医学医療教育用語辞典，照林社，東京，2003.

V部　シナリオ

2. PCEC コースデザイン

　意識障害を呈する傷病者に対し，適切な医療機関において早期に必要な治療が受けられるように，病院前医療において原因となる病態を推定し，効率的な活動を行うための症状の観察，判断，処置，医療機関の選定および情報提供が的確に行える知識，技術を身につける。

1　カリキュラム

　日本臨床救急医学会の教育研修委員会は，特有のプロバイダー・インストラクターシステムを考えていないため，地域の実情に応じて内容やコースカリキュラムの変更した展開を容認する。したがって，本ガイドブックが示すのは1例であり，コース開催責任医師が自由にコースデザインを変更することを容認するものである。

1）具体的な内容
　総論・各論，PCEC の概要を座学形式で学ぶ。

(1) 意識障害の評価と実習
　スモールグループで提示された意識障害傷病者を演じる練習。
　2名一組でそれぞれ提示された意識のレベルを1人が演じ，他が評価する。

(2) 実技実習
　進行：3名一組の実際の救急隊に準じて，指導員のもと，受講生1（リーダ；隊長役），受講生2（コーチ；プレゼンター），受講生3（模擬傷病者）にてグループを作り，シナリオに沿って実習を行う（図V-1）。

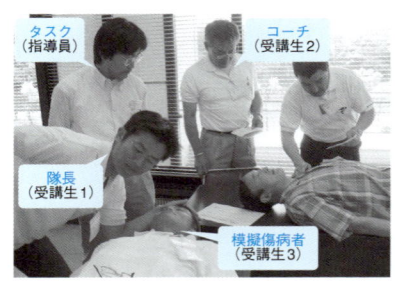

受講生1：リーダ（隊長），受講生2：コーチ（プレゼンター），受講生3：模擬傷病者，タスク（指導員）
図V-1　受講生とタスクの役割分担

2) シナリオシミュレーションにおけるプログラム例（表V-2）

さらに，本ガイドブック第Ⅵ部（p.132～）では，意識障害のシナリオシミュレー

表V-2 コースデザインの例：(A)～(D)は受講生のグループを示す

①ローテーション方式（3時間30分）

時間	グループ1	グループ2	グループ3	グループ4
15分	イントロダクション総論・各論			
30分	意識障害の評価と意識障害傷病者の模擬傷病者演習			
30分	シナリオ1 (A)	シナリオ2 (B)	シナリオ3 (C)	シナリオ4 (D)
10分	休憩			
30分	(B)	(A)	(D)	(C)
10分	休憩			
30分	(C)	(D)	(A)	(B)
10分	休憩			
30分	(D)	(C)	(B)	(A)
15分	まとめ			

②直列方式（3時間30分）

時間	
15分	イントロダクション総論・各論
30分	意識障害の評価と意識障害傷病者の模擬傷病者演習
30分	基本シナリオ1 (A)～(D)
10分	休憩
30分	基本シナリオ2 (A)～(D)
10分	休憩
30分	基本シナリオ3 (A)～(D)
10分	休憩
30分	基本シナリオ4 (A)～(D)
15分	まとめ

③PCEC & PSLS コース（3時間50分 ※休憩30分を加え4時間20分）

時間	
30分	PCEC/PSLS講義
5分	CPSS/その他
15分	2名一組で実習する（リーダー・傷病者役）
5分	全身詳細観察デモ
15分	2名一組で実習する（リーダー・傷病者役）
5分	PCEC/PSLS デモ-Step 1, 2, 3, 4
30分	4名一組で Step 1, 2, 3, 4（リーダー・傷病者役・コーチ・見取り）
5分	PCEC/PSLS デモ-Step 5, 6
30分	4名一組で Step 5, 6（リーダー・傷病者役・コーチ・見取り）
	シナリオトレーニング
15分	#1 PCEC シナリオ（受講者 A がリーダー）
15分	#2 PCEC シナリオ（受講者 B がリーダー）
15分	#3 PCEC シナリオ（受講者 C がリーダー）
15分	#4 PCEC シナリオ（受講者 D がリーダー）
30分	まとめ

ションにおいて，基本的に重要と思われる 18 のケースシナリオが PCEC/PSLS のアルゴリズムに沿って作成・掲載されている。

2　PCEC コース開催報告

PCEC コース開催時は，PSLS コース開催の報告と同様にファックスで学会事務局まで連絡をお願いしたい。

あて先　FAX：03-3380-8627　日本臨床救急医学会事務局

```
日　時：平成　　年　　月　　日　　時　　分　～　　　時　　分
会　場：　　　　　　　　　　　　　開催主体：
代表者名：　　　　　　　　　　　　代表者の所属：
地域メディカルコントロール協議会の関与：　あり　・　なし
　→「あり」の場合，その名称：
参加人数：　　（講師数　　名，受講者数　　名，その他　　名，計　　名）
```

3　おわりに

今後，各地域においてコース開催が行われると思われるが，ここに提示した例に固執する必要はなく，より合理的なコース設計を考えることが望まれる。

大切なことは，コースを受講することが目的ではなく，コースで習得した知識や技術をもとに，個人またはチームとして日々におけるトレーニングや学習を繰り返すこと，また実際の救急活動に対しての検討などを継続的に行い，現場活動能力の資質向上に努めることである。

〔PCEC 委員会〕

V部 シナリオ

3. 急性意識障害のシナリオシミュレーション

1 トレーニングシナリオの意義

　トレーニングシナリオは体験型学習を通して学習目標を達成するための重要な骨格となる。したがって，シナリオには学習目標に掲げた項目がきちんと盛り込まれ，さらにそれを評価するための評価表とセットで作成される必要がある。また，救急救命士の特定行為が新たに導入されるごとに現場における対応は複雑化する。この複雑化する現場対応において円滑な活動を維持するためには，シナリオに基づいたシミュレーショントレーニングによる事前学習が欠かせない。本ガイドブックでは，急性意識障害に対する標準的な病院前医療習得への利用を目的として，トレーニングシナリオを掲載している。

2 ケースマップ（CM）

　本ガイドブックでは，トレーニングシナリオを掲載するにあたり，ISLS，ACEC，PSLS の各ガイドブックに準じてケースマップ（CM）を用いた。CM は表形式でトレーニングシナリオを示している。病院前または院内の医療活動において必要な行動を単語または短いフレーズで表現してエレメントとし，これらのエレメントが，活動項目を縦軸に，行うステップを横軸にして作成された表の中に配置される形でシナリオが形成されている。CM の特徴として，①シナリオ全体を俯瞰できる，②表形式のためシナリオの部分的な展開が容易である，③エレメントを適宜変更することで受講生に合わせてシナリオの内容や難易度を変えることができる，④シナリオを直接評価表に用いることができる，などがある。

　p. 132 からの第Ⅵ部において，意識障害の原因となる代表的な疾患の各論とともに，それぞれの疾患に対応した CM を掲載している。また，右記の QR コードからは同様の CM が web 上で閲覧できる。ぜひ，あわせてご利用いただきたい。

3 トレーニングの進め方

　シナリオを用いたトレーニングの進め方にはいくつかの方法があるが，本ガイドブックでは，以下に示す初心者向けの「復唱・誘導方式」と「観察・判断方式」2通りの方法を採用している。受講者は提示された模擬傷病者を観察または評価する一方で，処置を実施または指示し，その活動全般について評価を受ける。

1）復唱・誘導方式

　PSLSコースでも行われている初心者向けのスタイルである。1グループ3名（隊長：リーダー，コーチ：プレゼンター，模擬傷病者役）がグループ担当の指導員（タスク）の指導のもとに行われる。隊長役の学習者はコーチ（プレゼンター）が読み上げた文言を復唱し，その内容に合わせて行動する。

2）観察・判断方式

　シナリオを用いたトレーニング本来の方法である。実際に模擬傷病者が意識障害を含めた症候を演じ，模擬患者による表現が困難な項目についてはコーチが情報を付与する。学習者は隊長役として模擬傷病者を観察し，得られた所見やコーチが付与した情報から病態の評価を行い，処置を実施または指示する。学習者には病態に応じた適切な判断と対応が求められる。

　※参考：PCEC & PSLS チェックシート（図V-2）

〔PCEC委員会〕

Memo　教育学用語紹介・解説②：タキソノミー

　教育学におけるタキソノミー（taxonomy）とは学習（教授）目標の分類学のこと。学習目標を分類することで，①評価方法：目標を達成したか否かの評価方法，②学習方法：目標を効果的に達成するために適した方法，③学習目標の役割：学習目標が担当する役割と不足している要素，などが明らかとなる。代表的なブルームの分類では教育の目標とする領域が大きく，認知・情意・精神運動（あたま・こころ・からだに対応）の3つに分けられ，KSA（knowledge, skill, attitude）と略されることもある。ブルームの分類は当初の目的から発展して教育内容を体系化し，学習者の到達度評価と学習支援にも有効であることがわかり，事実上学習目標分類の世界標準となっている[1]。

【文献】
1) 熊本大学大学院教育システム学専攻：学習目標の分類学と適性処遇交互作用.
　http://www.gsis.kumamoto-u.ac.jp/opencourses/pf/2Block/04/index.html

25項目のチェックリスト

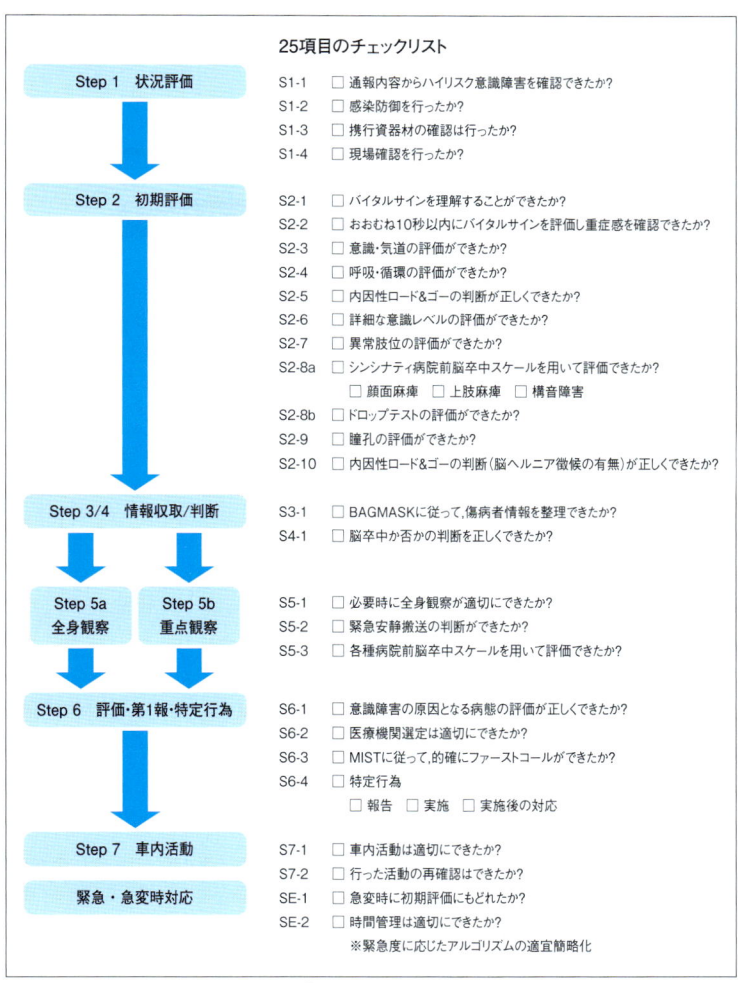

Step 1 状況評価	S1-1	□ 通報内容からハイリスク意識障害を確認できたか？
	S1-2	□ 感染防御を行ったか？
	S1-3	□ 携行資器材の確認は行ったか？
	S1-4	□ 現場確認を行ったか？
Step 2 初期評価	S2-1	□ バイタルサインを理解することができたか？
	S2-2	□ おおむね10秒以内にバイタルサインを評価し重症感を確認できたか？
	S2-3	□ 意識・気道の評価ができたか？
	S2-4	□ 呼吸・循環の評価ができたか？
	S2-5	□ 内因性ロード&ゴーの判断が正しくできたか？
	S2-6	□ 詳細な意識レベルの評価ができたか？
	S2-7	□ 異常肢位の評価ができたか？
	S2-8a	□ シンシナティ病院前脳卒中スケールを用いて評価できたか？ □ 顔面麻痺　□ 上肢麻痺　□ 構音障害
	S2-8b	□ ドロップテストの評価ができたか？
	S2-9	□ 瞳孔の評価ができたか？
	S2-10	□ 内因性ロード&ゴーの判断（脳ヘルニア徴候の有無）が正しくできたか？
Step 3/4 情報収取/判断	S3-1	□ BAGMASKに従って，傷病者情報を整理できたか？
	S4-1	□ 脳卒中か否かの判断を正しくできたか？
Step 5a 全身観察 / Step 5b 重点観察	S5-1	□ 必要時に全身観察が適切にできたか？
	S5-2	□ 緊急安静搬送の判断ができたか？
	S5-3	□ 各種病院前脳卒中スケールを用いて評価できたか？
Step 6 評価・第1報・特定行為	S6-1	□ 意識障害の原因となる病態の評価が正しくできたか？
	S6-2	□ 医療機関選定は適切にできたか？
	S6-3	□ MISTに従って,的確にファーストコールができたか？
	S6-4	□ 特定行為 □ 報告　□ 実施　□ 実施後の対応
Step 7 車内活動	S7-1	□ 車内活動は適切にできたか？
	S7-2	□ 行った活動の再確認はできたか？
緊急・急変時対応	SE-1	□ 急変時に初期評価にもどれたか？
	SE-2	□ 時間管理は適切にできたか？ ※緊急度に応じたアルゴリズムの適宜簡略化

図V-2　PCEC/PSLSトレーニングにおける実技評価のチェックリスト例

3．急性意識障害のシナリオシミュレーション

[インスリン]
低血糖・高血糖

血糖異常と聞いたらこれだけは忘れない！

・意識障害を呈する傷病者では常に血糖異常を疑う。
・糖尿病の既往がなくても血糖異常を疑う。
・血糖異常には糖尿病や糖尿病治療薬に加えて，感染や虚血など重篤な疾患が関与していることがある。

1　現場活動のポイント

Step 1：状況評価

以下のものは大きな情報となる。
・持ち物：インスリンや内服薬，おくすり手帳，自己血糖測定器，自己管理ノート，糖尿病カード，ブドウ糖
・インスリン注射痕（腹壁，上腕外側，殿部，大腿外側）

Step 2：初期評価

気道・呼吸・循環・神経症状を確認し，内因性ロード&ゴー（L&G）と判断したら，緊急処置を行い，適切な医療機関へ早期搬送を心がける。

Step 3：情報収集

血糖異常による意識障害が疑われる傷病者に対して，以下の点に留意しながら情報収集を行う。

①ブドウ糖投与プロトコールの適応外か：激しい頭痛（脳血管疾患），胸背部痛（大動脈解離や急性心筋梗塞），外傷，吐下血，アナフィラキシー，脱水（ショック）を認める場合，血糖測定の必要性は低い。

②血糖異常の根拠はあるか：低血糖・高血糖の特徴を表Ⅵ-1に示す（BAGMASK）。疾患を理解したうえで問診を行うと，現場滞在時間の短縮や医療機関での診療の大きな助けになる。

表Ⅵ-1　BAGMASK に沿った情報収集

疾患名	低血糖	糖尿病ケトアシドーシス	高浸透圧高血糖症候群
病態【B】	血液中の糖が不足	急性のインスリン不足 脱水 インスリン拮抗ホルモン↑	非常に高い血糖 脱水
病歴【B】【A】【K】	1型に多い 2型でも起こる インスリン，SU薬， インスリン分泌促進薬	1型に多い 若年に多い 　約20％は糖尿病未診断 　初発症状のこともある	2型に多い 高齢者に多い
誘因【G】【M】	食事（時間が遅い，量が少ない） 運動（空腹時，量が多い） アルコール摂取，入浴 シックデイ，腎機能障害	インスリン中断 感染 併存疾患 （心筋梗塞，脳卒中，外傷，甲状腺機能亢進症など）	感染 脱水 脳卒中，心筋梗塞 薬剤（ステロイド，利尿薬）
症状【S】	交感神経症状 　動悸，発汗，手の震え 中枢神経症状 　異常行動，生あくび， 　集中力↓ 　意識障害，痙攣，麻痺	脱水に伴う症状 　嘔吐，腹痛，脱力，倦怠感， 　意識障害，痙攣 併存疾患に伴う症状 　胸痛，腹痛，咳，麻痺など	
聴取すべきこと【G】【M】【K】	最後の食事の時間と量 最後の薬の時間と種類，最近の服薬状況		
持参するもの	薬，おくすり手帳，自己血糖測定器，自己管理ノート		
バイタル	誘因に左右される	血圧低下，脈拍増加 頻呼吸，クスマウル大呼吸 感染あれば発熱	血圧低下， 脈拍増加 感染あれば発熱
血糖値（mg/dL）	70 未満	300～1,000	600～1,500
処置	気道・呼吸・循環の確保 ブドウ糖投与（経口・経静脈的）	気道・呼吸・循環の確保	

B：病気・病歴，A：アレルギー，G：時間，M：最終食事，A：ADL，S：主訴，K：薬
SU薬：スルホニル尿素薬

Step 4：判　断

輸液プロトコール適応外で JCS≧10, くも膜下出血や大動脈解離の可能性が低いと判断したら，血糖測定・ブドウ糖投与プロトコールに進むか判断する．糖尿病の既往や血糖異常の原因が確認できなくても，血糖測定の適応外の理由とはならない．血糖値の確認は内因性意識障害の判断で重要な手順の1つである．次に，血糖 50 mg/dl 未満の場合に，引き続きブドウ糖投与を行うか，搬送を優先するか考えて

（い）インスリン：低血糖・高血糖

おく。

Step 5：全身観察
表Ⅵ-1 を参考に観察を行った後，家族が血糖測定できる場合は家族に血糖測定を依頼，家族ができない場合は了解を得て，救急救命士が血糖を測定する。

Step 6：評価・ファーストコール・特定行為
状況評価・初期観察・問診・全身観察から得られた症状を総合的に評価して病態を判断し，医療機関の選定，情報提供を効果的に行う。
(1) 評　価
医療機関への連絡では「低/高血糖です。血糖値は○○です」と述べ，収容依頼または低血糖に対するブドウ糖投与の指示要請を行う。
(2) ファーストコール
・年齢/性別
・MIST
　M（Mechanism）：原因
　I（Impaired）：症状
　S（Sign）：バイタルサイン，血糖値
　T（Treatment/time）
糖尿病の既往や治療内容，最近の様子（シックデイや警告症状の有無）などの情報がそろっていると，医療機関での診療は大変スムーズになる。

Step 7：車内活動
傷病者の状態変化に注意する。ブドウ糖投与例で，意識レベルが再度低下する場合，医療機関到着までに長い時間を要する場合は，MC 医師の指示のもと血糖を再測定する。

2　少し詳しい知識として

1）糖尿病以外の低血糖の原因
①インスリンが増える/分泌のタイミングが合わない：薬剤性（薬の種類や量を間違える），インスリノーマ，ダンピング症候群，悪性腫瘍
②血糖低下を抑制する機能の低下：アルコール多飲，肝不全，副腎不全，下垂体機能不全

2）低血糖の対処の方法
(1) 意識がある場合
　低血糖時にはブドウ糖 10 g を内服させ，15 分後に改善がなければさらに 10 g 追加する。ブドウ糖がなければ砂糖（ショ糖）でもよいが，ブドウ糖よりも時間がかかる。とくに，α グルコシダーゼ阻害薬にはショ糖は効かず，必ずブドウ糖を内服させる。ブドウ糖がなければ，ブドウ糖を含むジュースを飲ませるのもよい。

(2) 意識レベルが低下している場合
　経静脈的にブドウ糖を投与するのが最善である。ブドウ糖を歯肉に塗りつける方法は，窒息の可能性があるので注意する。グルカゴン（インスリン拮抗ホルモン）の筋肉注射も一時的ではあるが有効である。

3）シックデイ
　糖尿病患者が発熱，下痢，嘔吐などのため食事ができない状況のこと。身体がストレスにさらされているため，インスリン拮抗ホルモン（アドレナリン，ノルアドレナリンなど）の分泌亢進などが原因となって，普段よりも高血糖になりやすい。その一方，嘔吐や食思不振により摂取エネルギーが減り，低血糖になる可能性もある。頻繁に血糖を測定してインスリンの種類と量を調整する，あるいは食事量などに応じて内服薬を減らす必要がある。

4）劇症 1 型糖尿病
　1 型糖尿病のなかに，劇症 1 型糖尿病といわれるタイプのものがあり，新規発症 1 型糖尿病の約 10〜20％を占めるといわれている。風邪のような症状に続いて，口渇・多飲・多尿など糖尿病らしい症状が出現して，そのわずか数日後にケトーシス，ケトアシドーシスに陥る。膵 β 細胞が急激にほぼすべて破壊されてしまう疾患で，治療が遅れれば死亡することもある。中高年にも多く，HbA1c はあまり高くない。

5）清涼飲料水ケトーシス（ペットボトル症候群，ソフトドリンク症候群）
　清涼飲料水にはショ糖などの糖分が大量に含まれているため，カロリーから想像されるよりも急激に血糖値が上がりやすい。また，高血糖により口渇をきたし，ジュースを飲んで血糖値が上がる→口渇が出現する→さらにジュースを飲む→さらに血糖値が上がる，という悪循環に陥りやすい。一時的にインスリン依存状態に陥り，ケトーシス，ケトアシドーシスになる。肥満のある若い男性に起こりやすく，糖尿病を指摘されていないことも少なくない。

〔南　　　和〕
〔シナリオ作成：東京消防庁，安心院康彦〕

3 「低血糖・高血糖」のケースシナリオ

●シナリオ：ブドウ糖投与プロトコール，PCEC（内因性L＆G）
72歳，男性。昨日から食思不振が続き，朝食中に反応が低下したため，妻が救急要請した。

●一般目標
低血糖による急性意識障害が疑われる傷病者に対して，適切な病院前医療を行う。

●行動目標項目（それぞれp.125 Memoを参考に文章化）
Step 1：状況評価
　（1）ハイリスク意識障害を考慮
Step 2：初期評価
　（1）気道の評価と管理：用手またはエアウエイを用いた気道確保
　（2）呼吸の評価と管理：誤嚥などの異常の有無，酸素投与
　（3）循環の評価
　（4）中枢神経の評価
　（5）内因性L＆Gの宣言
Step 3：情報収集
　（1）BAGMASKに沿った迅速な情報収集　（2）糖尿病の治療内容
Step 4：判　断
　（1）低血糖昏睡疑い　（2）ブドウ糖投与プロトール
Step 5：全身観察
　（1）低血糖症状の確認：交感神経症状，中枢神経症状
　（2）血糖値測定と評価
Step 6：評価・ファーストコール・特定行為
　（1）ブドウ糖投与プロトコール適応の判断
　（2）ブドウ糖投与プロトコールの実施　（3）適切な医療機関の選定など
Step 7：車内活動
　（1）バイタルサインの再評価　（2）意識レベルなど神経症状の再評価
　（3）血糖値再検

●病態判断のポイント
低血糖による症状として以下に分けられる。

【交感神経神経症状】
交感神経亢進による顔面蒼白，発汗，頻脈，動悸，不安感などを生じる。ショックとの判断を行う。

【中枢神経症状】
時間経過により種々のレベルの急性意識障害をきたす。昏睡となるのが一般的であるが，失語や片麻痺といった脳卒中を疑わせる症候を呈することがある。詳細な原因はわかっていない。

●入院後の経過
救急外来にて血糖測定を行いBS 142 mg/dlであったため，ブドウ糖溶液の投与は行わなかった。問診，血液検査および尿検査を行い，経過観察となった。その結果，インスリン注射の過剰投与が原因による低血糖昏睡と診断され，独歩退院となった。

＜最終診断＞
低血糖性昏睡

Case 1 い		Step pre 1 覚知	Step 1 状況評価	Step 2 初期評価			Step 3/Step 4 情報収集・判断	Step 5 全身観察	Step 6 評価・第1報・特定行為	Step 7 車内活動
				気道と意識	呼吸/循環	神経症候				
時刻		7:10	7:25							7:45
バイタルサイン/モニター	RR			(24)				24		24
	SpO₂			(95)				97		98
	PR/HR			(102)				102		96
	BP			(122/78)				118/74		120/76
	BT									
観察			居室内安全 自宅1階居室 内ソファーート に仰臥位	舌根沈下 JCSⅢ桁	速く浅い 弱く速い	JCS 300 GCS 111 瞳孔R 3P/L 3P ドロップテスト 陰性		皮膚湿潤 嘔吐なし 明らかな外傷なし 痙攣なし ドロップテスト 陰性		JCS 10 GCS 356 瞳孔R 3P/L 3P
処置	継続			内因性L & G					静脈路確保：乳酸リンゲル液 40 ml/hr 50%ブドウ糖溶液 40 ml iv	下顎挙上解除 (BS 142 mg/dl)
	単回			下顎挙上	高濃度酸素	→				
情報	収集	通報内容 家族より。[72 歳の夫が自か ら食欲不振、明 食中に意識障害 があり、救急要 請]	妻より ハイリスク息 意識障害				B：既往症はDM。 インスリン注射 処方中 A：なし G：7時，DM あり M：7時（少量） S：自立 S：意識障害 K：インスリン	BS 38 mg/dl	<病態・状況の評価> 低血糖性昏睡疑い 内因性L & G	
	伝達	携行資器材確認					<判断> 低血糖性昏睡疑い 内因性L & G 脳卒中、痙攣後 などの判断		<第1報/指示要請> MIST 静脈路確保とブドウ糖液投与 搬送先選定 搬送時間10分 要待き送い	M：居室内で意識消失 I：昏睡、低血糖 S：観察結果のとおり T：高濃度酸素投与 発症時刻 7時頃 予想到着時刻 7時55分	<第2報> ブドウ糖液投与 完了	<第3報> 投与2分後 意識回復 麻痺なし バイタルサイン 安定 内因性L & G解除

いしきにしょうがいなる。ほ・と・ず・い・た・め・し・て・さん・で

（い）インスリン：低血糖・高血糖

し [ショック]
ショック

VI部　意識障害の原因となる代表的疾患の各論とケースシナリオ

ショックと聞いたらこれだけは忘れない!!

- ショックは初期評価で把握する。
- 状況評価，初期評価，情報収集，全身詳細観察を通じて，ショックの病態分類，原因の把握を行う。
- 次に，特定行為である「心肺機能停止前の重度傷病者に対する静脈路確保及び輸液」の要否を判断する。
- 早期搬送に配慮する。

1　現場活動のポイント

Step 1：状況評価

傷病者の周囲に血液を認め，外傷を疑う状況であれば，循環血液量減少性ショックを念頭におく。外傷を疑う状況でなければ，吐・下血などが疑われる。吐血であれば，食道静脈瘤破裂などの上部消化管出血による循環血液量減少性ショックを想定する。

Step 2：初期評価

循環の評価のなかで，ショックの有無を判断する。橈骨動脈や頸動脈で脈拍数，リズムを評価し，脈拍の強さによりおよその血圧を推定する。顔面や四肢の皮膚の色調をみて蒼白の有無を確認する。皮膚を触って，冷たさの有無，汗による湿潤の有無を確認する。これらにより，ショックの有無と程度が推定できる。

意識障害もショックの徴候の1つである。脳血流の循環不全により意識障害が生じる。ショックを原因として意識障害が生じた場合，その傷病者の平均血圧の目安は 60〜70 mmHg 以下となる。

Step 3：情報収集

ショックそのものの判断は情報収集（問診）によらない。初期評価において判断する。情報収集は，ショックの病態分類，原因を把握するうえで有用となる。

短時間の経過で発生した急性のショックであれば，ショックに先立って何らかの

イベント（誘因）が生じていることが多い。情報収集では，そのイベントを把握したい。

【BAGMASK】

B（病気・病歴）
- 突然の胸痛の後にショックに陥った場合には，心筋梗塞（心原性ショック），肺血栓塞栓症（閉塞性ショック），急性大動脈解離（心外閉塞・拘束性ショック，循環血液量減少性ショック）などを疑う。これらの疾患には，狭心症，高血圧，喫煙歴などのリスク要因がそれぞれ知られている。
- 吐血後のショックで，既往に肝硬変があれば，食道静脈瘤破裂による循環血液量減少性ショックを疑う。下血であれば，大腸憩室炎からの出血などの可能性が高いであろう。出血の原因や増悪に関与する抗血小板薬や抗凝固薬の内服についても確認するとよい。
- アレルゲンとして知られる食物を摂取した後のショックであれば，アナフィラキシーショックを疑う。また，高熱が続くなど感染症を疑う情報があれば敗血症性ショックの可能性についても考える。
- 傷病者の体位からも，ある程度，推測が可能である。循環血液量減少性ショックやアナフィラキシーショックなどでは，傷病者は，心臓の前負荷を増加させる仰臥位をとる傾向がある。心原性ショック（左心不全）では，前負荷を軽減させるために起坐位をとる傾向がある。

A（アレルギー）
- アレルギーやアナフィラキシーの既往の有無（既往がある場合は，エピペン®の処方や所持の有無も）は，とくにアナフィラキシーショックを疑う場合に重要となる。

G（時間），M（最終食事摂取時間）
- アナフィラキシーショックでは，通常，誘因となる物質への曝露から症候出現までに多くの場合，数分〜30分程度であるが，時に曝露から2時間以上経て発症する場合もある。

A（ADL），S（主訴）

K（薬）
- 高圧薬，利尿薬，抗精神薬など。

Step 4：判　断

はじめに輸液プロトコールの候補になるかを判断する。候補になれば，以下同プロトコールを念頭に活動する。候補とならなくてもショックであれば内因性L&Gの適応となる。

Step 5：全身観察

ショックであることにより生じる症候と，ショックの原因となる傷病に由来する症候を観察する。ここではショックであることにより生じる主な症候を示す。

(1) 頭・頸・顔面部
・顔面蒼白　・湿潤（発汗）　・衰弱

(2) 胸・腹部
・頻呼吸，呼吸促迫　・皮膚の湿潤（発汗）　・皮膚の冷たさ

(3) 四　肢
・蒼白　・皮膚の湿潤（発汗）　・皮膚の冷たさ

(4) 各種モニターからの情報
・頻拍　・血圧の低下　・脈圧の低下
・ショック指数の上昇＜心拍数（拍/min）/収縮期血圧（mmHg）＞

Step 6：評価・ファーストコール・特定行為

(1) 評　価

ショックの有無の判断は，初期評価のなかで行う。状況評価，初期評価，問診，全身詳細観察を通じて，ショックの病態分類，原因の把握を行う。

多くのショックに共通する症候は，呼吸促迫，頻脈，脈拍微弱，皮膚の蒼白，湿潤，冷感，意識レベルの低下であるが，心原性ショックでは徐脈のことがあるし，血液分布異常性ショックでは，皮膚はむしろ紅潮し温かくなるなど，ショックの病態によって必ずしも一致しない。この違いは，ショックの病態分類や原因推測でも重要となる。

ショックの病態分類や原因の判断は，状況評価や問診などで推測した誘因と，傷病者の観察で得られた症候とが矛盾しないかなどを評価しながら進める。

循環血液量減少性ショックでは，ショック指数を算出することで，およその血液量の減少の程度を大まかにとらえられる。（ショック指数＝1.0 ならば 1 *l*，2.0 ならば 2 *l* 程度）

それらと医療機関に搬送されるまでの時間などを勘案し，特定行為である輸液プロトコールの適応となる可能性が高い場合，指導医の指示のもと，特定行為プロトコールに従って行動する（p.75 参照）。

(2) ファーストコール
・年齢/性別
・MIST
　M（Mechanism）：原因
　I（Impaired）：症状（身体所見）
　S（Sign）：バイタルサイン
　T（Treatment/time）：ショックの病態分類と特定行為の指示要請

2 少し詳しい知識として

1）ショックと低血糖発作の判断

「傷病者の脈は速く，顔面は蒼白で，四肢の皮膚は冷たく湿っている。傷病者の意識はJCSⅡ桁である」これから，どのような病態を想像するであろうか？　ショックであろうか？　たしかに，ショックの主要な症候がいくつかみられる。では，低血糖発作ではどうか。交感神経症状としての頻脈，顔面蒼白，皮膚の湿潤，冷感，さらには，中枢神経症状として意識障害を認める。これらは，ショックの主要症候と重なる。

ショックでは，ショックであることにより生じる症候と，ショックの原因となる傷病に由来する症候が生じることは先に述べたが，ショックであることにより生じる症候は，さらに，循環不全そのものによって生じる症候と，循環不全の状態を改善しようとする生体の反応（代償）によって生じる症候とに分けられる。循環不全そのものによって生じる症候の代表的なものが血圧低下である。一方で，循環不全の状態を改善しようとする生体の反応で生じるものが，頻脈や皮膚の湿潤である。これは，交感神経系（や内分泌系）の反応によって生じるものであり，低血糖で生じる交感神経症状と同じ理由で生じる。したがって，頻脈や皮膚の湿潤では，低血糖とは区別できない。ただし，低血糖では，循環不全そのものによって生じる血圧低下は生じない。つまり，血圧低下の有無によって低血糖発作とショックは基本的に区分可能である。当たり前といえば当たり前であるが，循環不全そのものによって生じる症候と，循環不全の状態を改善しようとする生体の反応（代償）によって生じる症候とが区分できるとより的確な活動につながるであろう。

2）ショックの分類（日本救急医学会）

(1) **循環血液量減少性ショック**（hypovolemic shock）
　出血，脱水，腹膜炎，熱傷など。
(2) **血液分布異常性ショック**（distributive shock）
　アナフィラキシー，脊髄損傷，敗血症など。
(3) **心原性ショック**（cardiogenic shock）
　心筋梗塞，弁膜症，重症不整脈，心筋症，心筋炎など。
(4) **心外閉塞・拘束性ショック**（obstructive shock）
　肺塞栓，心タンポナーデ，緊張性気胸など。
　※これらのうち，輸液プロトコールの適応となるのは心原性ショック以外の3つの病態である。

〔田邉晴山〕
〔シナリオ作成：東京消防庁，安心院康彦〕

3 「ショック（消化管出血）」のケースシナリオ

●シナリオ：輸液プロトコール，PCEC（内因性 L ＆ G）
58歳，男性。昨夜，上腹部痛を発症し，18時頃に吐血を認めた。本日になりさらに吐血を繰り返した後，意識を失って崩れるように倒れたため，長男が救急要請した。

●一般目標
出血性ショックによる急性意識障害が疑われる傷病者に対して，適切な病院前医療を行う。

●行動目標項目（それぞれ p.125 Memo を参考に文章化）

Step 1：状況評価
(1) ハイリスク意識障害を考慮

Step 2：初期評価
(1) 気道の評価　(2) 呼吸の評価と管理：高濃度酸素投与
(3) 循環の評価：ショックの認識
(4) 中枢神経の評価　(5) 内因性 L ＆ G の宣言

Step 3：情報収集
(1) BAGMASK に沿った迅速な情報収集
(2) 心原性ショック否定のための情報収集

Step 4：判　断
(1) 出血性ショック疑い　(2) 輸液プロトコール

Step 5：全身観察
(1) ショックに伴う身体所見の確認　(2) ショックの原因にかかわる身体所見
(3) 誤嚥の評価　(4) 静脈路確保部位の確認

Step 6：評価・ファーストコール・特定行為
(1) 高度医療機関を選定　(2) 輸液プロトコール適応の判断
(3) 輸液プロトコールの実施（輸液開始の第2報まで）　(4) 適切な医療機関の選定など

Step 7：車内活動
(1) 収容後の対応　(2) 輸液開始後のバイタルサインなどの評価
(3) 第3報で変化の有無を報告

●病態判断のポイント

【ショックの分類（日本救急医学会）】
(1) 循環血液量減少性ショック（hypovolemic shock）：出血，脱水，腹膜炎，熱傷など。
(2) 血液分布異常性ショック（distributive shock）：アナフィラキシー，脊髄損傷，敗血症など。
(3) 心原性ショック（cardiogenic shock）：心筋梗塞，弁膜症，重症不整脈，心筋症，心筋炎など。
(4) 心外閉塞・拘束性ショック（obstructive shock）：肺塞栓，心タンポナーデ，緊張性気胸など。
これらのうち，輸液プロトコールの適応となるのは心原性ショック以外の3つの病態である。

【循環血液量減少性ショック】
血管内容量の減少によって生じる。減少した静脈還流は心室充満を減少させ，1回拍出量を減少させる。心拍数の増加によって代償されない限り，心拍出量は減少する。

症候としては，低血糖発作と同様に，交感神経亢進による症候（顔面蒼白，発汗，頻脈，動悸，不安感）が出現する。

一般的な原因として，出血（出血性ショック）と血液以外の体液の大量喪失に続発する場合がある。さらに，出血の主な原因としては外傷，消化性潰瘍，食道静脈瘤，大動脈瘤などがあげられ，外見上明らかな場合には吐血または下血，外見上明らかでない場合には腹腔内出血などがある。体液大量喪失に続発する場合，熱または化学薬品による熱傷や過度の熱への曝露による発汗，嘔吐または下痢などの消化管疾患が考えられる。

●入院後の経過
救急外来にて輸液，輸血を実施した後，胃角部小彎側の病巣から出血があり，内視鏡的止血術を実施した。1週間後に軽快退院となった。

＜最終診断＞
出血性胃潰瘍

Case 2 し		Step pre 1 覚知	Step 1 状況評価	Step 2 初期評価			Step 3/Step 4 情報収集・判断	Step 5 全身観察	Step 6 評価・第1報・特定行為	Step 7 車内活動
				気道と意識	呼吸/循環	神経症候				
時刻		18:10	18:25							18:35
バイタル サイン/ モニター	RR				(24)			24	30	24
	SpO₂				(95)	(96)		97	98	100
	PR/HR				(114)			120	126	114
	BP				(86/66)			78/60	76/60	105/64
	BT									
観察			居室内安全 自宅1階居室 内床上に右側 臥位	気道開通 JCS I 桁	呼吸は深く速い 脈は弱く速い 顔面蒼白、冷汗	JCS 20 GCS 236 瞳孔 R 3P/L 3P ドロップテスト 陰性		皮膚蒼白、 冷汗 吐血痕 誤嚥の所見なし 四肢の浮腫なし 総頚静脈怒張なし	JCS 30 GCS 235	JCS 10 GCS 346 瞳孔 R 3P/L 3P ドロップテスト 陰性
					内因性 L & G →					
					高濃度酸素					
処置	継続								静脈路確保・(乳酸リンゲル液急速)輸液	
	単回									
情報	収集	通報内容 長男より、58 歳の父親が、昨 夜から上腹部痛 あり。18時頃 に吐血があっ た。本日吐血を 数回繰り返した 後、意識を失っ た」	妻より、 ハイリスク外 意識障害				B:既往症は胃潰瘍。 現病歴は左記 A:なし G:発症18時、DM なし M:昨夜19時 A:自立 S:吐血、意識障害 K:なし	<病態・状況の評価> 吐血による出血性 ショック疑い 内因性 L & G 心停止否定的 進行する意識障害 (JCS 3-30)	<M:吐血後意識障害 I:蒼白、冷汗、吐 血 S:観察結果のとお り T:高濃度酸素投与 特記事項は胃潰瘍 発症時刻 18時頃 予想到着時刻 18時45分	
	伝達		携行資器材確認					<判断> 出血性ショック疑い 輸液プロトコール 内因性 L & G 他の意識障害 心停止ショックの判断	<第1報/指示要請> MIST(1) 右上参照 特定行為:静脈路 確保・輸液 高濃度酸素投与 搬送時間10分 要付き添い	<第2報> 輸液開始後の報告	<第3報> 投与5分後、 意識回復 麻痺なし バイタルサイン 安定 内因性 L & G

い・し・き・に・しょう・が・い・な・る・ほ・ど・ま・ず・い・た・ゆ・し・て・さん・て

(し)ショック

き [飢餓] 低栄養

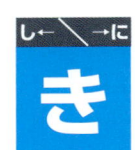

低栄養と聞いたらこれだけは忘れない!!

- 意識障害を呈する傷病者では常に低血糖とともにビタミン B_1 欠乏を疑う。
- 低血糖と同様に、ビタミン B_1 欠乏は緊急度が高く、早期治療で大きな改善が期待され、早期搬送が必要である。
- 現場での情報収集（生活状況）が早期診断に欠かせない。

1 現場活動のポイント

Step 1：状況評価

特異的なものはないが、生活状況としてとくに食事の状況、食事摂取の痕跡、飲酒の状況、医療機関受診歴につながる情報は臨床診断に大きなヒントとなるので重要である。継続する下痢や嘔吐の有無、偏食につながる状況（インスタント食品の包装の痕跡など）も有用である。

Step 2：初期評価

ABCの確実な評価と処置がすべてに優先される。ビタミン B_1 欠乏症（ウェルニッケ脳症）は、とくに意識障害（意識レベルとともに意識の内容にも注意する）、眼球運動障害、歩行時ふらつき（失調）で疑う。

飢餓状態、低栄養状態、ビタミン欠乏状態では、全身状態、皮膚所見、浮腫（低蛋白など）などにも注意する。また、感染、低体温など、他の合併症を複合して認めることも多いので、病因病態の追及に固執せず、内因性ロード＆ゴーの適応かどうかを素早く判断し、緊急処置を行いながら適切な医療機関選定を行い、早期搬送を心がける。

Step 3：情報収集

救急隊員が現場でウェルニッケ脳症などのビタミンB群欠乏症などを確定することは、多くの場合困難である。したがって、意識の異常のあるすべての傷病者に対して、血糖異常と同時にビタミン欠乏を疑うことがきわめて重要である。発見現場の状況など、生活背景のヒントとなる情報は、現場で得られることも少なくない。

【BAGMASK】

B（病気・病歴）

　食生活，とくに摂食歴，食事の内容（偏食，異食，インスタント食品のみなど），アルコール歴，全身状態，栄養状態に関連する基礎疾患，既往歴，合併症の有無について要領よく聴取する。治療歴，通院歴，服薬歴についても聴取する。慢性アルコール中毒，消化管術後，妊娠悪阻，神経性食思不振，甲状腺機能亢進症，ビタミンB_1を含まない点滴治療などにとくに注意する。ビタミン欠乏を疑う症状の有無を聴取する。

　意識障害（見当識障害，注意障害なども含む），異常言動，眼球運動障害を示唆する複視，失調を示唆する歩行異常，ふらつき，転倒などにも注意する。

A（アレルギー），G（時間）

M（最終食事摂取時間）

　低血糖ほど厳格ではないが，いつまで/どのような食生活を送っていたか，経口摂食ができていない状況（継続する嘔吐など）はなかったか確認する。

A（ADL）

S（主訴）

　①傷病者から　②関係者から

K（薬）

　既往歴に準じる。

Step 4：判　断

　Step 3 までの過程で，特定行為候補，内因性 L & G，脳卒中疑いに該当しないと判断したら，非 L & G PCEC として Step 5 に移り，全身観察を行う。

Step 5：全身観察

(1) 頭・頸・顔面部

　嘔吐の痕跡はないか。舌，皮膚の乾燥，脱水はないか。

(2) 胸・腹部

　極度のるいそうなどないか，栄養状態はどうか。

(3) 四　肢

　高度の浮腫はないか。栄養状態はどうか。

(4) 各種モニターからの情報

　低体温，徐脈，低血圧などないか。

（き）飢餓：低栄養

Step 6：評価・ファーストコール・特定行為

(1) 評　価

　プレホスピタルの段階で，低栄養ならびに飢餓状態を疑う場合には，接触時の状況や家庭内の状況も含めて，搬送先の医師や看護師に，その旨をホットライン通報で伝える。

　ウェルニッケ脳症は，脳卒中などとまぎらわしい場合もあり，医療機関搬送後も診断に必要以上に手間取ることも少なくない。医療機関の医師にとっても，患者発見時や倒れていた状況を目撃してきた救急隊員の言葉が診断のヒントになることが多い。ビタミン B_1 欠乏も低血糖と同様に緊急度のきわめて高い病態であり，現場活動は効率よく行い，現場滞在時間を極力短縮すべきであることを強調したい。なお転院搬送の場合は，点滴内容（複合ビタミンやビタミン混注）も簡単に確認しておきたい。

(2) ファーストコール

- 年齢/性別
- MIST

　　M（Mechanism）：原因
　　I（Impaired）：症状（身体所見）
　　S（Sign）：バイタルサイン
　　T（Treatment/time）

2　少し詳しい知識として

・ビタミン B_1 欠乏による意識障害の概要

　ビタミン B_1（チアミン，サイアミン）は，正常な脳の神経活動維持におけるさまざまな生命活動を支える酵素の補酵素として重要である。ビタミン B_1 欠乏は，従来，大酒家において高頻度で認められてきたが，ビタミン B_1 摂取不足および相対的消費増大を伴うさまざまな状況で起こる。ビタミン B_1 欠乏をきたしやすい臨床状況としては，重度の妊娠悪阻に伴うもの，経口摂取不能な患者における補液や中心静脈栄養患者において複合ビタミン投与がなされなかった場合なども知られているため注意したい。

　従来よりビタミン B_1 欠乏の三徴として，意識障害，眼球運動障害，失調が注目されてきた。意識障害は，注意障害，自発性低下から，傾眠，せん妄，昏睡まで多様である。眼球運動障害も，上方注視制限や注視方向性眼振など多様である。

　疑ったらすぐビタミン B_1 投与を行うことが治療的診断として重要である。ビタミン投与前のビタミン B_1 測定も有用であるが，食事摂取などの影響も受けやすく，正常値でも否定できないため，チアミンピロリン酸（TPP）添加後の赤血球トランスケトラーゼ活性（チアミンを補酵素とする酵素反応を担う）測定で，活性の低下を

証明することが確定診断となる。以前は商用ベースで検体測定が可能であったが，現時点では存在しない。典型的なケースでは，頭部 MRI 上，乳頭体を含む第三脳室周辺などに異常信号を認める。

〔後藤　淳〕
〔シナリオ作成：川越地区消防局，安心院康彦〕

> **Memo　コーマカクテル（coma cocktail）**
>
> 　米国の救急現場では以前から，意識障害の患者に，まずブドウ糖，塩酸チアミン（ビタミン B_1），ナロキソン（麻薬拮抗薬）を含むカクテル療法が行われてきた歴史がある。

3 「低栄養（ウェルニッケ脳症）」のケースシナリオ

●シナリオ：PCEC
65歳，男性，大酒家。1年前，胃癌に対する胃全摘術（ビルロートⅡ法）を受け，月1回の外来通院をしている。2週間前よりアルコールを含めた経口摂取が低下し，昨日夕飯後と本日朝食後に嘔吐した。その後，反応が悪くなったため，救急要請となった。

●一般目標
低栄養（ウェルニッケ脳症）による急性意識障害が疑われる傷病者に対して，適切な病院前医療を実施することができる。

●行動目標項目（それぞれ p.125 Memo を参考に文章化）
Step 1：状況評価
Step 2：初期評価
　(1) 気道・呼吸の評価
　(2) 循環の評価
　(3) 中枢神経の評価
Step 3：情報収集
　(1) BAGMASK に沿った情報収集
　(2) 搬送先医療機関，またはかかりつけ医に連絡
Step 4：判　断
　(1) 低血糖性昏睡疑い
　(2) ブドウ糖投与プロトコール
　(3) 低血糖以外の代謝異常による意識障害も考慮する
Step 5：全身観察
　(1) 低血糖の否定　(2) 脱水，栄養状態，手術痕などの確認　(3) 神経症状
Step 6：評価・ファーストコール・特定行為
　(1) 適切な医療機関の選定など
Step 7：車内活動

●病態判断のポイント
胃癌に対し胃全摘術（ビルロートⅡ法）後，慢性的に脱水，低栄養傾向であるうえに，2週間前より経口摂取の低下を認め，全身観察から低血糖性意識障害とウェルニッケ脳症の可能性を考える。

【ウェルニッケ脳症】
意識障害，眼球運動障害，失調性歩行などを特徴とし，ビタミン B_1 欠乏により生じる。対応が早期であれば神経症状は回復するが，遅れると意識障害が遷延する。近年，ビタミン B_1 は胃からの吸収が多いことが指摘されており，胃切除はアルコール多飲などとともにビタミン B_1 欠乏のリスクファクターとなる。

【ダンピング症候群】
胃切除手術を受けた人の15～30％にみられる特徴的な症候群である。胃にいったん貯留され，少しずつ腸に送り出されていた食物が，胃切除後は未消化のまま一度に腸に流れ込むため，血糖値の変動や各種ホルモンの分泌によって，不快な症状が起こる。早期と後期に分けられる。

　(1) 早期ダンピング症候群
食事中〜食後30分以内に起こる。倦怠感，冷汗，動悸，顔面蒼白・紅潮，下痢，嘔吐，腹痛，腹部膨満感などを生じる。

　(2) 後期ダンピング症候群
食後2〜3時間経過してから起こる。食後の高血糖に対応して大量のインスリンが分泌されて低血糖となり，脱力感，倦怠感，頭痛，眠気，失神，冷汗，めまい，手指の震えなどの症状を生じる。

●入院後の経過
病院到着後，救急外来において輸液とビタミン B_1 が投与され，入院となった。症状改善後，本人・家族に対し栄養管理，ダンピング症候群をふまえた食事指導と低血糖の予防・対応が説明され，2週間後に軽快退院した。

＜最終診断＞
胃切術後低栄養によるウェルニッケ脳症

Case 3 き		Step pre 1 覚知	Step 1 状況評価	Step 2 初期評価			Step 3/Step 4 情報収集・判断	Step 5 全身観察	Step 6 評価・第1報・特定行為	Step 7 車内活動
				気道と意識	呼吸/循環	神経症候				
時刻		14：10	14：15					14：30	14：45	15：10
バイタル サイン/ モニター	RR				(20)			20		20
	SpO₂				(97)			97		97
	PR/HR				(89)			88		89
	BP				(125/78)			124/75		124/75
	BT							36.5		36.5
観察			ベッドに仰臥位	気道開通 JCS Ⅱ 桁	呼吸浅い 頻脈・低緊張 皮膚乾燥 皮膚低弾力	JCS 20 GCS 246 瞳孔 R 3P/L 3P ドロップテスト 陰性		るいそう 皮膚乾燥気味 腹部手術痕 両下肢浮腫 注視方向性眼振		JCS 20 GCS 246 瞳孔 R 3P/L 3P 注視方向性眼振
					内因性 L & G ではない					
処置	継続									
	単回							BS 105 mg/dl		
情報	収集	通報内容 妻より、65歳 男、2週間前か ら倦怠感、食欲 不振、昨日から 食後嘔吐。数分 前から反応が悪 くなった」	妻より ハイリスク意 識障害なし				B：胃癌で1年前に 胃全摘術施行。 前日から食後嘔 吐。普段からよ く飲酒している。 A：なし G：14時頃 M：12時頃少量 A：自立 S：倦怠感、嘔吐 K：ビタミン剤	妻情報 頭痛なし 尿の色が濃い		
		携行資器材確認					<判断> ダンピング症候群に よる脱水・低血糖疑 い 低栄養・ウェルニッ ケ脳症疑い	低血糖否定	<病態・状況の評価> ウェルニッケ脳症疑い 脱水、低栄養	<嘔吐後意識障害 M：嘔吐、意識障害 I：嘔吐 S：観察結果のとお り T：発症時刻 14時頃 予想到着時刻 15時20分頃
	伝達								<第1報/指示要請> MIST ウェルニッケ脳症疑い 搬送時間15分 妻付き添い	

（き）飢餓：低栄養

に きしょう [尿毒症] 腎疾患

VI部 意識障害の原因となる代表的疾患の各論とケースシナリオ

腎疾患と聞いたらこれだけは忘れない!!

- 腎不全では，尿毒症性脳症をきたすことがある。
- 進行期腎不全では，電解質異常を含む多彩な代謝性脳症を合併し，薬剤関連脳症や透析不均衡症候群など透析に関連した病態にも注意する。
- 慢性腎臓病（CKD）は，全身血管病（ATIS）のリスク因子でもあり，心・脳血管イベント合併リスクも高いことに注意する。

1 現場活動のポイント

Step 1：状況評価

急性腎不全や急性腎傷害（AKI）は，慢性の腎機能障害の経過中に，感染，外傷，薬剤などの誘因を契機に急性の機能不全として発症することも少なくない（"acute on chronic"）ので，受診歴，既往歴，治療歴，最近の感染，薬剤変更などの情報は大きなヒントとなる。

慢性腎臓病（CKD），慢性腎不全，人工透析や腹膜透析（CAPD）などのキーワードに注意する。透析導入前後の進行期腎不全や，最近の感染，外傷，新規薬剤使用などの増悪因子に注意して情報収集する。

最近の服薬状況や食事摂取，自発性低下，日中活動などの生活史に関する情報も重要である。

Step 2：初期評価

ABCの確実な評価と処置がすべてに優先される。バイタルサインを含む症候（全身状態，意識障害，不随意運動，皮膚所見，浮腫など）やシャントの有無にも注意する。

感染，血管合併症など，他の合併症を複合して認めることも多いので，病因病態の追及に固執せず，内因性L&Gの適応かどうかを素早く判断し，緊急処置を行いながら適切な医療機関を選定し，早期搬送を心がける。

Step 3：情報収集

救急隊員が現場で尿毒症性脳症を確定することは，多くの場合困難である。したがって，意識の異常のあるすべての傷病者に対して，血糖異常とともに尿毒症症候群，薬剤性・代謝性脳症を疑うことがきわめて重要である。

【BAGMASK】
B（病気・病歴），A（アレルギー），G（時間）
M（最終食事摂取時間），A（ADL），S（主訴）
K（薬）
・腎排泄の薬剤，非ステロイド性抗炎症薬（NSAIDs），抗癌剤，造影剤など。

Step 4：判　断

Step 3 までの過程で，特定行為候補，内因性 L & G，脳卒中疑いに該当しないと判断したら，非 L & G PCEC として Step 5 に移り，全身観察を行う。

Step 5：全身観察
(1) 頭・頸・顔面部
顔色，皮膚の色調，尿毒症特有の呼気臭（アンモニア臭など），浮腫。
(2) 胸・腹部
肺水腫，うっ血性心不全，尿毒症肺（uremic lung）を合併するときは低酸素血症を認める。下腹部膨満では，尿路閉塞も疑う。
(3) 四　肢
シャント，バスキュラーアクセスにも注意する。また，シャント部の発赤，皮疹など感染徴候にも注意する。シャントは愛護的に扱い，シャント側での血圧測定は可能な限り避ける。移動時，移送時にもシャント部位の保護に十分留意する。
(4) 各種モニターからの情報
QRS 幅の延長，T 波増高，徐脈，P 波消失は高カリウム血症を疑う所見である。低酸素血症のことが多く，SpO_2 低下に対して，適切な酸素投与が必要となる。

Step 6：評価・ファーストコール・特定行為
(1) 評　価
プレホスピタルの段階で尿毒症症候群に関連した意識障害を疑う場合は，神経脱落症状（明らかな運動麻痺などの局所神経症状）に乏しい意識障害で，いわゆる代謝性・薬剤性脳症を疑うような状況が多い。対光反射は保たれていることが重要である。

既診断の腎不全，CKD，人工透析中などでは，最終透析実施の確認も行い，透析施設への情報収集や問い合わせも検討する。

(2) ファーストコール
- 年齢/性別
- MIST
    M (Mechanism):原因
    I (Impaired):症状(身体所見)
    S (Sign):バイタルサイン
    T (Treatment/time)

2 少し詳しい知識として

腎不全をきたす原因は，腎性，腎前性，腎後性と，内科的疾患から泌尿器科疾患まで多様であり，臨床的には糖尿病腎症，腎炎症候群などの頻度が高く，重要である。

尿素窒素(BUN)とクレアチニンは，腎機能や腎排泄能の指標として使われるが，これら2つの物質自体は尿毒症症候群への直接の関与は少なく，数百種に及ぶ尿毒素の蓄積が尿毒症にかかわっているとされる。腎の排泄不全のみでなく，代謝，内分泌臓器としての腎の障害，腎障害による貧血，低栄養，糖・脂質・蛋白の代謝障害も病態に関与する。

腎不全状態では，ナトリウムと水の恒常性，カリウムの恒常性，代謝性アシドーシス，カルシウム・リン代謝障害，心血管系の異常，血液異常(貧血，凝固異常)，神経筋異常，消化管と栄養の異常，内分泌代謝障害，皮膚異常など，文字通り多様な全身多臓器の病態を認める。なお，透析不均衡症候群は，透析導入期などに，血液と脳脊髄液のそれぞれのコンパートメント間での物質移動に時間がかかることが原因と考えられている。

なお，尿毒症でみられる臨床現場での異常所見を表Ⅵ-2に示す。

表Ⅵ-2　尿毒症でみられる臨床現場での異常所見

体液および電解質異常	低ナトリウム血症，高カリウム血症，容量増大，高リン血症
内分泌代謝異常	続発性副甲状腺機能亢進症，無形性骨症，ビタミンD欠乏性骨軟化症，蛋白質-エネルギー栄養失調症，β_2ミクログロブリン関連アミロイドーシス，高尿酸血症，高グリセリド血症
神経筋障害	疲労，睡眠障害，頭痛，精神障害，羽ばたき振戦，ミオパチー，筋肉の被刺激性，ニューロパチー，嗜眠，むずむず脚症候群，ミオクローヌス，てんかん，昏睡，筋攣縮，透析不均衡症候群
心血管・肺の障害	高血圧，うっ血性心不全，肺水腫，心膜炎，尿毒症性肺，肥大型心筋症，拡張型心筋症，急性進行性アテローム性動脈硬化症，低血圧，不整脈，血管の石灰化
皮膚の障害	蒼白，色素沈着，掻痒，出血斑，腎性線維化皮膚症，尿素霜
胃腸障害	食思不振，悪心・嘔吐，胃腸炎，消化性潰瘍，消化管出血，突発性腹水，腹膜炎
血液と免疫系の障害	貧血，リンパ球減少症，出血素因，易感染性の増大，白血球減少症，血小板減少症

〔文献1）より引用・改変〕

【文献】
1) Bargman JM, Skorecki K；早川洋訳：慢性腎臓病．福井次矢，黒川清監，ハリソン内科学，第4版，メディカル・サイエンス・インターナショナル，東京，2013，pp2003.

〔後藤　淳〕
〔シナリオ作成：川越地区消防局，安心院康彦〕

3 「腎疾患」のケースシナリオ

●シナリオ：PCEC
60歳，男性。5年前から慢性腎不全により週3回血液透析を行っている。3日前に感冒症状が出現し，食欲低下したため，近医受診後に抗菌薬を処方された。昨日から下痢症状が出現し，本日朝いびきをかいたまま起きないため，妻が救急要請した。

●一般目標
慢性腎不全に伴う意識障害が疑われる傷病者に対して，適切な病院前医療を実施することができる。

●行動目標項目（それぞれp.125 Memoを参考に文章化）
Step 1：状況評価
　(1) ハイリスク意識障害を考慮
Step 2：初期評価
　(1) 気道・呼吸の評価と管理：高濃度酸素投与
　(2) 循環の評価：徐脈と心電図異常
　(3) 中枢神経の評価
Step 3：情報収集
　(1) BAGMASKに沿った情報収集
Step 4：判　断
　(1) 慢性腎不全に関連した意識障害疑い
　(2) PCECプロトコール
　(3) 脳卒中その他の内因性疾患も考慮
Step 5：全身観察
　(1) 呼吸パターンの評価　(2) シャントの位置　(3) 呼気アンモニア臭の確認
　(4) 心電図の尖鋭T波を確認
Step 6：評価・ファーストコール・特定行為
　(1) 適切な医療機関の選定など
Step 7：車内活動

●病態判断のポイント
慢性腎不全で血液維持透析を行っている傷病者であり，感冒症状による食欲低下と下痢により代謝性アシドーシスが進行し，意識障害に至った。クスマウル呼吸は代謝性アシドーシスに対する呼吸性代償としての反応と考えられる。また，通常このような病態では代謝性アシドーシスに伴う高カリウム血症に注意が必要である。心電図は，高カリウム血症による尖鋭T波を認める。

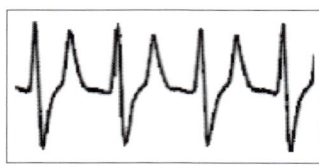

心電図

●入院後の経過
代謝性アシドーシスと脱水に対し補液・補正を行い，数回の血液透析により意識障害の改善がみられ，現在は安静と食事療法を中心に治療している。

＜最終診断＞
慢性腎不全急性増悪

Case 4 (に)		Step pre1 覚知	Step 1 状況評価	Step 2 初期評価			Step 3/Step 4 情報収集・判断	Step 5 全身観察	Step 6 評価・第1報・特定行為	Step 7 車内活動
				気道と意識	呼吸/循環	神経症候				
時刻		7：30	7：35					7：50		8：00
バイタル サイン/ モニター	RR				(10)			10	10	10
	SpO₂				(92)			95	95	95
	PR/HR				(58)			58	56	58
	BP				(120/90)			120/90	120/90	120/80
	BT							38.0		
観察			ベッドに仰臥位	気道開通 JCS Ⅲ桁	クスマウル呼吸 頻拍、緊張あり 皮膚乾燥	JCS 100 GCS 125 瞳孔 R 3P/L 3P ドロップテスト 陰性		口腔アンモニア臭 ECG 尖鋭T波 皮膚乾燥 左前腕シャント		JCS 100 GCS 125 瞳孔 R 3P/L 3P
処置	継続			内因性L＆Gではない						
	単回			高濃度酸素投与 →						
情報	収集	通報内容 妻より、「60歳 男、3日前から 感冒症状、かかりつけ医療機関 から抗菌薬処 方。昨日から下 痢症状、今朝い びきが大きく、 反応がない」	妻より ハイリスク意 識障害				B：慢性腎不全によ り血液透析/週3 回、本日透析日。 3日前から感冒 症状、前日から 下痢症状 A：なし G：昨日 21 時 M：前日 12 時頃 A：自立 S：不明 K：抗菌薬内服中 <判断> 感冒症状（発熱、下 痢）を伴う慢性腎不 全の急性増悪疑い 他の意識障害の判断		<病態・状況の評価＞ 高K血症疑い 腎不全による代謝性ア シドーシス疑い	<病態・状況の評価＞：M：朝から意識なし I：脱水、JCS 100 S：徐脈、T波尖鋭化 T：発症時刻不明 予想到着時刻 8時15分
		携行資器材確認							<第1報/指示要請＞ MIST かかりつけ医療機関 搬送時間 10 分 妻付き添い	

い・し・き・に・しょう・が・い・なる・ほ・ど・ま・ずい・た・め・し・て・さん・そ

（に）尿毒症：腎疾患

[消化器疾患]
肝疾患

肝疾患と聞いたらこれだけは忘れない!!

- 急性発症でも，食思不振，全身倦怠感，悪心・嘔吐などの先行症状が必ず存在する。
- 意識障害も徐々に進行することが多く，突然昏睡状態にはならない。**突然発症の場合は，既往歴に肝疾患が存在しても他の原因を疑う。**
- 初対面で皮膚の黄染を認識するのは困難なことが多い。
- 劇症肝炎など急性発症の場合，肝硬変傷病者のような特徴的身体所見は存在しない。

1　現場活動のポイント

Step 1：状況評価
- 胸・腹水貯留，消化管出血，感染の合併などにより，ABC に異常をきたすことがある。これらの二次的な呼吸・循環障害や感染が意識障害の直接的原因の場合もある。それらを念頭においた準備が必要である。
- 肝不全患者ではウイルス性肝炎の可能性を考慮し，とくに感染防御に留意する。

Step 2：初期評価
- 舌根沈下や吐物による気道閉塞に注意が必要である。
- 腹部膨満による呼吸障害では，うっ血性心不全と同様に頭高位の維持が必要となる。
- 痙攣を起こし，呼吸抑制をきたすことがある。
- 意識障害は，なんとなく様子がおかしい程度から深昏睡までさまざまである。

Step 3：情報収集
- 既往歴，発症の経過，先行症状が重要である。
- 肝疾患や飲酒歴を聴取するが，生活背景に問題がある傷病者では，既往歴がまったく認識されていない場合もある。
- 多弁，抑うつ，多少つじつまの合わない会話，異常行動などから始まり，徐々

に意識状態が悪化してくることが多い。
- 先行症状では全身倦怠感，食思不振，下腿浮腫，消化器症状（悪心・嘔吐，便秘，腹痛），褐色尿が重要である。

【BAGMASK】
B（病気・病歴）
- 上記の先行症状や初期の意識障害である精神症状の有無。
- 肝疾患，輸血・手術歴，飲酒歴，渡航歴が重要である。

A（アレルギー）

G（時間）
- 発症時刻は特定できないことが多い。

M（最終食事摂取時間），A（ADL）

S（主訴）
①傷病者から
②関係者から：発症経過の把握には，関係者からの聴取が必須である。

K（薬）
- 投薬内容から肝疾患の存在や重症度を推測できる場合がある。
- 医療機関での投薬だけではなく，最近開始した市販薬や健康食品などの情報も重要である。これらも肝障害の原因となり得る。

Step 4：判　断
Step 3 までの過程で，特定行為候補，内因性 L & G，脳卒中疑いに該当しないと判断したら，非 L & G PCEC として Step 5 に移り，全身観察を行う。

Step 5：全身観察
(1) 頭・頸・顔面部
- 眼球結膜の黄染で黄疸の有無を判断する。皮膚の黄染よりも先に出現する。ただし，肝不全の早期には判別できないことがある。また，肉眼的黄疸よりも褐色尿が先に出現する。
- 肝性口臭（糞尿の混じったような臭い，かび臭く甘い，卵が腐ったような，ねずみの尿などと表現される）が認められる。

(2) 胸・腹部
- 腹水貯留や麻痺性イレウスによって腹部膨満がみられることがあるが，大量に貯留しなければ，打診や触診のみで肥満と区別することは難しい。
- 腹壁の静脈怒張やクモ状血管腫は肝硬変のサインである。ただし，クモ状血管腫は高齢者の血管拡張像と区別が難しい場合がある。

(3) 四　肢
- 肝硬変患者では色素沈着がみられることが多い。
- 羽ばたき振戦は肝性脳症の症状である。手関節を固定し，手指の振戦を確認する。中等度以上の脳症で観察される。
- 異常肢位や異常反射を認めることはあるが，巣症状は通常存在しない。

(4) 各種モニターからの情報
- 低酸素血症のことが少なくない。SpO_2低下に対して，適切な酸素投与が必要となる。

Step 6：評価・ファーストコール・特定行為

(1) 評　価
- 問診と全身観察から総合的に評価する。
- 慢性の肝不全の増悪が疑われる場合にはかかりつけ医への搬送を考えるが，ABCに問題のある場合や消化管出血が疑われる場合には，搬送時間なども考慮に入れる。

(2) ファーストコール
- 年齢/性別
- MIST

　　M（Mechanism）：原因

　　I（Impaired）：症状（身体所見：肝性脳症を疑う身体所見を簡潔に提示）

　　S（Sign）：バイタルサイン

　　T（Treatment/time）

2 少し詳しい知識として

　肝性昏睡（肝性脳症）とは，劇症肝炎，非代償性肝硬変でみられる昏睡であり，高アンモニア血症などの代謝異常が原因である。劇症肝炎では脳浮腫を伴い，急速に昏睡へと進行する。肝硬変では，便秘や消化管出血を誘因として肝性脳症に進行することも多い。肝性昏睡の分類を表Ⅵ-3に示す。

表Ⅵ-3　肝性昏睡の分類（厚生省特定疾患難治性の肝炎調査研究班劇症肝炎分科会，1981年）

昏睡度	精神症状	参考事項
Ⅰ	昏睡-覚醒リズムの逆転。多幸気分，時に抑うつ状態。だらしなく，気にとめない態度	当時にはわからず，逆行性にさかのぼってしか判定できない場合が多い
Ⅱ	指南力（時，場所）障害，ものを取り違える。異常行動（例：お金をまく，化粧品をゴミ箱に捨てるなど），時に傾眠状態（普通の呼びかけで開眼し会話ができる），無礼な行動があったりするが，医師の指示に従う態度をみせる	興奮状態がない 尿，便失禁がない 羽ばたき振戦あり
Ⅲ	しばしば興奮状態またはせん妄状態を伴い，反抗的態度をみせる。嗜眠状態（ほとんど眠っている），外的刺激で開眼し得るが，医師の指示に従わない，または従えない（簡単な命令には応じる）	羽ばたき振戦あり（患者の協力が得られる場合） 指南力は高度に障害
Ⅳ	昏睡（完全な意識の消失）。痛み刺激に反応する	刺激に対して，払いのける動作，顔をしかめるなどがみられる
Ⅴ	深昏睡。痛みにもまったく反応しない	

〔小野一之〕
〔シナリオ作成：川越地区消防局，安心院康彦〕

3 「肝疾患」のケースシナリオ

●シナリオ：PCEC
　73歳、男性。10年前よりＣ型慢性肝炎により治療中。夜中にトイレで音がしたので家族が見に行ったところ、便座の横で倒れていたため救急要請した。便器には血性の吐物があった。

●一般目標
　肝性脳症による急性意識障害が疑われる傷病者に対して、適切な病院前医療を行うことができる。

●行動目標項目（それぞれ p.125 Memo を参考に文章化）
Step 1：状況評価
Step 2：初期評価
　(1) 気道・呼吸の評価と管理：高濃度酸素投与　(2) ショックの否定　(3) 循環の評価と管理
　(4) 中枢神経の評価
Step 3：情報収集
　(1) BAGMASK に沿った情報収集
Step 4：判　断
　(1) 肝性脳症疑い　(2) PCEC プロトコール
Step 5：全身観察
　(1) ショックの再否定　(2) 肝疾患に伴う所見の確認
Step 6：評価・ファーストコール・特定行為
　(1) 適切な医療機関の選定など
Step 7：車内活動

●病態判断のポイント
【肝硬変に認められる身体所見】
　腹水貯留による腹部膨満、眼球黄染、クモ状血管腫、手掌紅斑、腹部皮静脈怒張、下腿点状出血、アンモニア臭など。

【肝性脳症の神経所見】
　意識障害（意識内容の変化、意識レベルの低下）、はばたき振戦。

●入院後の経過
　前医の情報がないなかで、救急外来にて血液検査と画像診断により肝硬変と診断された。肝機能状態は悪く、肝性脳症で２週間意識障害が継続した。食道静脈瘤を併発していたが、経過観察とした。腹水を利尿薬と輸液療法により治療し、現在は食事療法を中心に治療が行われている。

＜最終診断＞
・肝性脳症
・腹水、食道静脈瘤を合併する肝硬変

Case 5 しょう		Step pre 1 覚知	Step 1 状況評価	Step 2 初期評価			Step 3/Step 4 情報収集・判断	Step 5 全身観察	Step 6 評価・第1報・特定行為	Step 7 車内活動
時刻		20:00	20:10	気道と意識	呼吸・循環	神経症候		15:15		20:30
バイタルサインモニター	RR				(16)			16	16	16
	SpO₂				(92)			92	96	96
	PR/HR				(81)			79	80	80
	BP				(132/175)			130/75	130/75	135/75
	BT							37.3		
観察			便座の横で倒れていた 便器には血性の吐物あり	気道開通 JCS II 桁	頻脈・低緊張 顔面蒼白 ショックの所見なし	JCS 10 GCS 346 瞳孔 R 4P/L 4P ドロップテスト 陰性		ショックの所見なし 眼球黄染あり 鎖骨周辺クモ状母斑 腹部膨隆 下肢浮腫		JCS 10
					内因性 L & G ではない →					
					高濃度酸素					
処置	継続									
	単回									
情報		通報内容 妻より、173歳の夫が夜中にトイレへ行き、音がしたのでのぞいてみると便座のC型慢性肝炎により治療中た。便器には血性の吐物があった」	妻より) ハイリスク意識障害なし 10年前よりC型慢性肝炎による治療中		携行資器材確認		B:C型慢性肝炎。通院中医療機関あり A:なし G:14時 M:14時 A:自立 S:不明 K:利尿薬、漢方薬 <判断> 肝性脳症疑い		<病態・状況の評価> 肝機能障害の悪化 <第1報・指示要請> MIST 搬送機関連定 搬送時間10分 同僚付き添い	M:同僚がトイレで発見 I:意識障害 S:観察結果のとおり T:発症時刻不明 予想到着時刻 15時40分
	伝達									

いい・し・き・に・しょう・が・い・なる・ほ・ど・ま・ず・い・た・め・し・て・あ・し・さ・ん・ぞ

（しょう）消化器疾患：肝疾患

が [外傷] 外 傷

外傷と聞いたらこれだけは忘れない!!

- 外傷においては頭部外傷だけでなく，気道，呼吸，循環，体温異常による意識障害を念頭におき，初期評価，応急処置に当たることが重要である。
- 脳ヘルニア徴候，またはその進行を見逃さない。
- 外傷による意識障害として，低血糖，アルコール，薬物などの外傷以外の原因が隠れていることもあり，見逃さないよう細心の注意が必要である。
- 意識障害を呈する外傷において，頸髄損傷の評価は非常に難しく見逃されやすい。また，意識障害が軽度の場合でも，アルコール，薬物，精神疾患，高齢者，乳幼児，他の外傷による激痛（distracting injury）がある場合には頸髄損傷を否定するのは困難であるため，頸椎保護を行う。

はじめに

意識障害の原因が外傷であることが明らかな場合には，外傷プロトコール（JPTEC™）を優先する。対応の途中で，意識障害の原因として外傷も疑われた場合には，外傷を考慮して PCEC プロトコールを継続する。

外傷傷病者における意識障害の原因には，表Ⅵ-4 に示すように気道（A），呼吸（B），循環（C）脳損傷（D），環境（E）による意識障害とその他の要因による意識障害が存在する。外傷においては，ABC の異常による意識障害も多く，意識障害の原因を評価し，必要な応急処置を迅速かつ適切に行うことが求められる。『JPTEC ガイドブック』にもあるように，気道・呼吸の異常に対しては迅速な気道確保と酸素投与を含めた呼吸管理，循環の異常に対してはショックの管理を行い，意識障害の評価に努めながら，L&G の適応を判断する[1]。

1 現場活動のポイント

Step 1：状況評価
- 外傷においては感染防御に努め，現場の安全確認，二次災害の防止，傷病者の数の把握などがきわめて重要である。

表Ⅵ-4 外傷傷病者における意識障害の原因

意識障害の原因	初期対応
気道（A），呼吸（B）の異常によるもの	気道の確保と呼吸管理
・重度の低酸素血症，高二酸化炭素血症	
循環（C）の異常によるもの	ショックの原因追求と対応
・ショック	
脳損傷（D）によるもの	二次性脳損傷の軽減
・一次性脳損傷 ・二次性脳損傷 　①頭蓋内病変によるもの 　　　占拠性病変による圧迫 　　　脳浮腫，脳虚血，痙攣，感染など 　②頭蓋外病変によるもの 　　　ABCE の異常，その他の原因	・頭蓋内圧管理，外減圧術， 　血腫除去術など
環境（E）の異常によるもの	復温
・低体温，高体温	
その他の原因によるもの	原因に応じた対応
・低血糖 ・アルコール・薬物中毒	・ブドウ糖投与

- 受傷機転の評価もきわめて重要であり，ここで高エネルギー外傷の判断も行う。
- ヘルメットの有無，ヘルメットについた傷の状況，エアバッグ作動やシートベルト着用の有無，車の破損状況など。
- 受傷機転は，臓器損傷の形態にも密接にかかわってくる。とくに意識障害を伴う外傷の場合には頭頸部への外力の加わりかたが重要である。
  ※頭頸部への外力の加わりかたにより屈曲損傷，伸展損傷，軸位損傷に分けられ，頸椎損傷や頭頸部血管損傷などに重要である。
- 外傷直前の意識の状態（アルコール，薬物の影響を含む）。
- 受傷時の逃避反射の有無。

Step 2：初期評価

- 意識障害を伴う外傷病者においては，常に頸椎損傷の可能性を念頭において頸椎保護に努める。とくに，L&G と判断した場合には，詳細な神経所見の観察を行わず搬送に移る。この場合，全脊柱固定が必須であり，「Do no harm」を心がけた愛護的な搬送が望まれる。
- 頭頸部顔面外傷においては，顎・顔面外傷に伴う気道確保困難，上位頸髄損傷による呼吸停止・心停止，重症頭部外傷による急激な意識障害の進行と舌根沈

下など，急激にABCの異常をきたす状況を常に念頭におくことが重要である。
・出血性ショック，心外閉塞・拘束性ショック，頸髄損傷に伴う神経原性ショックが併発する状況であることも念頭におく必要がある。

Step 3：情報収集

意識障害を伴う外傷傷病者において，正確な情報収集は困難な場合が多く，できる限り目撃者や関係者からの事故状況，受傷機転についての情報収集を心がける。また，急激に意識障害が進行する場合もあり，進行前に重要な情報を聴取することも重要である。

【BAGMASK】

B（病気・病歴）

外傷傷病者の情報収集においては病歴，とくに受傷機転が重要である。車の破損状況，シートベルト着用/エアバッグ作動の有無，ヘルメットの種類と着用状況，外力の加わりかたなど，できる限り詳細・迅速に受傷状況を聴取する。意識障害による外傷であるか，外傷による意識障害であるかを見極めるためにも，事故前の傷病者の状態などの聴取も重要である。

A（アレルギー）

G（時間・グルコース）

外傷傷病者においても受傷時刻，時間経過はきわめて重要である。また，脳卒中や低血糖などの内因性疾患が隠れている可能性も念頭におく必要がある。

M（最終食事摂取時間），A（ADL）

S（主訴）

外傷傷病者において主訴の聴取も重要であるが，それ以上に，ABCDEの初期評価がきわめて重要である。ABCの異常により意識障害を呈する場合も多く，主訴を重要視しすぎてABCDEをおろそかにすることがあってはならない。

K（薬）

出血傾向に関係する抗血小板薬や抗凝固薬の聴取，糖尿病薬や抗てんかん薬，抗精神病薬など事故の原因となり得る薬についての聴取はきわめて重要であり，関係者からよく聴取する必要がある。

Step 4：判　断

この時点で外傷が主な意識障害の原因と判断したら，以後JPTEC^{TM}プロトコールに従って行動する。外傷以外の原因の可能性が高い，または判断が困難な場合には，特定行為候補，内因性L&G，脳卒中疑いの順で確認する。それらに該当しなければ，非L&G PCECとしてStep 5に移り，全身観察を行う。

Step 5：全身観察

　意識障害傷病者の全身観察は，主訴が得られない状況で進めなければならず，観察評価への正確性の要求はおのずと高くなる。全身詳細観察は以下の手順で進める。

(1) 頭・頸・顔面部

　①頸椎保護を念頭におき頭部外傷の状況を視診と触診で観察する。
　・出血，腫脹，変形　・脳ヘルニアの徴候を見逃さない
　・顔色，発汗を視診する　・蒼白，冷汗，浸潤→ショック症状
　・頸髄損傷に伴う神経原性ショックの場合には，低血圧であるが頻脈，発汗など他のショック症状を伴わないので注意が必要である。
　・頭蓋底骨折を疑わせる髄液漏，バトル徴候，ブラックアイなどの有無
　②口腔の観察をする。
　・頭頸部外傷：とくに上位頸椎損傷では咽頭後壁の腫脹，変形が認められる
　・顔面外傷：上顎骨，下顎骨，喉頭の損傷は気道閉塞をきたす可能性がある
　③頸部の観察をする。
　・頸部軟部組織の腫脹，変形
　・頸静脈怒張，皮下気腫，気管の変位など閉塞性ショックの徴候を見逃さない

(2) 胸・腹部

　意識障害をきたす外傷として，気道，呼吸，循環に影響する損傷の観察が重要である。
　　①視診
　　・外表の損傷，開放性損傷，胸郭の変形・左右差
　　・呼吸様式は重要な所見である：奇異呼吸，陥没呼吸，腹式呼吸
　　②聴診：呼吸音の左右差
　　③触診：動揺，圧痛，握雪感

(3) 骨盤・四肢

　　①骨盤骨折，両側大腿骨骨折：出血性ショック
　　②意識障害をきたす外傷においては，頸髄損傷の合併も多く，四肢の神経症状の評価も重要である

Step 6：評価・ファーストコール・特定行為

　・年齢/性別
　・MIST
　　　M（Mechanism）：原因，受傷機転，外傷の種類
　　　I（Impaired）：症状，生命を脅かす損傷
　　　S（Sign）：バイタルサイン
　　　T（Treatment/time）：受傷時刻，予想到着時刻，既往歴，内服薬，行った応
　　　　　　　　　　　　　急処置

Step 7:車内活動

　意識障害を伴うような重症外傷においては，常に頸椎損傷の可能性を念頭において活動する。頸椎カラー，全脊柱固定，酸素投与を行い搬送するのが基本である。

2　少し詳しい知識として

　『JPTECガイドブック』などで述べられておらず，日常診療でよく遭遇するピットフォールである，意識障害下での脊髄損傷について示す。以下の症状は意識障害のある状況での脊髄損傷を強く疑う症状である。
　①鎖骨より上の痛み刺激でのみ顔をしかめる。鎖骨以下の知覚はC4以下の神経支配であるため，鎖骨以下の部位の知覚障害は頸髄損傷を表す。
　②肘の屈曲はするが，伸展しない。肘の屈曲はC5-6，伸展はC6-7の神経が司っており，C6-7のレベルの頸髄損傷では肘が伸展しない。
　③腹式呼吸をしている。C4レベルの頸髄損傷でみられる横隔神経のみによる呼吸のパターンである。
　④深部反射低下・四肢が弛緩している。
　⑤持続陰茎勃起。完全脊髄損傷の1％に認める。機能予後不良の指標である。
　⑥血圧低下，徐脈，四肢が温かい。神経原性ショックの症状である。
　また，GCSを使った意識レベルの評価において，頸髄損傷による四肢麻痺の場合は，M（最良運動反応）の評価を顔面と眼球で行い，M6（命令に従う）かM1（命令に従わない）の二者択一となる。

　さらに，主な頭部外傷とそのポイントとして下記のものがあげられる[2]。
　①**頭皮の外傷**：出血源として，または受傷機転を推測する所見として重要。
　②**脳震盪**：一過性の神経学的異常をきたすが，頭蓋内に損傷はなく，予後良好。
　③**急性硬膜外血腫**：頭蓋骨骨折に合併して急激に進展し，典型的には意識生命期を有する。多くは脳挫傷を伴わず，予後良好。
　④**外傷性くも膜下出血**：多くは脳表の小血管の損傷が原因。
　⑤**急性硬膜下血腫**：多くは脳挫傷を伴い，予後不良。
　⑥**びまん性軸索損傷**：剪断力による軸索の損傷を生じ，意識障害が遷延する。

【文献】
1) 一般社団法人JPTEC協議会：JPTECガイドブック，へるす出版，東京，2010.
2) 救急救命士標準テキスト編集委員会：頭部外傷．救急救命士標準テキスト，改訂第9版，へるす出版，東京，2015，pp960-968.

〔吉矢和久〕
〔シナリオ作成：千葉市消防局，安心院康彦〕

3 「外傷による意識障害」のケースシナリオ

●シナリオ：PCEC→JPTEC・L＆G
75歳，男性。自宅床で倒れているところを帰ってきた家族に発見され，救急要請となった。

●一般目標
現場で外傷が明らかとなった意識障害傷病者に対して，適切な病院前医療を実施することができる。

●行動目標項目（それぞれ p.125 Memo を参考に文章化）
Step 1：状況評価
Step 2：初期評価
　（1）気道・呼吸の評価と管理：高濃度酸素投与　（2）循環の評価
　（3）中枢神経の評価
Step 3：情報収集
　（1）状況評価と BAGMASK による情報収集：階段からの転落を示唆する情報の入手，頭部の観察
Step 4：判　断
　（1）外傷による意識障害の可能性を優先
　（2）PCEC から JPTEC での対応に変更
Step 5：全身観察
　（1）外傷を中心とした全身観察：意識レベルの再確認（低下傾向），頸髄損傷合併を疑う所見なし（腹式呼吸・徐脈・四肢麻痺など），頭部の観察（右耳出血あり）
　（2）L＆G を宣言
Step 6：評価・ファーストコール・特定行為
　（1）外傷対応可能な高度医療機関の選定
　（2）内因性から外傷による対応に切り替えたことの経緯を報告
　（3）初期評価〜全身観察の間に意識レベル低下あり，L＆G に変更
Step 7：車内活動

●病態判断のポイント
【外傷後の意識障害の原因】
（1）直接外力による一次性脳損傷としての頭蓋内病変がある。
（2）気道（A），呼吸（B），循環（C）の異常による二次性脳損傷がある。
（3）外傷前に別の原因による意識障害が先行した可能性あり（失神，てんかん発作，薬物，アルコール，脳卒中など）。

●入院後の経過
救急外来において気管挿管が実施され，頭部 CT により右急性硬膜下血腫が明らかとなり，緊急開頭血腫除去術が行われた。

＜最終診断＞
階段転落による頭部打撲後の急性硬膜下血腫

Case 6 が	Step pre1 覚知	Step 1 状況評価	Step 2 初期評価			Step 3/Step 4 情報収集・判断	Step 5 全身観察	Step 6 評価・第1報・特定行為	Step 7 車内活動
			気道と意識	呼吸/循環	神経症候				
時刻	20:00	20:10							20:15
バイタル サイン/ モニター	RR SpO₂ PR/HR BP BT			(18) (97) (72) (182/92)				16 100 72 176/88 35.5	16 100 70 180/94 35.5	14 100 72 184/92 35.5
観察			気道開通 JCS Ⅱ桁	脈拍触知良好 呼吸正常	JCS 20 瞳孔 R 3P/3P 運動麻痺なし		JCS 100 瞳孔 R 5N/3S 左ドロップテスト 陽性 右耳出血 努力呼吸なし その他外傷なし JPTEC L & G	JCS 100 瞳孔 R 5N/3S	JCS 100 瞳孔 R 5N/3S
				内因性 L & G ではない →			頸椎カラー装着・全脊柱固定 下顎挙上 →		
処置				高濃度酸素 →					保温	
継続 単回									

情報	収集	通報内容
		妻より.「外出
		から帰ってきた
		ら,75歳の夫
		が階下で倒れて
		いた.呼びかけ
		てもうなるだ
		け」
			とくに問題なし	アルコール
				臭なし
						B:不明
						A:不明
						G:20時頃
						M:自立
						A:自立
						S:意識障害
						  (JCS 20)
						K:不明
						息子が階段から落ち
						る音を聞いた
						<判断>
						階段転落による頭部
						外傷
						意識消失の先行も考
						慮
							意識レベルの低下
							JPTEC活動基準
							(頭部保護ほか)
								<病態・状況の評価> M:自宅階段転落
								意識障害の原因判断 I:右耳出血
								          S:脳ヘルニア疑い
								          T:全脊柱固定,高
								           濃度酸素投与
								発症推定時刻
								20時頃
								予想到着時刻
								20時30分
									ABC 継続管理
									外傷・救命救急
									センターへ搬送

	伝達	携行資器材確認						<第1報/指示要請> MIST 搬送機関設定 搬送時間15分	

いーしーきーにーしょうーがーいいーなるーほーどーまーずいーたーめーしーってーさんーそ

VI部 意識障害の原因となる代表的疾患の各論とケースシナリオ

[飲 酒]
い アルコール関連

アルコール関連と聞いたらこれだけは忘れない!!

- アルコールの関与した救急患者の頻度は高い。
- 飲酒を意識障害の原因と決めつけてはならない。
- 頭部外傷や頸部外傷は存在するものとして対応する。
- アルコールの影響で痛みを訴えないため，受傷部位の特定が困難である。
- 飲酒関連の外傷患者は重症になりやすい。
- 咽頭反射が障害されており，吐物誤嚥や気道閉塞を起こしやすい。
- アルコール依存歴により合併症の頻度が高い。

1 現場活動のポイント

Step 1：状況評価
- 飲酒をしていた事実があるかどうかの確認。
- 関係者からの情報聴取（場合によっては搬送に同行）。
- 出血痕の有無と感染防御（B型，C型肝炎のリスク）。

Step 2：初期評価
- 意識 ABC の評価と管理。
- 舌根沈下や吐物による気道閉塞の有無を確認する。
- 瞳孔や麻痺などの神経症状の評価。

Step 3：情報収集
傷病者本人だけでなく，同行者からも聴取する。

【BAGMASK】
B（病気・病歴）
- とくにアルコール常飲者かどうか。

A（アレルギー）

G（時間・グルコース）

・糖尿病の病歴。
M（最終食事摂取時間），A（ADL）
S（主訴）
　・痛みの程度や持続時間　・外傷の事実があるかどうか
K（薬）

【ピットフォール】
・酔っ払いだと決めつけない。
・道路や床で寝ていた場合，転倒の結果であることも考える。
・飲み過ぎて頭が痛い→内因性疾患による頭痛が原因かもしれない。

Step 4：判　断

Step 3 までの過程で，特定行為候補，内因性 L&G，脳卒中疑いに該当しないと判断したら，非 L&G PCEC として Step 5 に移り，全身観察を行う。

Step 5：全身観察

(1) 頭・頸・顔面部
顔面や眼球結膜は紅潮する。甘いアルコール臭を認める。

(2) 胸・腹部
意識障害が強ければ，舌根沈下による上気道閉塞でシーソー呼吸がみられることがある。

(3) 四　肢
皮膚の紅潮や，血管拡張により温かく感じることがある。

(4) 各種モニターからの情報
SpO_2 が低下していれば酸素の投与を行う。

Step 6：評価・ファーストコール・特定行為

(1) 評　価
意識障害の原因が酩酊によるかもしれないと思っても，意識障害患者の搬送として客観的に評価する。
常に背後にある疾患をみつけることを考える。

(2) ファーストコール
アルコールが原因である可能性を強調しない。しかしアルコールの関連を隠すべきではない。
　・年齢/性別　・MIST

2 少し詳しい知識として

1）急性アルコール中毒とは

　短時間に大量のアルコール（エタノール）を摂取することによって起こる急性中毒である。エタノールは中枢神経を麻痺させる性質をもっており，血中濃度が高くなるほどその程度を増す（表Ⅵ-5）。軽度では通常の酩酊症状であるが，エタノール血中濃度が高くなると意識障害や昏睡となり，呼吸中枢や循環に影響を与えて致死的になることもある。

　エタノール以外のアルコール族にはメタノールやエチレングリコールがある。メタノールは工業用アルコールとして，エチレングリコールは不凍液として中毒の原因となり得る。血中濃度が低ければエタノールと同様の症状を示すことがあるが，致死的になるので摂取の可能性があれば中毒の治療が可能な医療機関を選定しなければならない。

2）病院前医療における留意点

- 救急患者の約3割はアルコール関連であるとの報告もあり，遭遇する頻度は高い。アルコールは意識障害の原因となるが，内因性疾患と外傷などあらゆる疾患が背景に隠れている可能性があるので，くれぐれもアルコールによる症状だと決めつけてはならない。
- 頭部外傷と頸椎損傷は存在する前提で救護にあたらなければならない。アルコールの影響で痛みなどの症状を訴えられないことも多いため，隠れている外傷が多い。搬送に伴い外傷を悪化させる可能性もある。
- 気道・呼吸の管理，循環の管理，体温の維持に留意する。吐瀉物で窒息する危険もあるので，気道の管理はとくに重要である。搬送中には体温が低下しやすいので毛布などによる保温に努める。
- アルコール臭と血中濃度は関連性がないので，アルコール臭がないから軽症ということはない。

表Ⅵ-5

血中エタノール濃度（mg/dl）	症状
10〜50	陽気，顔面紅潮
50〜150	多弁，感情失禁
150〜250	判断力低下，運動失調，興奮・麻痺
250〜400	意識障害，構音障害，低体温
400以上	昏睡，呼吸抑制，血圧低下

・繰り返す嘔吐によるマロリー・ワイス症候群，もともと肝硬変がある場合の食道静脈瘤破裂など，吐血を伴うアルコール多飲患者は多い。搬送中の急変にも注意する。

3）アルコール関連による特殊な病態
(1) ビタミン B_1 欠乏症/ウェルニッケ脳症

アルコール依存症の患者は潜在的にビタミン B_1 が欠乏しており，ウェルニッケ脳症を引き起こす可能性がある。ウェルニッケ脳症は運動失調や意識障害を呈する。ビタミン B_1 は水溶性ビタミンであり，過剰摂取しても大きな問題とはならないので，救急外来でアルコール関連の病態を疑った場合にはビタミン B_1 を投与する。

(2) アルコール性低血糖/アルコール性ケトアシドーシス

アルコールによって急性の低血糖や代謝性アシドーシスを示すことが知られている。治療はビタミン B_1 の投与とブドウ糖の補充である。

(3) アルコール離脱/振戦せん妄

長期，大量の飲酒を中止，減量した場合にはアルコール離脱を起こす可能性がある。軽症では不安感や震えなどの症状であるが，痙攣や幻覚，せん妄を起こすこともある。

〔杉田　学〕
〔シナリオ作成：千葉市消防局，安心院康彦〕

3 「アルコール関連」のケースシナリオ

●シナリオ：PCEC（内因性 L & G）
道路で横になっている傷病者を通行人が発見し，救急要請した。

●一般目標
急性アルコール中毒による急性意識障害が疑われる傷病者に対して，適切な病院前医療を実施することができる。

●行動目標項目（それぞれ p.125 Memo を参考に文章化）
Step 1：状況評価
　（1）ハイリスク意識障害を考慮
Step 2：初期評価
　（1）気道・呼吸の評価と管理：経鼻エアウエイと用手による気道確保，気道分泌物の吸引と嘔吐への対応，リザーバー付マスクによる酸素投与，高濃度酸素投与
　（2）循環の評価：ショックの認識　（3）中枢神経の評価　（4）内因性 L & G の宣言
Step 3：情報収集
　（1）BAGMASK に沿った迅速な情報収集
　（2）外傷合併の確認
Step 4：判　断
　（1）急性アルコール中毒疑い　（2）PCEC（内因性 L & G）プロトコール
　（3）内因性疾患の合併を考慮　（4）外傷の合併を考慮
Step 5：全身観察
　（1）解剖学的全身観察：外傷の有無の確認
　（2）アルコール臭に依存しない評価
　（3）不穏状態への対応
Step 6：評価・ファーストコール・特定行為
　（1）適切な医療機関の選定など
Step 7：車内活動
　（1）保温

●病態判断のポイント
（1）アルコールの呼吸循環系への薬理作用
・鎮静作用による舌根沈下。
・嘔吐反射誘発：嘔吐の誘発により誤嚥または気道閉塞を生じる可能性がある。
・呼吸抑制：呼吸抑制により低酸素血症を生じる可能性がある。
・末梢血管抵抗減弱・心筋抑制：末梢血管抵抗減弱や心筋抑制により低血圧を生じ，ショックに至る場合がある。

（2）アルコールの凝固系への薬理作用
（3）アルコール臭と血中アルコール濃度には関連性がない

●入院後の経過
飲酒に伴う意識障害であったが，搬送先の医療機関で合併外傷のないことが確認され，急性アルコール中毒と診断された。自然気道のまま輸液により意識レベルが改善し，搬送当日に家族とともに独歩帰宅となった。

＜最終診断＞
　急性アルコール中毒

Case 7		Step pre1	Step 1	Step 2			Step 3/Step 4	Step 5	Step 6	Step 7
い		覚知	状況評価	初期評価			情報収集/判断	全身観察	評価・第1報・特定行為	車内活動
				気道と意識	呼吸/循環	神経症候				
時刻		1：00	1：10							
バイタルサイン/モニター	HR				(12)			10	9	9
	SpO2				(97)			100	100	100
	PR/HR				(80)			60	60	60
	BP				(75/50)			80/50	80/50	80/50
	BT							35.7	35.5	35.5
観察			歩道上・安全 歩道上に仰臥位 嘔吐，失禁あり	気道開通 JCS II 桁	呼吸正常 皮膚色・発赤 発汗はわずか	JCS 30 GCS 235 瞳孔 R 6P/L 6P ドロップテスト 陰性 不穏状態		JCS 30 GCS 235 瞳孔 R 6P/L 6P ドロップテスト 陰性 明らかな外傷なし 尿便失禁あり		JCS 10 GCS 346 瞳孔 R 6P/L 6P
処置	継続				内因性 L & G					保温 →
	単回			高濃度酸素投与 →						
情報	収集	通報内容 通行人より「歩道で寝込んでいる人がいる。どうも酔っぱらって寝ているようだ」	通行人より 呼気，アルコール臭証明 ハイリスク意識障害考慮 既往歴などは本人から聴取できず				B：既往歴，現病歴 は不明 A：不明 G：1時以内，不明 M：不明 A：自立 S：意識障害（JCS20） K：不明		<病歴・状況の評価> 急性アルコール中毒 内因性 L & G 意識障害の原因判断 脳卒中，心疾患，不整脈，低血糖，痙攣発作など	M：温暖飲酒 I：遷延する意識障害，外傷なと なし，徐脈・徐呼吸傾向 S：観察結果のとおり T：高濃度酸素投与 現病歴：不明 発症推定時刻 1時以前，不明 予想到着時刻 1時30分	ABC継続管理 身体科救急搬送
		携行資器材確認							<第1報/指示要請> MIST 不穏あり，特定行為 非適応 搬送機関選定 搬送時間30分 家族付き添い		<第2報> JCS10に回復 内因性 L & G 継続
伝達											

いいしきにしょうがいがい・くる・ま・ど・は・と・ずい・た・め・し・て・さん・て

[ナルコーシス]
ナルコーシス

ナルコーシスと聞いたらこれだけは忘れない!!

- ナルコーシスとは"昏睡"の意味。二酸化炭素の血中濃度が異常に高くなって昏睡となる病態を"CO_2ナルコーシス（もしくは慣例的に単にナルコーシス)"と呼ぶ。
- 慢性閉塞性肺疾患（COPD）の傷病者が高濃度酸素の吸入や呼吸筋の疲弊により低換気となり，二酸化炭素が血中に異常に蓄積して発症する。
- COPD で CO_2 ナルコーシスを呈している傷病者への高濃度酸素投与は，さらに呼吸停止をきたす危険があるので，行うべきではない。
- 呼吸停止を見逃さないように注意する一方，呼吸停止したらただちに補助換気を開始できるように準備して搬送にあたるべきである。

1 現場活動のポイント

Step 1：状況評価
- 在宅酸素療法用の酸素ボンベや酸素供給装置が現場にないか。
- 在宅酸素療法を受けているのならば，設定の酸素投与量と実際の投与量が一致しているかどうか：設定量より多く酸素吸入していることにより CO_2 ナルコーシスを起こしている可能性がある。

Step 2：初期評価
- 努力呼吸などの異常な呼吸様式かどうか：呼吸様式が一見正常にみえることも珍しくない。
- 起坐位で呼吸しているか。

Step 3：情報収集
【BAGMASK】
B（病気・病歴）
①既往歴
- 肺の病気があるかどうか。
- 病気があるのならば，病名が慢性閉塞性肺疾患（COPD）かどうか：慢性肺気

腫，慢性気管支喘息といわれていることもある。
- 肺結核などで手術を受けたことがあるか。
- 在宅酸素療法を受けているかどうか：受けているのであれば，医師から指示されている酸素投与量を尋ねる。
- 長期の喫煙歴があるか：長期の喫煙歴は，COPDの誘因の1つとされている。
- 過去に採石業や採炭業などの就労歴はあったか：喫煙と同様に，COPDの誘因の1つとされている。

②現病歴
- 呼吸苦，頭痛，発汗といった症状が意識障害に先行しているか：呼吸器症状が意識障害に先行する例がある一方で，特別な訴えもなく傾眠傾向を呈して発症する例もある。
- 意識障害発症以前に，労作時の呼吸困難，慢性の咳嗽，慢性の痰喀出といった症状が普段からあったか：これらの症状があれば，COPDの可能性がある。

A（アレルギー）
- CO_2ナルコーシスと同じように血中CO_2が上昇し意識障害を合併する病態に，気管支喘息発作がある。気管支喘息はアレルギーと関連することがあり，アレルギー歴を聴取する一方，気管支喘息の既往を聴取する。

G（時間）
- 発症経過時間を聴取する。

M（最終食事摂取時間）
- 病院到着後に緊急処置として気管挿管することが考えられるので，最終経口摂取時間の情報を聴取する。

A（ADL）
- CO_2ナルコーシスは高齢者の例が多く，ADL情報の聴取は医療機関での治療方針決定に役立つ。

S（主訴）
- 呼吸苦の有無，ならびに意識消失に先行して呼吸苦があったかを聴取する。

K（薬）
- COPDの薬物治療として，気管支拡張作用のある薬物の服薬や吸入が一般的に行われる。おくすり手帳や薬物を医療機関へ持参する。

Step 4：判　断

CO_2ナルコーシスによる意識障害は，努力呼吸を呈する例もあり，そういった場合は内因性L&Gと判断する。

一見呼吸が安定しているようにみえても，酸素投与などの影響で呼吸停止，ショックとなる例もあるので，内因性L&Gに準じた判断を要する。

Step 5：全身観察
(1) 頭・頸・顔面部
- 呼吸補助筋の使用など，努力呼吸の所見があるか。
(2) 胸部（呼吸状態の詳細な観察）
- COPDでは，呼吸パターンが呼気延長を呈することが多い。
- 呼吸音を聴取し，特有の呼吸雑音から気管支喘息発作や肺炎を判断する。COPDでは両側の呼吸音が減弱していることが多いが，一側ならば陳旧性の肺疾患（肺結核の胸郭形成術後など）や気胸の合併を疑う。
(3) 四　肢
- 慢性の低酸素状態を呈する呼吸器疾患でばち指を呈することが有名であるが，COPDでばち指を呈することはまれである。
(4) 各種モニターからの情報
- パルスオキシメータを装着しSpO_2を測定すると，90％前後の低値を示すことが珍しくない。COPD傷病者はSpO_2値を88～92％程度に維持管理するのが一般的であり，酸素投与によりむやみにSpO_2を上げると呼吸停止をまねく。
- 携帯型の呼気CO_2モニター（カプノメータ）が消防組織でも普及しつつある。呼気終末CO_2分圧が高値であることを現場で確認できれば，CO_2ナルコーシスの判断が救急現場でも可能になる。

Step 6：評価・ファーストコール・特定行為
(1) 評　価
以上の観察，情報収集から意識障害の原因がCO_2ナルコーシスかどうか評価する。

CO_2ナルコーシスと考えれば，人工呼吸器があって非侵襲的陽圧換気（NPPV）が可能な機関を搬送先として選択する。適当な施設がみつからなければ，ひとまず動脈血ガス分析が可能で，動脈血液CO_2分圧を測定し，CO_2ナルコーシスの診断ができる医療機関に搬送する。
(2) ファーストコール
- MIST

    M（Mechanism）：発症経過
    I（Impaired）：意識レベル，呼吸様式
    S（Sign）：呼吸数を含めたバイタルサイン
    T（Treatment/time）：酸素投与量・投与方法，病院到着時間

Step 7：車内活動
SpO_2が90％前後を維持するように酸素投与を行う。呼吸停止を見逃さないように注意しながら，補助呼吸の準備をしたうえで搬送する。起坐位のほうが呼吸が安定していれば，起坐位で搬送する。

2　少し詳しい知識として

　われわれは無意識のうちに呼吸をしているが，それは意識に関係なく，脳幹部にある呼吸中枢が呼吸するように信号を出しているからである。呼吸中枢は，動脈血中のCO_2分圧を指標に呼吸数をコントロールしている。動脈血中のCO_2分圧が高くなれば呼吸数を増やし，低ければ減らして，CO_2分圧を正常範囲内に保っている。ところが，COPDの傷病者では，CO_2分圧が高い状態が慢性的に持続するため，呼吸中枢はCO_2分圧が高いことに感受性が鈍麻してしまい，CO_2が高くても呼吸中枢は刺激されなくなる。それでは，呼吸が止まってしまいそうであるが，そのような傷病者では，CO_2分圧を指標としない代わりにO_2分圧が下がると呼吸中枢が刺激されて呼吸をするという機序に変わる。したがって，ある程度O_2分圧が下がれば呼吸中枢が刺激されて，自発呼吸は止まらない。

　このような機序で呼吸しているCOPDの傷病者に高濃度の酸素を投与すると，O_2分圧が投与された酸素によって上昇したことにより，呼吸中枢は働かなくなり，呼吸数を減らしてしまうことになる。そうなると換気量が低下し，普段でも高いCO_2分圧はさらに著しく上昇することになり，CO_2ナルコーシスをまねくのである。

　以上のような生理反応を考慮すると，CO_2ナルコーシスを呈するCOPD傷病者への酸素投与は慎重に行わなければならない。O_2分圧を上げすぎないように，SpO_2値を90％程度に保つことを目安に，1 l/minきざみでO_2投与量を調節する。それでも自発呼吸が減弱してしまった場合には補助換気を開始しなければならないが，できる限り自発呼吸をなくさないように，補助換気の量と酸素濃度を加減する必要がある。高濃度酸素を用いて換気を十分補助すればO_2分圧は上昇し，CO_2分圧は低下するため，一見状態が改善したようにみえるが，かえって重度のショックに陥ることがある。それまで高いCO_2分圧と低いO_2分圧のために緊張状態にあった交感神経系の緊張が急に低下することにより，重篤な低血圧をきたすのである。呼吸性アシドーシスの急速な改善は，それまで右方移動していた動脈血中の酸素解離曲線を急速に左方移動させ，末梢循環における酸素供給を滞らせることになる。

　このように，CO_2ナルコーシス傷病者の補助換気には十分な注意が必要であり，救急現場や搬送途上で行うことは避けたい。自発呼吸をできる限り温存するよう配慮すべきである。

〔松田　潔〕
〔シナリオ作成：川越地区消防局，安心院康彦〕

3 「ナルコーシス」のケースシナリオ

●シナリオ：PCEC（内因性 L & G）
70歳，男性。5年前から慢性閉塞性肺疾患（COPD）で在宅酸素療法を開始し，独歩で通院加療中。昨日から微熱があり，本日臨時受診の準備中にトイレへ歩いて行った後，反応が悪くなり，救急要請した。

●一般目標
CO_2ナルコーシスによる意識障害が疑われる傷病者に対して，適切な病院前医療を行うことができる。

●行動目標項目（それぞれ p.125 Memo を参考に文章化）
Step 1：状況評価
　（1）ハイリスク意識障害を考慮
Step 2：初期評価
　（1）気道・呼吸の評価と管理：自発呼吸の重視（補助換気に伴う血圧低下に注意），低流量酸素投与
　（2）循環の評価　（3）中枢神経の評価　（4）内因性 L & G の宣言
Step 3：情報収集
　（1）BAGMASK に沿った迅速な情報収集
Step 4：判　断
　（1）CO_2ナルコーシス疑い
　（2）PCEC（内因性 L & G）プロトコール
Step 5：全身観察
　（1）低酸素血症による症候の確認　（2）肺気腫に関連した観察
　（3）肺炎，気胸などの増悪因子合併の確認
Step 6：評価・ファーストコール・特定行為
　（1）適切な医療機関の選定など　（2）Hurry but Gently の宣言
Step 7：車内活動
　（1）適切な酸素飽和度の設定　（2）適切な体位による搬送　（3）補助換気の準備

●病態判断のポイント
【CO_2ナルコーシス】
基礎疾患に肺気腫があり，在宅酸素療法を実施しており，前日からの発熱，膿性の喀痰がみられることから呼吸器感染が疑われ，意識障害の原因としてCO_2ナルコーシスが疑われる。可能であればCO_2モニターを用いる。
【心不全】
頸静脈怒張，喘鳴があることから，右心不全を合併していることが予想される。
【低酸素血症】
SpO_2の低下やチアノーゼを認めても，不用意に酸素量を増加することでCO_2ナルコーシスのさらなる悪化や呼吸停止をきたす可能性がある。低酸素血症が進行した場合でも可能な限り自発呼吸を重視する。呼吸停止に備える態勢を整えたうえで搬送行動に移る。安楽に呼吸ができる体位を保つ。

●入院後の経過
動脈血ガス分析によりCO_2ナルコーシスを確認し，胸部 X 線写真で右室肥大，心電図で右心負荷を認めた。電解質異常の補正とあわせて利尿薬，強心薬および抗菌薬の投与を行い，現在はリハビリ中である。

＜最終診断＞
呼吸器系感染に伴う肺気腫急性増悪

Case 8 なる		Step pre 1 覚知	Step 1 状況評価	Step 2 初期評価			Step 3/Step 4 情報収集/判断	Step 5 全身観察	評価・第 1 報・特定行為 Step 6	Step 7 車内活動
				気道と意識	呼吸・循環	神経症候				
時刻		8：30	8：35					8：40	8：45	8：55
バイタル サイン／ モニター	RR				(16)			16	16	16
	SpO₂				(86)			88	88	88
	PR/HR				(120)			120	120	110
	BP				(120/90)			120/90	120/90	130/90
	BT							38.3		38.1
観察			ソファーに坐位	気道開通 JCSⅡ桁	呼吸浅い 肩呼吸 頻脈・緊張 皮膚乾燥 自発呼吸の重視	JCS 10 GCS 346 瞳孔 R 3P/L 3P ドロップテスト 陰性		喘鳴、呼気時間延長 咳あり喀痰膿性 顔面発汗著明 頸静脈怒張軽度 皮膚低弾力 るいそう、樽状胸		JCS 3 GCS 346 瞳孔 R 3P/L 3P
処置					HOT（経鼻酸素）0.5l/min 継続		内因性 L & G →				
情報	収集	通報内容 息子より、170歳、男。COPD で医療機関通院中。昨日から微熱。本日臨時受診の準備中、トイレ歩行後に意識が悪くなった。呼名に眼を開ける」携行資器材確認	息子より ハイリスク意 識障害考慮				B：肺気腫でHOT イン フルエンザワク チン済 A：なし G：8時20分 M：前日18時項 A：自立（HOT使用） S：今日は苦しい K：HOT 0.5l		<病態・状況の評価> 肺気腫＋感染→急性 増悪の可能性 静脈怒張→右心不全 の合併の可能性 Hurry but Gently	M：トイレ歩行後の 意識障害 I：呼吸苦、努力呼 吸、頸静脈怒張 軽度 S：観察結果のとお り T：HOT 0.5l/min 継続 発症時刻 8時20分項 予想到着時刻 9時10分項
	継続										
	単回										
	伝達						<判断> 肺気腫急性増悪がチ 想される 他の意識障害の判断 内因性 L & G		<第 1 報／指示要請> MIST 搬送医療機関選定 搬送時間 10 分 家族付き添い		<第 2 報＞ JCS 3

い・し・き・に・しょう・が・い・な・る・ほ・ど・ま・ず・い・た・め・い・て・さん・そ

なる↔ど ほ

Ⅵ部　意識障害の原因となる代表的疾患の各論とケースシナリオ

[ホルモン]
甲状腺・副腎疾患など

甲状腺・副腎疾患と聞いたらこれだけは忘れない!!

- 意識障害を呈する傷病者では常に内分泌代謝異常を疑う。
- 低血糖やウェルニッケ脳症（ビタミンB_1欠乏）と同様に緊急度が高い。早期治療で大きな改善が期待され，早期搬送が必要である。
- 疑うことからすべてが始まる。
- 現場での情報収集（生活状況）が早期診断に欠かせない。

1　現場活動のポイント

Step 1：状況評価

甲状腺や副腎の機能異常は，慢性の機能不全の経過中に，感染，外傷，薬剤などの誘因を契機に急性の機能不全として発症することも少なくない（"acute on chronic"）ので，受診歴，既往歴，治療歴（ホルモン補充療法とその中断など），最近の感染，薬剤変更などの情報は大きなヒントとなる。

たとえば，急性の副腎機能不全（副腎クリーゼ）も，慢性の副腎機能不全（未診断のことも少なくない）の経過中，感染などを契機に顕在化することが多い。長期のステロイド療法中の不適切な減量や中断で発症するケースも注意すべきである。最近の服薬状況や食事摂取，日中活動などの生活史に関する情報も重要である。

Step 2：初期評価

ABCの確実な評価と処置がすべてに優先される。内分泌異常では，各ホルモンの欠乏・過剰により特異的な症候を呈することが多いので，バイタルサインを含む症候〔全身状態，意識障害，不随意運動，皮膚所見，浮腫，（副腎不全では低血圧）など〕で疑う。

副腎クリーゼや粘液水腫では，感染，低体温など他の合併症を複合して認めることも多いので，病因・病態の追及に固執せず，内因性ロード＆ゴーの適応かどうかを素早く判断し，緊急処置を行いながら，適切な医療機関を選定し，早期搬送を心がける。

Step 3：情報収集

救急隊員が現場で副腎不全，粘液水腫，甲状腺クリーゼなどの内分泌関連緊急症を確定することは，多くの場合困難である。したがって，意識の異常のあるすべての傷病者に対して，血糖異常，ビタミン欠乏とともに副腎不全や粘液水腫を含む内分泌関連緊急症，薬剤性・代謝性脳症を疑うことがきわめて重要である。

【BAGMASK】
B（病気・病歴）

甲状腺，副腎，下垂体疾患について聴取する。手術や感染，外傷についても注意する。

A（アレルギー），G（時間），M（最終食事摂取時間）

A（ADL）

最近の生活状況などについて聴取する。

S（主訴）

K（薬）

副腎皮質ステロイド服用や，最近の減量・中断について聴取する。

Step 4：判　断

Step 3 までの過程で，特定行為候補，内因性 L&G，脳卒中疑いに該当しないと判断したら，非 L&G PCEC として Step 5 に移り，全身観察を行う。

Step 5：全身観察

(1) 頭・頸・顔面
色素沈着，浮腫にも注意する。また，嗄声，顔貌にも注意をはらう。

(2) 胸・腹部
色素沈着に注意する。

(3) 四　肢
副腎不全では，皮下出血，紫斑，色素沈着，浮腫にも注意する。

(4) 各種モニターからの情報
頻脈（甲状腺機能亢進症），徐脈（甲状腺機能低下症，副腎不全），低血圧（副腎不全），低体温（副腎不全）など。

Step 6：評価・ファーストコール・特定行為

(1) 評　価
プレホスピタルの段階で，内分泌疾患に関連した意識障害を疑う場合は，神経脱落症状（明らかな運動麻痺などの局所神経症状）に乏しい意識障害で，いわゆる代謝性・薬剤性脳症を疑うような状況が多い。対光反射は保たれていることが重要で

ある。

　既診断の内分泌異常の経過中に発症することも多いので、甲状腺疾患、副腎疾患などの既往、治療歴、処方内容の情報はきわめて重要である。副腎不全では、長期ステロイド服用中の減量、中断に関する情報も有用である。接触時の状況や家庭内の状況も含めて、搬送先の医師や看護師にその旨をホットライン通報で伝える。

　内分泌疾患に関連した意識障害も、時に脳卒中などとまぎらわしい場合があり、医療機関搬送後も診断に必要以上に手間取ることも少なくない。医療機関の医師にとっても、患者発見時や倒れていた状況を目撃してきた救急隊員の言葉が診断のヒントになることが多い。緊急度のきわめて高い病態であり、現場活動は効率よく行い、現場滞在時間を極力短縮すべきであることを強調したい。なお転院搬送の場合は、低体温であってもホルモン補充療法前の過度の加温の是非も簡単に確認しておきたい。

(2) ファーストコール
- 年齢/性別
- MIST
    - M （Mechanism）：原因
    - I （Impaired）：症状（身体所見）
    - S （Sign）：バイタルサイン
    - T （Treatment/time）

2　少し詳しい知識として

・代表的な内分泌疾患による意識障害の概要

　ホルモンの異常をきたす内分泌疾患でも、さまざまな意識障害をきたすことが知られている。代表的なものを以下に示すが、いずれも疑うことが重要であり、疑ったらただちに診断と治療を同時進行で開始しなければならない。全身の侵襲（ストレス）への自己防衛システムの一端を担う副腎、甲状腺、下垂体といった内分泌系の異常が起こると、糖代謝や電解質異常、呼吸・循環などへも大きな影響を与えることもあり、感染などの合併があっても顕在化しないこともあるため、十分な注意が必要となる。

(1) 甲状腺機能低下症に関連したもの：粘液水腫性昏睡、橋本病関連脳症

　甲状腺機能低下症では、ストレス耐性が低下し、感染、外傷、消化管出血や薬剤などが誘因となって発症する。反応性低下、自発性低下をはじめとした精神活動の低下をきたし、低体温、低血圧、低換気、低ナトリウム血症、徐脈などをきたす。貧血、脱毛、浮腫、心拡大、低血糖などにも注意が必要である。低体温があっても積極的な加温は避ける。上記の臨床的特徴に注意しながら診断し、同時に治療を進めていく。状況に応じて呼吸・循環管理を含めた全身管理を進め、甲状腺ホルモン

投与を行う．感染を合併していても発熱しないことがあり，積極的な検索を行う必要がある．

なお，橋本病の経過中，亜急性に意識障害を含む多彩な精神症状，神経症状が反復して出現するものは橋本脳症と呼ばれ，自己免疫に関連する病態が示唆される．

(2) 甲状腺機能亢進症に関連したもの：甲状腺クリーゼ

甲状腺機能亢進によって全身諸臓器が代償できなくなった状態．対応が遅れれば昏睡，ショックなど致死的な状況となり得る．甲状腺機能亢進症の経過中，感染，外傷などの誘因により甲状腺中毒症状が増強されて出現する甲状腺クリーゼでは，せん妄，意識障害，発熱，高度の頻脈，発汗，全身脱力に加え，下痢，嘔吐，脱水症状などが加わることもある．治療不十分もしくは中断されたバセドウ病に，侵襲（感染，外傷，手術，出産，精神的ストレス）が加わり発症する．診断と並行して治療を行う．全身管理下に補液，クーリング（アスピリン禁忌），抗甲状腺薬，ヨウ素剤，ステロイドによる加療を行う．

(3) 副腎機能障害に関連したもの：急性副腎不全（副腎クリーゼ）

急激に副腎皮質ホルモン（糖質コルチコイド）の絶対的，相対的欠乏に陥り，未治療では死に至る病態である．未診断・既診断の副腎機能低下症患者に，感染や外傷などの誘因が加わって発症する場合と，長期のステロイド補充療法中に不適切に減量または中断された場合などが多い．副腎出血や癌の副腎転移などで初発するものもある．消化器系感染症を契機に発症するケースも多い．

症状はさまざまであり，副腎不全を疑うことが第一歩となる．臨床症状には，全身倦怠，易疲労性，体重減少，消化器症状（食思不振，悪心・嘔吐，腹痛），筋力低下，低血圧，失神，ショック，精神症状（抑うつ，せん妄），痙攣，発熱，色素沈着，脱毛などがある．ステロイド治療中の患者でのステロイド離脱・中断や種々のストレス（感染，外傷，手術，血管障害など）が誘因となって発症することも多い．副腎出血や転移性副腎腫瘍などに伴う副腎不全もある．低ナトリウム，低血糖，好酸球増多などで疑い，血中コルチゾール，副腎皮質刺激ホルモン（ACTH）の測定などで確認する．補液とともにヒドロコルチゾンなど副腎皮質ホルモンの補充を速やかに行う．そのほかの内分泌疾患の有無も検索しながら，副腎不全が一次性であるか二次性であるかを診断し，増悪因子，誘因となった感染症，血管障害，外傷なども検討していく．

(4) その他

下垂体や副甲状腺なども，意識障害につながる病態を呈する．

〔後藤　淳〕

〔シナリオ作成：川越地区消防局，安心院康彦〕

> **Memo** アジソン病とウォーターハウス・フリードリクセン症候群

かつて結核が猖獗をきわめた時代には，副腎結核によるアジソン病の頻度も高く，副腎クリーゼの原因としても広く認識されていた。『戸隠の絵本』などで知られる夭折の詩人・津村信夫のいのちを奪ったのもこの疾患であったとされる。

ウォーターハウス・フリードリクセン症候群は，20世紀初頭に明らかにされた重症副腎不全を主な病態とする症候群で，多くは髄膜炎菌の菌血症に伴う多臓器不全，DIC，副腎不全をきたす。当時は，現場の医師により副腎抽出物の投与による救命の試みが重ねられていた。

3 「甲状腺・副腎疾患など」のケースシナリオ

●シナリオ：PCEC
50歳, 男性。1週間前に下痢で近医を受診してノロウイルス感染を疑われ, 輸液と内服薬を処方され帰宅したが, 未明から興奮状態で, 今朝から反応が低下したため, 救急要請となった。

●一般目標
甲状腺機能亢進症が疑われる傷病者に対して, 適切な病院前医療を行うことができる。

●行動目標項目（それぞれp.125 Memoを参考に文章化）
Step 1：状況評価
Step 2：初期評価
　(1) 気道・呼吸の評価　(2) 循環の評価：血圧と脈拍の評価
　(3) 中枢神経の評価：せん妄の評価を追加
Step 3：情報収集
　(1) BAGMASKに沿った情報収集
Step 4：判　断
　(1) 精神疾患疑い　(2) PCECプロトコール　(3) 身体疾患も考慮
Step 5：全身観察
　(1) 顔面, 頸部の観察　(2) 発汗, 体温の評価
Step 6：評価・ファーストコール・特定行為
　(1) 適切な医療機関の選定など
Step 7：車内活動

●病態判断のポイント
【甲状腺クリーゼ】
甲状腺機能亢進症（バセドウ病）に対して, 未治療で自覚なく通常に生活していたが, 1週間前にノロウイルスによる感染性腸炎を罹患し, それを契機に甲状腺機能亢進症の悪化による甲状腺クリーゼが出現した。本症例では, 体温の上昇, 頻脈, 意識障害のほか, 全身観察では眼球の突出, 甲状腺の腫脹, 発汗多量などの局所症状を観察する。意識障害の原因の推定が困難で交感神経亢進症状や精神的興奮を伴う場合, 甲状腺疾患も判別にあげる必要がある。

●入院後の経過
甲状腺ホルモン検査により甲状腺機能亢進症と診断され, 明らかな甲状腺クリーゼにて治療が開始された。

＜最終診断＞
甲状腺クリーゼを合併した甲状腺機能亢進症

Case 9 ほ		Step pre 1 覚知	Step 1 状況評価	Step 2 初期評価			Step 3/Step 4 情報収集・判断	Step 5 全身観察	Step 6 評価・第1報・特定行為	Step 7 車内活動
時刻		7:00	7:10	気道と意識	呼吸/循環	神経症候		7:20	7:30	7:50
バイタル サイン/ モニター	RR				(20)			20	20	20
	SpO₂				(98)			98	98	98
	PR/HR				(140)			140	140	140
	BP				(140/90)			140/90	140/90	140/90
	BT							38.3		
観察			ベッドに仰臥位	気道開通 JCS Ⅱ桁	呼吸は速い 頻脈で緊張良 高度発汗	JCS 30R GCS 235 瞳孔 R 3P/L 3P ドロップテスト 陰性		眼球突出 甲状腺の腫れ 高度発汗 せん妄状態		JCS 30R GCS 235 瞳孔 R 3P/L 3P せん妄状態
処置	継続			内因性 L & G ではない						
	単回									
情報	収集	通報内容 妻より「50歳の夫が1週間前にインフルエンザによる腸炎と診断され、近医で輸液と治療で帰宅。未明から意識障害、今朝から意識が朦朧としている」	妻より ハイリスクな意識障害なし				B：1週間前から感染性腸炎、未明から異變、朝から意識障害、最近過労 A：なし G：8時20分 M：前日20時頃 A：自立 S：不明 K：整腸剤 <判断> 精神疾患による意識障害の疑いも身体科疾患も考慮		<病態・状況の評価＞ 最初に甲状腺機能亢進症を疑い、精神疾患も考慮 I：眼球症状、前頸部腫脹 S：観察結果のとおり T：発症時刻 8時20分 予頻到着時刻 8時00分頃	安全を確認
	伝達	携行資器材確認							<第1報/指示要請＞ MIST 搬送医療機関指定 甲状腺機能亢進症対応を優先 搬送時間10分 妻付き添い	

い・し・き・に・しょう・が・い・なる・ほ・と・ま・ず・い・た・め・し・て・さん・そ

(ほ) ホルモン：甲状腺・副腎疾患など

VI部　意識障害の原因となる代表的疾患の各論とケースシナリオ

[瞳孔不同]
脳ヘルニア

脳ヘルニアと聞いたらこれだけは忘れない!!

- 脳ヘルニアをきたす病態としては，脳出血，脳浮腫を伴った脳梗塞，頭部外傷，くも膜下出血などの頭蓋内圧を亢進させる占拠性病変の存在を疑い，家族や周囲の人，目撃者などから受傷の様子，発症の状況などを聴取する必要がある。
- 観察するポイントとして，意識レベル，呼吸様式，瞳孔所見，片麻痺あるいは異常肢位，バイタルサインは必須である。
- 脳ヘルニア徴候を認めたら内因性 L&G を宣言して，三次救急医療機関への速やかな搬送を考慮する。
- 搬送中に脳ヘルニアを悪化させないために，二次的に頭蓋内圧を亢進させる因子である低酸素，高二酸化炭素血症，低血圧などに注意を要する。そのために，酸素投与，気道確保，嘔吐による気道閉塞および誤嚥に対する注意を要する。

1　現場活動のポイント

Step 1：状況評価

通報者あるいは家族，周囲の人に意識障害をきたした状況，または意識障害で発見された際の状況を聴取する。とくに，意識障害に至るまでの時間的経過や意識障害になる前の外傷や痙攣の有無，「突然の頭痛」「麻痺」などの訴えの有無などを確認する。

Step 2：初期評価

気道の開通，呼吸回数および様式，循環の評価などの ABC を評価すると同時に，大まかな意識障害の程度を確認して，意識レベルが悪い際には瞳孔不同の有無を確認する。頭蓋内の占拠性病変による脳ヘルニアであれば，基本的には頭蓋内圧が亢進していて全身血圧も上昇していることが多い。この段階で意識レベルが悪く，瞳孔不同あるいは異常肢位をきたしていれば，脳ヘルニアを考慮して内因性 L&G を宣言する。

Step 3：情報収集

本人からの聴取は難しいので，通報者あるいは家族，目撃者，関係者などから聴取する。

【BAGMASK】
B（病気・病歴）
- 高血圧，糖尿病，高脂血症，心房細動などの既往がなかったか
- 睡眠時無呼吸症候群，メタボリックシンドローム，慢性腎臓病などの既往がなかったか
- 喫煙，飲酒などの危険因子がなかったか

を聴取する。

A（アレルギー）

G（時間）
- 意識障害がどれくらいの時間経過をもって現在のレベルに達したか。

M（最終食事摂取時間），A（ADL）

S（主訴）
- 周囲の者から情報を聴取する：いつからどのような訴えがあったか，また，意識の状態が進行性に悪くなっていったか，あるいは意識レベルの動揺があったか。

K（薬）
- 既往歴に準じる。

Step 4：判　断

脳ヘルニア徴候は，Step 2 においてそれが確認されていれば，この時点で内因性 L&G が宣言されており，Step 3 以下は適宜簡略される。その際，脳卒中疑い例でも呼吸・循環の安定化を優先し，PCEC プロトコールに従う。Step 5 では呼吸・循環を中心とする全身観察を行い，必要に応じて片麻痺の有無などの神経所見の観察も加える。

Step 5：全身観察

基本的には内因性 L&G のため全身観察へ進むが，その後の Step を適宜簡略化して三次救急医療機関への搬送を急ぐことが重要である。倒れていて意識障害として発見された際には，情報がまったく得られないために内因性疾患か外傷かが迅速に判断できない場合もあり，全身をみて外傷がないことを確認する必要がある。

(1) 頭・頸・顔面部
- 瞳孔径，左右差，対光反射の有無，共同偏視の有無
- 顔面神経麻痺の有無

（ど）瞳孔不同：脳ヘルニア

(2) 胸・腹部
　・呼吸状態の評価　・呼吸様式の異常の有無
(3) 四　肢
　・片麻痺の有無
　・GCS による意識レベルの評価（とくに痛覚を加えた際の M の評価：異常肢位の有無など）
　・痙攣の有無
(4) 各種モニターからの情報

Step 6：評価・ファーストコール・特定行為
(1) 評　価
　初期評価により明らかに意識レベルが悪く，瞳孔異常（瞳孔不同を含む）あるいは異常肢位をきたしていれば脳ヘルニアを考慮して内因性 L&G を宣言する。初期評価で明らかな脳ヘルニア徴候がなくても，全身観察により GCS 合計点 8 以下で瞳孔異常を認めれば内因性 L&G を宣言して可及的速やかに，その後の Step を適宜簡略化して三次救急医療機関への搬送を急ぐ。また，初期評価および全身観察により脳ヘルニア徴候を認めなくても，経過中，搬送途中に意識レベルが進行性に悪化して，瞳孔異常，異常肢位，呼吸様式異常を認めることもあるので，搬送中も継続的観察を行う必要がある。

(2) ファーストコール
　・年齢/性別
　・MIST
　　M（Mechanism）：原因
　　I（Impaired）：症状（身体所見）
　　S（Sign）：バイタルサイン
　　T（Treatment/time）

2　少し詳しい知識として

　脳ヘルニアの典型的な徴候には，①意識レベルの低下，②瞳孔異常（瞳孔不同を含む），③片麻痺あるいは異常肢位，があるが，脳ヘルニアの種類と時間経過により徴候が異なることがある。上記のような典型的な脳ヘルニア徴候を示す鉤ヘルニアに対して，中心性ヘルニアは間脳障害により始まるために，軽度の意識障害から，意識障害の進行とともにチェーン-ストークス呼吸が出現し，瞳孔は縮瞳する。さらに，ヘルニアが進行すると意識障害の進行とともに異常肢位と瞳孔不同をきたさずに両側瞳孔が散大して，失調性呼吸から呼吸停止に至る。
　また鉤ヘルニアにおいては，ヘルニアを起こしている占拠性病変側の瞳孔散大と

反対側の麻痺を認めるのが通常である．これは鉤ヘルニアそのものが直接脳幹そのものを圧迫するためである．しかし，ヘルニアが直接脳幹を圧迫せずに，間接的に圧迫することにより反対側の脳幹が他の構造物に圧迫されて瞳孔の散大側と同側の麻痺をきたすことがあり，これをカーノハン症候群と呼ぶ．

　このように脳ヘルニアの種類によって，あるいは鉤ヘルニアによっても，時として典型的でない症状をきたすことがある．大切なことは，脳ヘルニアを疑う際には，典型的ではなくても，意識障害，瞳孔異常（不同，散瞳，縮瞳など），異常肢位，呼吸様式の異常を注意深く観察して，総合的に判断をすることである．実際，意識障害の評価法として Full Outline of Unresponsiveness（FOUR）score においては，眼の反応，運動反応，瞳孔などの脳幹反射，呼吸様式などの4項目を評価することにより，評価者間の一致率も高く，脳ヘルニアの進行の認識や院内死亡予測において GCS より優れていると報告されている[1]．

【文献】

1) 安心院康彦：急性意識障害の診断と初期対応．『ACEC ガイドブック 2014』編集委員会，ACEC ガイドブック 2014，へるす出版，東京，2014，pp32-44.

〔**本多　満**〕
〔シナリオ作成：高松市消防局，安心院康彦〕

3 「脳ヘルニア」のケースシナリオ

●シナリオ：PCEC（内因性 L & G）
58歳，男性，一人暮らし。出勤しないので同僚が訪問すると，自宅で倒れているのを発見。意識がなく嘔吐痕があり，救急要請した。

●一般目標
脳ヘルニア徴候を示す傷病者に対して，適切な病院前医療を実施することができる。

●行動目標項目（それぞれ p.125 Memo を参考に文章化）
Step 1：状況評価
(1) ハイリスク意識障害を考慮
Step 2：初期評価
(1) 気道の評価と管理：舌根沈下・口腔内分泌物・吐物などによる気道狭窄を確認，用手または器具を用いて気道を安定化
(2) 呼吸の評価と管理：呼吸回数・様式により呼吸を評価，高濃度酸素投与を実施
(3) 循環の評価　(4) 中枢神経の評価：脳ヘルニア徴候を認識　(5) 内因性 L & G の宣言
Stpe 3：情報収集
(1) BAGMASK に沿った迅速な情報収集
Step 4：判　断
(1) 脳卒中による脳ヘルニア疑い　(2) PCEC（内因性 L & G）プロトコール
Step 5：全身観察
(1) 誤嚥の評価　(2) 脳ヘルニア徴候の再確認
Step 6：評価・ファーストコール・特定行為
(1) 適切な医療機関選定の選定など　(2) Hurry but Gently の宣言
Step 7：車内活動
(1) 嘔吐，舌根沈下に注意

●病態判断のポイント
脳ヘルニアは，外傷，脳卒中，脳腫瘍，脳炎など種々の病態により頭蓋内圧が亢進し，テント切痕や大後頭孔に脳の一部が嵌入することで生じる。脳幹圧迫による意識レベルの低下，瞳孔不同または両側散大，片麻痺，除脳硬直などの神経学的所見を呈する。また，頭蓋内圧亢進により血圧上昇，徐脈または頻脈，呼吸様式の異常を伴う。

比較的まれな例として，両側大脳の急激な腫脹により生じる中心性ヘルニアでは，意識障害の進行とともにチェーン・ストークス呼吸が出現し，両側の瞳孔が縮瞳するため，代謝性脳症の意識障害との判断を要する。

●入院後の経過
気管挿管下に人工呼吸器を用いて集中治療を実施した。

＜最終診断＞
重症左被殻出血

Case 10		Step pre1	Step 1	Step 2			Step 3/Step 4	Step 5	Step 6	Step 7
		覚知	状況評価	初期評価			情報収集/判断	全身観察	評価・第1報・特定行為	車内活動
時刻		12：10		気道と意識	呼吸/循環	神経症候				
バイタル サイン/ モニター	RR			舌根沈下 JCS Ⅲ桁	(10)			10	10	8
	SpO₂				(90)			96 (O₂)	96 (O₂)	96 (O₂)
	PR/HR				(48)			48	48	48
	BP				(240/120)			240/120	240/120	240/120
	BT							36.7		36.7
観察			室内安全 床に吐物あり		呼吸異常 (徐脈・緊張あり)	JCS 200 GCS 112 除脳肢位 瞳孔 R2S/L5N		ドロップテスト 評価困難 嘔吐痕あり 誤嚥の徴候なし 外傷痕なし	JCS 200 GCS 112 瞳孔 R 2S/L 5N 呼吸 チェーンストークス	JCS200 瞳孔 R 2S/L 5N
処置	継続			内因性 L & G		→				
	単回			高濃度酸素投与		→				
				下顎挙上						
				吸引						
情報	収集	通報内容 同僚社員より、「一人暮らしの58歳男性の同僚が出勤しないので訪問すると、倒れているのを発見。意識がなく嘔吐痕があるる」 携行資器材確認	同僚より、ハイリスクな意識障害				B：最近肥満、睡眠時無呼吸症候群で治療開始。現病歴は左記 A：不明 G：11時 M：不明 A：自立 S：不明 K：不明	BS 90 mg/dl	<病態・状況の評価>：M：単身58歳男性。自宅で倒れているのを同僚が発見 呼吸の異常 Hurry but Gently 原因不明のため I I：腫瘍、異常姿位 傷、中毒、内因すべて S：観察結果とおり T：気道確保、酸素投与	
	伝達								<判断> 内因性 L & G 脳卒中による脳ヘルニア疑い 他の意識障害の原因の判断	<第1報/指示要請> MIST 搬送時間5分 搬送付き添い 同僚付き添い 内因性 L & G	<第2報指示要請> なし	<第3報> なし

い・し・き・に・しょう・が・い・なる・ほ・ど・ま・ずい・た・め・し・て・さん・そ

（ど）瞳孔不同：脳ヘルニア

[麻薬他] 薬物・毒物中毒

麻薬・覚醒剤など

麻薬・覚醒剤と聞いたらこれだけは忘れない!!

- 覚醒剤によるものが多い。
- 近年では，インターネットを通じて入手される危険ドラッグなど，薬物も複雑化してきている。
- 原因薬物がみつからないことが多い。
- 周囲の者の証言もあてにならない。
- 注射痕は重要な所見であるが，経口薬や吸入薬を使用した場合，注射痕はない。
- 原因不明の意識障害と高体温の傷病者には，積極的に麻薬・覚醒剤を疑う。
- 過剰摂取により死亡することもある。
- 精神症状のため危険行動を伴う場合は，警察官通報が必要である。

1 現場活動のポイント

Step 1：状況評価
- 麻薬・覚醒剤と関係のあった事実の確認（明らかにならないことが多い）。
- 麻薬・覚醒剤の有無（明らかにならないことが多い）。

Step 2：初期評価
- 覚醒剤では，血圧上昇，心拍数増加，呼吸数増加の有無。
- 麻薬では，直接作用としての呼吸抑制の有無。

Step 3：情報収集
原因の判断に重要である。必ず傷病者本人と関係者の両者から聴取するが，あてにならないことも多い。むしろ本人は否定することが多い。

【BAGMASK】

B（病気・病歴）
・薬剤の使用について（さり気なく，間接的に）尋ねる。
A（アレルギー）
G（時間）
・麻薬・覚醒剤を使用してからどれくらい時間が経っているか。
M（最終食事摂取時間），A（ADL）
・普段の日常生活の様子を尋ねる。
S（主訴）
①傷病者から
②関係者から：関係者も麻薬・覚醒剤の常用者であることもある。
K（薬）
・かかりつけの医療機関並びに常用薬。

Step 4：判　断

Step 3 までの過程で，特定行為候補，内因性 L&G，脳卒中疑いに該当しないと判断したら，非 L&G PCEC として Step 5 に移り，全身観察を行う。

Step 5：全身観察

(1) 頭・頸・顔面部
・瞳孔観察（麻薬では散大）　・吐物があれば，その色と臭い，性状
(2) 胸・腹部
・覚醒剤では体温上昇
(3) 四　肢
・前腕部に注射痕を認めることが多い　・痙攣の有無
(4) 各種モニターからの情報
・麻薬・覚醒剤による意識障害に特異的な所見はないが，自律神経症状を伴っていることが多いので，バイタルサインがもっとも重要である。重症例では死亡する。

Step 6：評価・ファーストコール・特定行為

状況評価，初期評価，情報収集，全身観察から得られた症状を総合的に評価して病態を判断し，医療機関の選定，情報提供を効果的に行う。
(1) 評　価
もっとも重要なことは，麻薬・覚醒剤・危険ドラッグなどによって隠された病態を常に疑い続けることである。病院前で原因がそれらであると決めつけることは困難であるため ABC の管理を行い，緊急で医療機関へ搬送し治療を開始する必要が

ある。

麻薬・覚醒剤中毒などによる意識障害は，精神症状を伴っていることが多いので，危険行動のため通常の身体科救急の枠のなかで対処できない場合が多い。警察官通報が必要なことも多く，身体的に重篤でない場合は，精神科救急として扱うこともある。

(2) ファーストコール
- 年齢/性別
- MIST
    - M (Mechanism)：原因
    - I (Impaired)：症状（身体所見）
    - S (Sign)：バイタルサイン
    - T (Treatment/time)：急性なのか，慢性なのか。急性であれば摂取もしくは使用時刻

Memo

●フラッシュバック

フラッシュバック（再燃現象）とは，薬物乱用者がその後長期間その薬物を使用していなかったにもかかわらず，ある日突然，その薬物を使用していたときと同様の精神的な中毒症状が発現する現象である。フラッシュバックを起こしやすい薬物としては，大麻，覚醒剤，シンナーなどが知られている。

●自傷・他害の危険性が強いときの対応

凶器となる刃物などの危険器物の保持が明らかである場合，または興奮して暴れ，自傷・他害の危険性がある場合などは，傷病者へ安易に近づかず，消防隊の応援および警察官の派遣要請を通信指令係に行うとともに，付近住民の避難なども考慮する。警察官の要請を行う法的根拠は，警察官職務執行法である（表A）。

また，純粋な精神疾患の傷病者は，救急車による搬送の対象にならないが，身体的な疾患が否定できないという理由で，日常的には搬送しているのが実情である。

表A 「警察官職務執行法」（抜粋）に定める警察官による保護

第3条　警察官は，異常な挙動その他周囲の事情から合理的に判断して次の各号のいずれかに該当することが明らかであり，かつ，応急の救護を信ずるに足りる相当な理由のある者を発見したときは，取りあえず警察署，病院，救護施設等の適当な場所において，これを保護しなければならない。 　1　精神錯乱，または泥酔のため，自己または他人の生命，身体または財産に危害を及ぼすおそれのある者

2 少し詳しい知識として

1）依存性薬物の分類と症状

麻薬などの依存性薬物は，いずれも中枢神経系に作用し，薬理学的には，興奮性と抑制性に大きく分類される。分類を表Ⅵ-6に示す。それぞれの薬物による主な症状を表Ⅵ-7に示す。

表Ⅵ-6 おもな依存性薬物の分類

中枢神経系興奮薬
1. コカイン
2. 覚醒剤（アンフェタミン，メタンフェタミン）
3. カフェイン
4. 幻覚薬〔リゼルグ酸ジエチルアミド（LSD），メスカリン，プシロシビン，フェンシクリジン（PCP），ジメチルトリプタミン（DMT）〕
5. ニコチン
中枢神経系抑制薬（身体依存が強い）
1. アヘン類（モルヒネ，コデイン，ヘロイン，ペンタゾシン）
2. 大麻（マリファナ）
3. 有機溶剤（シンナー，ボンド）

表Ⅵ-7 依存性薬物による主な症状

薬物の種類	急性中毒症状	慢性中毒症状
コカイン	幻覚妄想，焦燥興奮	無為，抑うつ気分，過眠
覚醒剤	多幸感，興奮，錯乱，血圧上昇，心拍数増加，呼吸数増加	精神病症状，不安，不眠，抑うつ気分，フラッシュバック
カフェイン	興奮，不眠，不整脈	
幻覚薬	幻覚，超絶体験，血圧上昇，心拍数増加，瞳孔散大	幻覚妄想，フラッシュバック
ニコチン		抑うつ気分，不眠，欲求不満，不安，集中困難，落ち着きのなさ，心拍数減少，食欲増加（離脱症状による）
アヘン類	多幸感，めまい，嘔気	流涙，発汗，悪心，痙攣（離脱症状による），鼻漏，全身の痛み
大麻	酩酊状態	無気力，抑うつ気分
有機溶剤	酩酊状態，多幸感，幻視	不安，抑うつ気分，末梢神経障害（しびれ）

2）危険ドラッグとは

　危険ドラッグは,「合法ドラッグ」「脱法ハーブ」などと称されて販売されており,お香・バスソルト・ハーブ・アロマなど,一見しただけでは人体摂取用と思われないように目的を偽装された形態になっている。色や形もさまざまで,粉末・液体・乾燥植物など,これもみた目ではわからないように巧妙に作られている。

　危険ドラッグには,すでに規制されている麻薬や覚醒剤の化学構造を少しだけ変えた物質が含まれており,身体への影響は麻薬や覚醒剤と変わらない。それどころか,より危険な成分が含まれていることもある。

その他の薬物・毒物中毒

薬物・毒物中毒と聞いたらこれだけは忘れない‼

・多くは自殺企図による過量服薬である。
・医師が処方した睡眠薬などの向精神薬によるものが多い。
・状況評価において，安全確認を十分に行う。
・致死量に達していなくとも死亡することがある。

3 現場活動のポイント

Step 1：状況評価

(1) 安全の確認
・中毒が気体の吸入や第三者によるもの，もしくは集団的な発生が認められる場合は，救助者の安全が確保されていることを確認した後，傷病者との接触を行う。
必要に応じて消防隊の応援要請，および警察官の派遣要請などを考慮する。

(2) 現場到着時の状況
・室内に残された空の薬包やパックの有無を確認：現場の状況から中毒症状の原因物質と強く疑われる物質が確認できた場合は，物質の入っていた容器やラベル，さらに，その物質が医薬品であれば，包装紙やシール，残った錠剤などからの物質の種類，名称を確認し，可能であれば搬送先の医療機関に持参することが望ましい。

Step 2：初期評価
・薬剤の直接作用としての呼吸抑制，血圧低下の有無。
・意識障害による舌根沈下，吐物の誤嚥，気道の閉塞の有無。

Step 3：情報収集
・過量服薬の事実の確認（原因の判断に重要）：必ず本人と関係者の両者から聴取する。

【BAGMASK】

B (病気・病歴)
・最近の精神状態は悪かったのか ・自殺企図の可能性はあるのか
・精神科通院歴はあるのか ・過去にも同様なことがあったのか
・薬剤名は何か ・どの程度服毒したのか

A (アレルギー)

G (時間)
・服毒してどのくらいの時間が経っているのか。

M (最終食事摂取時間)

A (ADL)
・最近の日常生活の様子。

S (主訴)
①傷病者から ②関係者から

K (薬)
・通院中の医療機関から処方されている内服薬の種類と量。
・今回服用した量 など。

Step 4：判　断

Step 3 までの過程で，特定行為候補，内因性 L&G，脳卒中疑いに該当しないと判断したら，非 L&G PCEC として Step 5 に移り，全身観察を行う。

Step 5：全身観察

(1) 頭・頸・顔面部
・意識障害を認める場合には，瞳孔観察（縮瞳，散大，左右差，対光反射の有無）。
・吐物があれば，その色と臭い，性状。
・顔面，口腔内などに薬物の付着はないか。
・口腔粘膜や皮膚の色調の変化，びらん，化学物質の影響と思われる所見の有無（表Ⅵ-8）。

表Ⅵ-8　急性中毒を疑うべき状況

1．原因不明の意識障害
2．咽頭痛，突然の嘔吐や下痢，腹痛
3．以下の症状を呈する傷病者で，発症機序が不明確な場合 　→ショック，呼吸不全，過呼吸，過高熱，全身性痙攣
4．自殺企図の既往のある傷病者
5．自損傷を有している傷病者
6．精神科疾患を有する傷病者
7．集団発生

表Ⅵ-9　呼気の異常臭気とその起因物質

1．化学物質に特有な臭気
フェノール臭，クロロホルム臭，硫化水素臭，アルコール臭
2．ニンニク臭
有機リン，ヒ素
3．靴墨臭
ニトロベンゼン
4．杏仁水様臭
シアン化合物
5．洋ナシ様臭
抱水クロラール

・呼気の異常臭気の有無（表Ⅵ-9）。

(2) 胸・腹部

過量服薬による意識障害に特異的な所見はない。

(3) 四　肢

過量服薬による意識障害に特異的な所見はない。

(4) 各種モニターからの情報
・急変する可能性があるので，心電図やSpO_2をモニターする。
・薬物・毒物の種類によっては，不整脈が出現することもある。
・薬剤の直接作用としての呼吸抑制，意識障害による舌根沈下，吐物の誤嚥などによるSpO_2の低下に気をつける。
・バイタルサインの経時的変化がもっとも重要である。

Step 6：評価・ファーストコール・特定行為

(1) 評　価
・何の薬剤を，いつ，どのくらいの量を服薬（毒）したのか。

(2) ファーストコール
・年齢/性別
・MIST

　　M（Mechanism）：原因
　　I（Impaired）：症状（身体所見）
　　S（Sign）：バイタルサイン
　　T（Treatment/time）：薬物摂取時刻

(3) 毒物などの医療機関への持参

安全な携行が可能ならば，毒物の一部をビニール袋などに保存するなど漏洩防止

処置を行い、搬送先の医療機関まで携行して包装紙および説明書などとともに医師に提出する。

また、傷病者の吐物および排泄物などがあれば併せて携行し、提出する。

4 少し詳しい知識として

中毒とは、化学物質が体内に吸収され、その物質および代謝物によって生体機能に障害が生じた状態をいい、化学物質の摂取後に短時間で症状が現れる急性中毒と、微量な化学物質の反復摂取後に一定時間が経過し障害が現れる慢性中毒の2つに分類される。

通常、救急現場で慢性中毒の傷病者を扱うことはまれであり、その多くは急性中毒の傷病者が占めている。

原因がよくわからない意識障害の傷病者に遭遇した場合は、常に急性中毒を念頭におき観察を進めることが重要である。混乱した現場でかつ限られた情報のなかで、困難ではあるが、急性中毒を疑う状況を提示する(表Ⅵ-10)。

向精神薬の過量服薬がもっとも多く、次いで感冒薬が多い。向精神薬のなかでもっとも多いのが、ベンゾジアゼピン系の睡眠薬である。かなりの量を服薬しても

表Ⅵ-10 特徴的な症状とその起因物質

1. 咽頭痛、びらん
パラコート、クレゾール、酸・アルカリ、トイレ用洗浄剤
2. 縮瞳、流涎、発汗、筋攣縮
有機リン、カーバイト
3. 高熱、過呼吸
アスピリン
4. チアノーゼ
アニリン、ニトロベンゼン、フェナセチン
5. 全身性痙攣
有機塩素、ニコチン
6. 低血糖症状
糖尿病薬、有機フッ素
7. 意識障害のみ(他はすべて正常)
睡眠薬
8. 意識障害と縮瞳
麻薬
9. 意識障害と瞳孔散大
覚醒剤

致死量に至らないが,他剤やアルコールとの併用で,誤嚥や舌根沈下のために窒息で死亡することもある。また,心疾患や肺疾患を合併していたりすると,不整脈などで死亡することもある。

農薬や洗剤などの毒物を服毒すると重症化しやすいが,もっとも生命に危険な毒物はパラコートである。精神科通院歴のある患者が多く,うつ病,統合失調症,適応障害などを合併している患者に多い。また,リピーターは,境界性パーソナリティ障害を合併している患者に多いとされている。

〔中村光伸,小橋大輔〕
〔シナリオ作成:東京消防庁,安心院康彦〕

Memo

●中毒患者の届出

中毒患者を診断した場合において,法的に届出が義務づけられているのは麻薬患者だけである(麻薬及び向精神薬取締法第58条の2)。所持すること自体犯罪となる覚醒剤や販売に法的規制が設けられているシンナーなどによる中毒患者を診断しても,医師に法的な届出義務は課せられていない。覚醒剤,シンナーなどの使用が疑われ,社会通念上の理由で通報する場合は,傷病者のプライバシー保護に反することになるため慎重な態度が必要である。

●毒物の判別

毒物の危険性などの確認は,傷病者の観察より優先して行い,隊員の安全が確認できた後は,傷病者観察・処置と並行して毒物の判別につながる情報を収集する。傷病者本人および関係者などからの聴取,傷病者の観察結果から推定,または毒物の包装紙,説明書などにより毒物の同定を行う。また,これらの毒物に関する情報は,できる限り早期に搬送先の医療機関の医師に連絡することが重要である。毒物に関する情報提供は「公益財団法人日本中毒情報センター」(http://www.j-poison-ic.or.jp/)が医療関係者および一般市民向けに行っている(表B)。

表B 中毒110番(日本中毒情報センター)

■ 医療機関専用
・大阪中毒110番(365日24時間対応)
072-726-9923 (情報提供料:1件につき2,000円)
・つくば中毒110番(365日9時~21時対応)
029-851-9999 (情報提供料:1件につき2,000円)
■たばこ専用電話(365日24時間対応,テープによる情報提供:一般市民向け)
072-726-9922 (情報提供料:無料)

「公益財団法人日本中毒情報センター」ホームページより

5 「薬物・毒物中毒」のケースシナリオ

●シナリオ：PCEC（内因性 L & G）
66歳，男性。昨夜22時頃，普段どおり飲酒後に就寝した。今朝になり，いつもの時間に起きてこないため妻が寝室を見に行くと，農薬のような臭いがしていびきをかいて寝ているため救急要請した。

●一般目標
有機リン中毒による急性意識障害が疑われる傷病者に対して，適切な病院前医療を行うことができる。

●行動目標項目（それぞれ p.125 Memo を参考に文章化）
Step 1：状況評価
　(1) ハイリスク意識障害を考慮
　(2) 薬物への曝露予防などの安全確保　(3) 傷病者数確認と必要に応じた応援要請
Step 2：初期評価
　(1) 気道の評価と管理：吸引による分泌物除去
　(2) 呼吸の評価と管理：高濃度酸素投与，バッグマスクによる補助換気の考慮
　(3) 循環の評価　(4) 中枢神経の評価：とくに瞳孔の評価
　(5) 内因性 L & G の宣言
Step 3：情報収集
　(1) BAGMASK に沿った迅速な情報収集　(2) 薬物（スミチオン）の特定
Step 4：判　断
　(1) 有機リン中毒疑い　(2) PCEC（内因性 L & G）プロトコール
Step 5：全身観察
　(1) 外傷の有無などの簡潔な全身観察
Step 6：評価・ファーストコール・特定行為
　(1) 高度医療機関の選定など
Step 7：車内活動

●病態判断のポイント
【有機リン中毒】
(1) 薬理作用
　有機リン中毒は主としてアセチルコリンエステラーゼ阻害によりアセチルコリン作用が増強されて発症する。アセチルコリンは副交感神経節後線維，自律神経節前線維，体性運動神経，中枢アセチルコリン神経の化学伝達物質である。末梢では副交感神経支配臓器でムスカリン作用，自律神経節，副腎髄質および運動神経-骨格筋接合部でニコチン作用を表す。有機リン剤の曝露により経口，皮膚，結膜，消化管，呼吸系より速やかに吸収される。

(2) 症候
　出現時期はおおむね曝露後12～24時間以内である。
　症候としては，ニコチン受容体，ムスカリン受容体，中枢神経受容体刺激による脱力，目のかすみ，嘔気，頭痛，嘔吐，腹痛，めまい，眼刺激症状，縮瞳，流涎，呼吸促迫，意識障害，筋攣縮，下痢，発汗，発熱，脱力，頻呼吸，頻脈，徐脈，高血圧，肺水腫，口臭（ニンニク臭）などを生じる。

●入院後の経過
救急外来で気管挿管を実施し，大量輸液，胃洗浄，活性炭の投与，アトロピン，PAM の静注を開始した。集中治療室では農薬誤嚥による低酸素血症を呈したが，20日後に呼吸器から離脱し，30日後に独歩退院した。
※プラリドキシムは，有機リン剤によって不活化したコリンエステラーゼが不可逆的な変化（老化 aging）を受ける前，すなわち通常 24～36 時間以内に投与することが推奨される。

＜最終診断＞
　有機リン中毒

Case 11 ま		Step pre 1 覚知	Step 1 状況評価	Step 2 初期評価			Step 3/Step 4 情報収集・判断	Step 5 全身観察	Step 6 評価・第1報・特定行為	Step 7 車内活動
				気道と意識	呼吸/循環	神経症候				
時刻		7：00	7：15							7：25
バイタル サイン/ モニター	RR				(24)			24	24	24
	SpO₂				(94)	(93)		94	93	94
	PR/HR				121			123	122	122
	BP				(160/92)			166/94	164/92	162/90
	BT									
観察			居室内安全 自宅1階居室 内ベッドに 仰臥位	気道分泌多 量 JCSⅢ桁 嘔吐痕	浅く速い 弱く速い 大量発汗	JCS 300 GCS 111 瞳孔 R 1N/L 1N ドロップテスト 陰性		縮瞳, 流涎 ニンニク臭 唾液多量 大量発汗 誤嚥の有無	JCS 300 GCS 111 瞳孔 R 1N/L 1N ドロップテスト陰性	JCS 300 GCS 111 瞳孔 R 1N/L 1N ドロップテスト 陰性
処置	継続			下顎挙上	内因性 L & G ——→ 高濃度酸素 ——→					
	単回			吸引				吸引		吸引
情報	収集	通報内容 妻より,「66歳 の夫が普段起き る時間になって も起きず, 農薬 のような臭いが して, いびきを している」	妻より ハイリスク意 識障害				B：既往歴なし, 22 時頃普段どおり 飲酒後就寝した 後, 左記のとお り A：なし G：発症推定時刻不明 M：昨夜20時 A：自立 S：意識障害, 頻脈, 高血圧 K：なし <判断> スミチオンによる有 機リン中毒疑い 内因性 L & G 他の原因考慮		<病態・状況の評価＞ スミチオンによる有 機リン中毒疑 い I：嘔吐，意識障害 S：観察結果のとお り T：高濃度酸素投与 発症推定時刻不明 予想到着時刻 7時35分	
	伝達	携行資器材確認							<第1報/指示要請＞ MIST 高度医療機関選定 搬送時間10分 妻付き添い	

いいしきにしょうがいなるほどまずいたあしてさんで

[髄膜炎] 髄膜炎・脳炎

髄膜炎・脳炎と聞いたらこれだけは忘れない!!

・早期に治療を開始しないと致命的で重篤な後遺症を残す緊急疾患である。
・症状の三徴は，①発熱，②項部硬直，③意識障害（ただしこの三徴がそろうのは全体の半数）である。
・小児，成人，高齢者で症状に差がある。
・治療の緊急性を求められるが，神経集中治療が可能な医療機関へ直接搬送される場合より，市中病院からの転院が多い（軽症の場合，患者・家族の認識が乏しい）。

1 現場活動のポイント

Step 1：状況評価
・重篤な場合（痙攣など），ABC に異常をきたすこともあり，それを念頭においた準備を行う。
・不穏，異常行動がある場合は，傷病者が暴れて隊員が怪我をしないように注意する。

Step 2：初期評価
・発熱，不穏などのため頻呼吸・頻脈であることが多い。
・重篤なものは痙攣などを生じ，呼吸・循環の抑制をきたすものもある。
・意識障害は，何となくボーっとしている程度から深昏睡までさまざまである。
・精神症状を伴う場合は脳炎の可能性を考慮する。
・細菌性髄膜炎では敗血症によるショックを合併することがあり，その際は内因性 L&G の宣言に続いて，迅速な対応を求められる。

Step 3：情報収集
原因の判断に重要である。可能な限り本人と関係者の両者から情報収集を行い，状況評価より得られた情報とあわせて「Step 4：判断」につなげる。

【BAGMASK】

B（病気・病歴）
・痙攣の有無，精神症状の有無，発熱のパターン。
・先行する風邪症状，帯状疱疹，肺炎，心疾患，中耳炎，副鼻腔炎，歯科領域疾患，脳または脊髄の手術，重篤な頭部外傷，担癌患者。

A（アレルギー），G（時間），M（最終食事摂取時間），A（ADL）

S（主訴）
　①傷病者から　②関係者から

K（薬）
・高齢者や，免疫力を低下させる薬剤（ステロイド，免疫抑制剤）服用者は，結核や真菌などの重篤な髄膜炎・脳炎をきたす例がある。

Step 4：判　断

Step 3 までの過程で，特定行為候補，内因性 L&G，脳卒中疑いに該当しないと判断したら，非 L&G PCEC として Step 5 に移り，全身観察を行う。

Step 5：全身観察

(1) 頭・頸・顔面・体幹・四肢

【頭　痛】

比較的早期に出現し，頻度も高い。体動により増強する。悪心・嘔吐を伴うことも多い。「頭が割れそう」「ガンガンする」と訴えることが多い。

【耳　痛】

中耳炎でみられることがある。

【大泉門膨隆】

乳幼児の場合，頭蓋内圧亢進を示す所見として重要である（通常，大泉門は凹んでいる。平坦であった場合も軽微な症状の場合がある）。

【胸腹部聴診】

髄膜炎・脳炎に特異的な所見はないが，肺結核では胸部聴診で雑音が聴かれることがある。

【皮　膚】

帯状疱疹では神経支配に一致した部位に，痛みや水疱が出現する。

(2) 髄膜刺激徴候

【Jolt accentuation】

意識障害がなければ簡単にとれる所見である。他動的に 1 秒間に首を左右 2, 3 回振り，頭痛が悪化したら陽性とする。感度は 97.1％ と高いが，特異度は 60％ 程度である。

※くも膜下出血が疑われる際には極力控える。

【項部硬直】

仰臥位の傷病者の頭部を支え，後頭部から頸の後ろに手を当てて他動的に頭部を持ち上げると，傷病者は痛みを訴え，顎が胸につかず頭部と胸部が同時に持ち上がる。髄膜炎・脳炎ではもっとも重要な髄膜刺激徴候であるが，約30％で欠落する（なくても髄膜炎・脳炎を否定してはならない）。高齢者では頸椎症やパーキンソン症候群などのため見極めにくいことがあるが，これらの場合は側方への回旋運動も制限があることが多い。

意識障害があり，瞳孔不同，両眼の外転制限（耳側へ眼球が動かない），クッシング現象（血圧上昇，脈圧増大，徐脈）などを伴う症例では，頭蓋内圧亢進症の存在が疑われ，上記の手技により呼吸・心拍異常を引き起こす可能性があるため，行わない。

<u>※下記の2つの徴候は項部硬直に比べ観察される頻度も低く，手間や疾患の緊急度を考えると，所見をとる意義はプレホスピタルでは小さい。</u>

【ケルニッヒ徴候】

仰臥位の患者の股関節と膝関節を屈曲させた状態で膝関節を伸展させようとした際，伸展制限のある場合を陽性とする。

【ブルジンスキー徴候】

仰臥位にした傷病者の後頭部に手を置き，もう一方の手で身体が持ち上がらないように胸部を圧迫しながら頸を前屈させた際，股関節と膝関節が自動的に屈曲する場合を陽性とする。

(3) 各種モニターからの情報

【体 温】

出現頻度は高く，とくに細菌性のものではしばしば高熱（39℃以上）を示す。ただし，高齢者や小児，免疫抑制剤使用傷病者などは微熱程度または無熱の場合もあり，注意が必要である。

【血圧，脈拍】

ショック，発熱，炎症などにより，低血圧，頻脈をきたす。

Step 6：評価・ファーストコール・特定行為

状況評価，初期観察，情報収集，全身観察から得られた症状を総合的に評価して病態を判断し，医療機関の選定，情報提供を効果的に行う。

(1) 評 価

- 主に問診と全身観察で髄膜炎・脳炎が疑われる所見（意識状態，体温，項部硬直の有無を中心に）より評価する。
- ABCの管理を適切に行い，迅速に医療機関へ搬送し，早期治療を開始する必要がある。

(2) ファーストコール
- 年齢/性別
- MIST

    M（Mechanism）：原因
    I（Impaired）：症状（身体所見）
    S（Sign）：バイタルサイン
    T（Treatment/time）：病院前医療，時間と説明

2 少し詳しい知識として

　髄膜炎・脳炎は中枢神経系の感染症である。細菌やウイルスなどの病原体が脳実質に感染したものを脳炎，脳の表面を覆う髄膜に感染したものを髄膜炎という。病原体の種類によって急性の経過をたどるもの（細菌性髄膜炎，ヘルペス脳炎など），亜急性〜慢性の経過をたどるもの（結核性，真菌性など），また一部には劇症型（髄膜炎菌性髄膜炎など）をとるものもある。副鼻腔炎，中耳炎，乳突蜂巣炎，歯性感染症などから髄膜炎に進展する可能性もあるため，頭頸部は注意深く観察する。副鼻腔の圧痛，耳介後部の腫脹・圧痛・発赤，耳介牽引痛，口腔内の不衛生，免疫力低下などの所見があれば髄膜炎を考え，さらに意識障害がある場合は脳炎を考える。

　瞳孔不同や意識障害，片麻痺などの他の神経症状，クッシング現象を認める場合は緊急性がより高まる。

　頭蓋内圧亢進により嘔吐をきたすことも多く，その際は嘔吐物による窒息，肺炎の併発の危険もあり注意が必要である。また，痙攣を生じると呼吸抑制・停止をきたすこともあり，気道確保，場合によっては補助換気が必要になることも念頭におかなければならない。

　小児の場合，熱性痙攣との判断が困難なことがあるが，痙攣前からの傾眠傾向・項部硬直などがあれば髄膜炎・脳炎の可能性が高くなる。

　また，くも膜下出血も意識障害・項部硬直をきたす。重篤なものでは体温調節中枢が障害され，発熱をきたすものもあり判断に苦慮する場合もあるが，くも膜下出血は先行感染などがなく「突然発症」という点が判断の1つのヒントとなる。

【ウォーターハウス・フリードリクセン症候群】

　髄膜炎菌による重症感染症で，敗血症に続発して急性副腎不全をきたす。髄膜炎症状は超急性的に発症し，意識障害に加え血圧低下，DIC（播種性血管内凝固症候群）の症状（皮下の点状出血斑）を示す。致死率は60％を超える。

【辺縁系脳炎】

　悪性腫瘍では癌性髄膜腫がよく知られているが，傍腫瘍性辺縁系脳炎と呼ばれる脳炎がある。原因の約40％が小細胞肺癌であるが，乳癌，卵巣奇形腫といった女性

に多い腫瘍も要因となる。また，妊娠中の発症も知られている。急性発症の統合失調様症状の後，意識障害，中枢性低換気，特異的な不随意運動および痙攣様発作を呈することがある。

〔西平崇人，日高有司，竹川英宏〕
〔シナリオ作成：東京消防庁，安心院康彦〕

3 「髄膜炎・脳炎」のケースシナリオ

●シナリオ：PCEC（内因性L＆G）
78歳，男性。昨日から風邪症状があり様子をみていたが，本日になり発熱と頭痛を認め，嘔吐に続いて反応が低下したため，妻が救急要請した。

●一般目標
髄膜炎による急性意識障害が疑われる傷病者に対して，適切な病院前医療を行うことができる。

●行動目標項目（それぞれ p.125 Memo を参考に文章化）
Step 1：状況評価
　（1）ハイリスク意識障害を考慮
Step 2：初期評価
　（1）気道の評価と管理：喀痰の吸引
　（2）呼吸の評価と管理：呼吸状態の確認，高濃度酸素投与
　（3）循環の評価　（4）中枢神経の評価　（5）内因性L＆Gの宣言
Step 3：情報収集
　（1）BAGMASK に沿った迅速な情報収集
Step 4：判　断
　（1）髄膜炎疑い　（2）PCEC（内因性L＆G）プロトコール
Step 5：全身観察
　（1）合併する感染症の徴候：副鼻腔炎，中耳炎，肺炎，敗血症による皮疹
　（2）髄膜刺激徴候などの観察
Step 6：評価・ファーストコール・特定行為
　（1）適切な医療機関の選定など　（2）Hurry but Gently の宣言
Step 7：車内活動

●病態判断のポイント
【細菌性髄膜炎】
　発熱，頭痛，項部硬直，意識障害の四徴のほか，嘔吐などを認める。四徴のすべてがそろうのは44％，頭痛以外の古典的三徴候は2/3以下といわれている。また，高齢者では発熱を認めない場合もある。感染経路には副鼻腔炎，中耳炎，肺炎，心内膜炎などがある。重症では敗血症性ショックの合併に注意する。くも膜下出血などの出血性脳卒中でも意識障害に発熱を伴うことがあるため，現場で完全に判断することが困難な場合があり，その際はくも膜下出血についても対応可能な高次医療機関を選定する。細菌性髄膜炎は未治療では致死的であり，早期の抗菌薬投与が必須であるため，迅速な対応が求められる。

●入院後の経過
　救急外来受診後に頭部 CT 検査を実施し，くも膜下出血は否定された。腰椎穿刺による髄液検査を行った結果，多核白血球の増多と糖の低値を認め，ただちに抗菌薬投与が開始された。髄液培養の結果，肺炎球菌が起因菌であることが判明し，合併していた肺炎および敗血症についてもあわせて治療した。3週間後に軽快退院した。

＜最終診断＞
　・細菌性髄膜炎　・細菌性肺炎　・敗血症性ショック

Case 12 ずい	Step pre 1 覚知	Step 1 状況評価	Step 2 初期評価 気道と意識／呼吸／循環／神経症候				Step 3/Step 4 情報収集・判断	Step 5 全身観察	Step 6 評価・第1報・特定行為	Step 7 車内活動
時刻	9:10	9:25								9:35
バイタル サイン／ モニター	RR			気道開通 JCS Ⅲ桁	(24)				30	30
	SpO2				(95)				94	94
	PR/HR				(108)				126	120
	BP				(112/66)				110/60	108/62
	BT							39.6		
						浅く速い 弱く速い	JCS 100 GCS 125 瞳孔 R 3P/L 3P ドロップテスト 陽性		JCS 100 GCS 125 瞳孔 R 3P/L 3P 陰性	
観察			居室内安全 自宅2階居室 内布団上に仰臥位					項部硬直 嘔吐、嘔気様 全身に皮疹なし	ドロップテスト 陰性	<継続観察> JCS 200 GCS 114 運動麻痺なし 瞳孔 R 3P/L 3P
処置	継続			高濃度酸素			内因性 L & G			
	単回									
情報	収集	通報内容 家族より、「昨日から風邪症状があり様子をみていた。発熱と嘔吐があり、反応が悪くなったため救急要請」	妻より、 ハイリスク意識障害				B：耳鼻科疾患既往 なし、現病歴は 左記 A：なし G：発症昨日9時、 DMなし M：昨夜18時 A：自立 S：発熱、嘔吐、意識障害 K：なし <判断> 髄膜炎疑い 内因性 L & G 他の意識障害、 脳卒中との判別		<病態・状況の評価> 髄膜炎疑い 肺炎合併疑い 敗血症性ショック疑い 内因性 L & G	M：発熱を伴う頭痛 が先行 S：発熱、嘔吐、項 部硬直、意識障 害 O：全身観察参照 ショック合併疑い T：高濃度酸素投与 発症時刻 18時頃 予想到着時刻 9時40分
		携行資器材確認							<第1報/指示要請> MIST 高度医療機関選定 搬送時間5分 妻付き添い	<もしも第2出血合 疑った場合は Hurry but Gently	<第2報> 意識レベル低下

いしきに・しょう・がい・がいま・る・ほ・ど・ま・ず・い・た・め・し・て・さん・そ

VI部　意識障害の原因となる代表的疾患の各論とケースシナリオ

[体温異常]
た 熱中症・偶発性低体温症

熱中症・偶発性低体温症と聞いたらこれだけは忘れない‼

- 熱中症や偶発性低体温症は，環境の因子と体温調節力の因子の両方を考慮する必要がある。
- 重症の低体温症は飲酒，過量服薬，外傷が原因となることが多い。
- 35℃以下，40℃以上の異常体温には，それぞれ復温や冷却処置を積極的に考慮する。

1　現場活動のポイント

Step 1：状況評価

傷病者が発生した時間，場所，活動状況を確認する。現場の室温や当日の最高気温，湿度も参考になる。飲酒，大量服薬，中毒，外傷の可能性がないか現場の状況を観察する。

Step 2：初期評価

熱中症・偶発性低体温症いずれの場合でも，意識障害をきたしている傷病者は重症と考えてよい。また，意識障害のある傷病者は体温調節障害をきたしやすい傾向にある。

Step 3：情報収集

原因の判断に重要である。できる限り傷病者本人と関係者の両者に問診を行い，状況評価より得られた情報とあわせて「Step 4：判断」につなげる。

【BAGMASK】
B（病気・病歴）
- 糖尿病や肝硬変などの慢性疾患があると，外部環境への適応力が不良である。熱中症の既往がある人は熱中症を起こしやすい。

A（アレルギー）
G（時間）
・高温多湿な環境への曝露時間。
M（最終食事摂取時間）
・前夜の飲酒や朝食を食べていないといったことは脱水と関連しており，体温調節力の低下につながる。
A（ADL）
・高温多湿環境から逃避可能な状態であったかの参考となる。
S（主訴）
　①傷病者から　②関係者から
K（薬）
・アルコール，睡眠薬，向精神薬は自律神経を抑制して体温調節力を低下させる。

Step 4：判　断

Step 3 までの過程で，特定行為候補，内因性 L & G，脳卒中疑いに該当しないと判断したら，非 L&G PCEC として Step 5 に移り，全身観察を行う。

Step 5：全身観察

(1) 頭・頸部
外傷があるときには，外傷による意識障害が先行している可能性を考慮する。独居老人の室内での転倒は，頭部外傷や四肢骨折を起こした場合に自力移動が困難となり，結果として偶発性低体温症や熱中症に陥る。アルコールや過量服薬，服毒が疑われるときは体温調節異常が起こりやすいと認識する。

(2) 胸・腹部
外傷の有無をみることと同時に呼吸数と呼吸パターン（腹式呼吸，失調性呼吸など）を確認する。背面の褥瘡形成は長期臥床を意味し，横紋筋融解症を合併するために予後不良因子となる。

(3) 陰　部
失禁などによる排尿の有無は，脱水を知るうえで参考となる。

(4) 四　肢
麻痺による萎縮や拘縮に注意する。下肢や脊椎の障害が原因で移動不能となり，体温異常を合併することがある。骨折に伴う筋区画症候群があると予後不良因子となる。

(5) 各種モニターからの情報
低体温のときには各種不整脈が起こりやすいため，心電図をモニターする。とくに 30℃ 未満の重度の低体温症では，身体への刺激により心室細動を生じる危険性がある。また，脱衣，車内への収容などにより体温は変動するので，腋窩温や鼓膜温

表Ⅵ-11 日本救急医学会熱中症分類 2015

	症状	重症度	治療	臨床症状からの分類
Ⅰ度 (応急処置と見守り)	めまい,立ちくらみ,生あくび,大量の発汗,筋肉痛,筋肉の硬直(こむら返り),意識障害を認めない(JCS=0)		通常は現場で対応可能 →冷所での安静,体表冷却,経口的に水分とNaの補給	熱痙攣 熱失神
Ⅱ度 (医療機関へ)	頭痛,嘔吐,倦怠感,虚脱感,集中力や判断力の低下(JCS≦1)		医療機関での診察が必要→体温管理,安静,十分な水分とNaの補給(経口摂取が困難なときには点滴にて)	熱疲労
Ⅲ度 (入院加療)	下記の3症状のうちいずれかを含む (C) 中枢神経症状(意識障害JCS≧2,小脳症状,痙攣発作) (H/K) 肝・腎機能障害(入院経過観察,入院加療が必要な程度の肝または腎障害) (D) 血液凝固異常〔急性期DIC診断基準(日本救急医学会)にてDICと診断〕→Ⅲ度のなかでも重症型		入院加療(場合により集中治療)が必要 →体温管理(体表冷却に加え体内冷却,血管内冷却などを追加) 呼吸,循環管理 DIC治療	熱射病

〔文献1)より引用・改変〕

で体温をモニタリングする。復温後も意識障害が遷延することがある。

Step 6:評価・ファーストコール・特定行為

状況評価,初期観察,情報収集,全身観察から得られた症状を総合的に評価して病態を判断し,医療機関の選定,情報提供を効果的に行う。

(1) 評 価

もっとも重要なことは,傷病者の曝露した環境のできる限り詳細な把握と復温処置,それに並行したABCの管理である。

(2) ファーストコール

・年齢/性別

表Ⅵ-12 偶発性低体温の重症度分類と症状

重症度	深部体温	中枢神経系, 運動系	呼吸循環系	推奨される復温処置
軽度	>34℃	体温の低下に従い震えや悪寒を感じるようになる 意識レベルは構音障害や判断力の低下がみられ,判断力の低下と脱衣行為など順応不良な行動が始まる	最初は交感神経亢進状態により頻脈や血圧上昇がみられるが,徐々に徐脈化する	受動的復温 能動的復温を考慮
中等度	30〜34℃	意識レベルが低下して混迷状態となる。当初,運動失調や感覚鈍麻がみられる。31℃未満になると震えは消失して,筋硬直がみられるようになる	頻呼吸状態から徐々に呼吸も抑制される。血管収縮が強くなり,血圧は測定しにくくなる	受動的復温 能動的体外復温
重度	20〜30℃	当初は瞳孔散大と対光反射の消失がみられる。27℃未満になると意識は消失して,随意運動もみられなくなる	当初は徐脈や徐呼吸はかろうじて感知できるが,24℃未満になると重篤な徐脈と低血圧,肺水腫が起こる。不整脈の出現頻度が高くなり,28℃未満になると心室細動の発生頻度が高くなる	能動的体内復温

〔文献2〕より引用・改変〕

・MIST

　M（Mechanism）：曝露している環境と曝露時間。

　I（Impaired）：症状（身体所見），外傷や麻痺の有無，発汗，失禁の有無もあわせて報告する。

　S（Sign）：バイタルサイン，とくに深部体温と意識レベルは重症度と関連する。

　T（Treatment/time）：処置/時間。実施している復温方法。

表Ⅵ-11, 12 に熱中症の重症度分類と偶発性低体温症の重症度分類をそれぞれ示す。

熱中症，あるいは偶発性低体温症により JCS Ⅱ桁以上の意識障害を伴っている傷病者は，集中治療設備のある医療機関を選定する。

2 少し詳しい知識として

1）悪性症候群（NMS）

向精神薬を服用中の傷病者が，とくに高温環境下に曝露されたわけでもないのに38℃以上の高熱，意識障害をきたしているときには"悪性症候群"（neuroleptic malignant syndrome；NMS）も考慮する必要がある。NMSは高熱と意識障害のほかに，①発症前7日以内の向精神薬使用の既往，②筋硬直，③自律神経症状（頻脈，頻呼吸，発汗，流涎，振戦，尿失禁），④筋蛋白の融解（血清CK値上昇，ミオグロビン尿）のような特徴がある。NMSは向精神薬投与によるドパミン受容体の遮断により発症する。したがって，ドパミン受容体刺激薬を治療薬として投与しているパーキンソン病の傷病者では，治療薬の中止により発症することがある。

2）重度の低体温症に併発した心停止

寒冷刺激にさらされ体温が低下すると，最初は交感神経の働きにより頻脈，血圧上昇，過換気，振戦などの生理的な防衛反応が生じる。重度の偶発性低体温症では中枢神経機能，循環機能，呼吸機能のいずれも抑制された状態となり，あたかも心肺停止傷病者のようになる。とくに深部体温が30℃以下では，濡れた衣服の脱衣，寒冷環境からの避難などを含めた復温処置は重要な蘇生行為と考えるべきである。低体温症では徐脈となり，QRS幅も拡大する。致死性不整脈の発生は憂慮すべき合併症である。心室細動（VF）や無脈性心室頻拍（VT）であれば，低体温の状況下でも二相性のタイプの除細動ならメーカーの推奨エネルギーで，単相性のタイプなら360Jでの除細動を実施する。初回の除細動後もVFや無脈性VTが持続していた場合，心停止アルゴリズムに従って再度の除細動や薬剤投与を行ってもよいことになっている（AHAガイドライン2010）。深部体温が30℃以下の重度の低体温症では洞調律に復帰する可能性が低いので，復温処置も可能な限り継続して実施する。重度の偶発性低体温症では身体への刺激などで致死性不整脈が誘発されやすいのも事実であり，無用な刺激を回避することは病院前医療でも重要である。ただし，ひとたび心停止に陥ったときには，通常の心停止アルゴリズムに従って，一連の救命救急処置を躊躇なく実施することが求められている。

【文献】
1) 日本救急医学会熱中症に関する委員会：熱中症の実態調査：日本救急医学会Heatstroke STUDY2012最終報告．日救急医会誌 25：846-862, 2014.
2) American Heart Association：ACLS EPマニュアル．リソーステキスト日本語版．バイオメディスインターナショナル，東京，2014.

〔有嶋拓郎〕
〔シナリオ作成：千葉市消防局，安心院康彦〕

3 「熱中症・偶発性低体温症」のケースシナリオ

●シナリオ：輸液プロトコール，PCEC（内因性 L & G）
18歳，男性。高校の部活動終了後に意識を失って倒れているところを他の部員が発見し，顧問教員が救急要請した。

●一般目標
重症熱中症傷病者に対して，適切な病院前医療を実施することができる。

●行動目標項目（それぞれ p.125 Memo を参考に文章化）
Step 1：状況評価
　（1）ハイリスク意識障害を考慮
Step 2：初期評価
　（1）気道の評価と管理：吸引，用手・経鼻エアウエイを用いて気道確保
　（2）呼吸の評価と管理：呼吸回数・様式の確認，バッグマスクによる補助換気，高濃度酸素投与
　（3）循環の評価：ショックの認識　（4）中枢神経の評価　（5）内因性 L & G の宣言
Step 3：情報収集
　（1）BAGMASK に沿った迅速な情報収集　（2）発汗の状態
Step 4：判　断
　（1）重症熱中症疑い　（2）輸液プロトコール
Step 5：全身観察
　（1）脱水の症候　（2）外傷の可能性　（3）痙攣の有無
Step 6：評価・ファーストコール・特定行為
　（1）輸液プロトコール適応の判断
　（2）輸液プロトコールの実施　（3）適切な医療機関の選定など
Step 7：車内活動
　（1）適切な冷却

●病態判断のポイント
【重症熱中症の病態を理解する】
　（1）発熱との違い
　発熱は，視床下部の体温設定が変化した結果，能動的に体温を上げようとする生理的作用である。一方，熱中症における高体温は，視床下部の機能破綻により体温を下げるための生理的作用が機能しなくなった結果，体温が下がらなくなった状態である。
　（2）ショック
　高度の脱水のため，循環血液量減少性ショックを生じる。
　（3）臓器障害
　重症熱中症においては，急性循環不全に加えて，播種性血管内凝固症候群（DIC），急性腎不全，中枢神経系障害としての意識障害，その他の臓器障害を伴い，多臓器不全に至ることも少なくない。
【重症熱中症の分類】
　（1）救急医学会の分類。　（2）古典的と労作性の相違。
【地域における発生状況】
　（1）熱中症傷病者の搬送件数は年々増加傾向にある。
　（2）地域の衛生所管部局と消防機関とが連携して具体的な予防策を実施する。

●入院後の経過
重症熱中症による意識障害により集中治療管理となった。その後，意識障害は改善し，肝・腎機能障害，血液凝固異常についても軽度な異常にとどまり，数日後独歩退院となった。

＜最終診断＞
Ⅲ度熱中症（熱射病）

Case 13 た		Step pre 1 察知	Step 1 状況評価	Step 2 初期評価 気道と意識・呼吸/循環・神経症候		Step 3/Step 4 情報収集/判断	Step 5 全身観察	Step 6 評価・第1報・特定行為	Step 7 車内活動
時刻		15：15	15：30						
バイタル サイン モニター	RR			(30)			30	30	24
	SpO₂			(97)			97	100	100
	PR/HR			(120)			120	120	100
	BP			(80/50)			85/50	72/46	90/65
	BT						39.5	39.5	39.0
観察			学校内・安全な 部室内で床に 側臥位	喘鳴分泌多 顔面蒼白 JCS Ⅱ桁	呼吸速迫 顔面蒼白 発汗はわずか	JCS 20 GCS 235 瞳孔 R 3P/L 3P ドロップテスト 陽性		JCS 30 GCS 235 瞳孔 R 3P/L 3P ドロップテスト陽性 痙攣なし		JCS 10 GCS 346
処置	継続			高濃度酸素投与				乳酸リンゲル液全開	体表冷却 →
	単回			内因性 L & G →				静脈路確保	ABC 継続管理 静脈路、輸液速 度管理 体表冷却
情報	収集	通報内容 部活動顧問よ り、「18歳の男 子生徒が部室で 前から部活動 の練習を行い、 15時頃終了。 帰宅の支度をし ていた」	関係者より ハイパスク量 意識障害あり	この日、午 前中から気 温が高く、 屋外で部活 動の練習を 行っていた。 水分は摂っ ていたが、 練習中から 下肢に痙攣 が起こる様 子としても休息 しながら練 習を継続		B：既往なし A：なし G：14時30分頃 M：6時半頃朝食 S：自立 （JCS 20） K：服用している薬 はなし	外傷などなし 発汗はわずかであ るもの、濡衣は 汗で冷たい 失禁なし	<病態・状況の評価>：M：高温のなかでの運 皿度熱中症による高 度脱水、増悪する ショック 内因性 L & G 心停止否定的	I：外傷などはな く、意識障害、 濡換気気味 S：観察結果のとお り T：酸素、輸液 発症推定時刻 14時以降、不明 予想到着時刻 15時45分
		携行資器材確認				<判断> 熱中症Ⅲ度疑い 輸液プロトコール 内因性 L & G		<第1報/指示要請> MIST 特定行為：静脈路確 保、輸液 高度医療機関選定 搬送時間15分 部活顧問付き添い	<第2報> 輸液開始	<第3報> JCS 10 に回復 内因性 L & G 継続
伝達									

いしきにしょうがいがいる・ほ・ど・ま・ず・い・た・め・し・て・さん・そ

（た）体温異常：熱中症・偶発性低体温症

VI部 意識障害の原因となる代表的な疾患の各論とケースシナリオ

[メンタル]
精神疾患

精神疾患と聞いたらこれだけは忘れない!!

- 意識障害があれば,身体疾患である。
- 身体疾患を見落とすと,生命的危機につながる場合もある。
- 精神疾患のなかには意識障害に類似する症状を呈するものがある。
- そのため,精神疾患が疑わしくても,まずは身体疾患を疑う。

1 意識障害に類似した症状を呈する精神症状と精神疾患

1)失神様の転換症状

解離性(転換性)障害でみられる。詳細は後述する。

2)昏迷状態

意識は保たれていて外部の状況を明確に認識できるにもかかわらず,内的緊張が高まり,外的刺激に対して反応性が著しく減弱あるいは欠如し,発語や自発性・意図的な運動はほとんどない状態である。統合失調症,重症うつ病,解離性(転換性)障害でみられる。脳梗塞との判断は重要である。

3)統合失調症

人口の1%に発症し,思春期以降に好発する。幻覚・妄想,意欲低下など多様な精神症状が出現するが,昏迷状態を生じることもある。

4)うつ病

自身の能力を過小評価し,「憂うつ感」「落ち込み感」などの抑うつ気分を代表とする精神症状と「食欲」「睡眠」「体重」の低下や増加などの身体症状を呈する。精神症状が強度になると,昏迷状態に至ることがある。

5)解離性(転換性)障害

以前はヒステリーと呼ばれていた。未熟性格でストレス耐性が低く,若い女性に好発する。ストレス負荷の多い出来事や対人関係上の問題など社会的,環境的,心

理的な問題が心因となって，それらに対する不安や葛藤からの現実逃避として，失神様発作，痙攣様発作などの身体症状（転換型），最近の重要な出来事が思い出せないという健忘，突然に家庭や職場を離れて放浪する遁走（解離型）など多彩な症状が生じる。これらの症状が人のいないところでは長く続かないなどの特徴がある。

2 現場活動のポイント

ここでは，失神様の急激に発症する意識障害に類似した解離性（転換性）障害に焦点を絞って述べる。

Step 1：状況評価

傷病者が意識を消失した状況を確認する。急性の発症か緩徐な発症か，体位は立位，坐位，臥位のいずれであったか，外傷があるか，を確認する。精神疾患が疑われた場合は，精神科通院歴の有無も確認する。

Step 2：初期評価

まずは身体的疾患を疑い，バイタルサインと意識レベルを確認する。

血圧は保たれており，脈拍は正常か頻脈，呼吸数は正常か過呼吸，体温は正常か微熱である。意識レベルは JCS 200，GCS 合計点 6（E1V1M4）が多く，意識障害ありと判断する（厳密には意識障害ではないが）。

Step 3：情報収集

原因の判断に重要である。必ず傷病者本人と関係者の両者に問診を行い，状況評価より得られた情報とあわせて「Step 4：判断」につなげる。

【BAGMASK】

B（病気・病歴）：精神疾患の既往・精神科通院歴の有無
　・病名，通院歴，初発か過去にもあったのか，精神科での病名
A（アレルギー）
G（時間）：いつ頃からどんな症状がみられたか
M（最終食事摂取時間），A（ADL）
S（主訴）
　① 傷病者から（聴取できないことがほとんどである）
　② 関係者から：傷病者本人は話せないことが多いので，周囲の者から情報を聴取する。どのような状況で発症したのか，先行するストレスの有無，誘因の有無
K（薬）

Step 4：判　断

Step 3 までの過程で，特定行為候補，内因性 L&G，脳卒中疑いに該当しないと判断したら，非 L&G PCEC として Step 5 に移り，全身観察を行う。

Step 5：全身観察

全身を通じて，外傷がないことが特徴である。

(1) 頭・頸・顔面部

顔面が全体的に緊張しており，目を強く閉じていることが多い。開眼している場合は，解離性（転換性）障害でないことが多い。

(2) 胸・腹部，四肢

外傷がない。あったとしても，擦過傷程度である。

(3) 尿・便失禁

なし。

(4) 神経学的所見

瞳孔は左右対象で不整なく散大傾向で，対光反射は正常であるが，光を当てると眼球が光を避けようとする傾向がある。神経学的所見で左右差がない。寝ている状態で両手を垂直に上げ，顔に向かって落としても，顔を避けて落ちる（上肢ドロップテスト）。

(5) 各種モニターからの情報

心電図では頻脈であっても洞調律であり，SpO_2 は正常から100％を示す。

Step 6：評価・ファーストコール・特定行為

解離性（転換性）障害が疑われたとしても，まずは脳疾患などの身体疾患の判断を行うために，身体科救急に連絡する。

状況評価，初期観察，情報収集，全身観察から得られた症状を総合的に評価して病態を判断し，医療機関の選定，情報提供を効果的に行う。

(1) 評　価

もっとも重要なことは，精神疾患が原因と決めつけずに常に隠された病因を探すことである。病院前で原因が精神疾患であると決めつけることは困難であるため，ABC の管理を行い，緊急で医療機関へ搬送し治療を開始する必要がある。

(2) ファーストコール

- 年齢/性別
- MIST
    - M（Mechanism）：原因
    - I（Impaired）：症状（身体所見）
    - S（Sign）：バイタルサイン
    - T（Treatment/time）

3 少し詳しい知識として

1）身体科救急と精神科救急

搬送先医療機関の選定において，身体科救急は問題はないが，精神科救急は円滑な運営が行われているとはいい難い。精神症状の治療が優先されると判断した場合は，かかりつけの医療機関があれば事情が許す限りその医療機関に搬送することが望ましいが，実際は少しでも身体的な問題があると受け入れ困難であり，精神科クリニックではまず無理である。

せん妄状態とは，見当識障害，幻視，不安，恐怖，興奮などを伴う意識障害であり，身体疾患に伴って発生する。すなわち，せん妄状態は身体科救急である。とくに興奮が激しいため，精神科救急と間違えると，生命的な危機につながる可能性があるので注意する。

2）精神疾患を呈する傷病者の入院形態

入院形態には，表Ⅵ-13に示すような5つのものがある。

このうち「任意入院」以外は非自発性の入院形態であり，精神保健指定医の診察が必要である。「措置入院」および「緊急措置入院」は，都道府県知事または政令指定都市の長の命令による行政措置である。

表Ⅵ-13 精神保健福祉法による入院形態

1．任意入院
傷病者自身の同意による自発性の入院
2．医療保護入院
傷病者自身の同意がなくとも，精神保健指定医が入院の必要性を認め，家族または後見人・保佐人がそれに同意した場合の入院
3．応急入院
傷病者自身，または家族などの同意がなくとも，精神保健指定医が緊急入院が必要と認めた場合に，72時間を限度として行われる入院
4．措置入院
傷病者が精神障害者であり，入院させないと自傷他害の恐れがあると，精神保健指定医2名の判定が一致した場合に，知事の決定によって行われる入院
5．緊急措置入院
正規の措置入院の手続きがとれず，しかも急速を要する場合に，72時間に限って精神保健指定医1名の診察結果により，知事の決定によって行われる入院

〔文献1）より引用・改変〕

【文献】
1) 救急救命士標準テキスト編集委員会編:精神保健福祉を支える仕組み. 救急救命士標準テキスト, 改訂第9版, へるす出版, 東京, 2015, pp49-51.

〔市村　篤〕
〔シナリオ作成：千葉市消防局, 安心院康彦〕

4 「精神疾患」のケースシナリオ

●シナリオ：PCEC（内因性 L & G→解除）
　28 歳，男性。無職・家事手伝いで両親と 3 人暮らしであった。近医クリニックで統合失調症の内服治療を受けている。買い物から帰った母親がソファーで意識がなくなっているのを発見し，救急要請した。

●一般目標
　急性意識障害の合併が疑われる精神疾患傷病者に対して，適切な病院前医療を実施することができる。

●行動目標項目（それぞれ p.125 Memo を参考に文章化）
Step 1：状況評価
　(1) ハイリスク意識障害を考慮
Step 2：初期評価
　(1) 気道・呼吸の評価　(2) 循環の評価　(3) 中枢神経の評価
　(4) 内因性 L & G の宣言
Step 3：情報収集
　(1) BAGMASK に沿った迅速な情報収集　(2) 意識変容，異常行動に関する情報
　(3) 家族，収容要請医療機関，警察官の協力要請の考慮
Step 4：判　断
　(1) 精神疾患による昏迷疑い
　(2) PCEC（内因性 L & G）プロトコール　(3) ワイドトリアージ
Step 5：全身観察
　(1) 内因性疾患にかかわる全身観察
　(2) 外因性疾患：外傷，薬物中毒の合併の確認
　(3) 神経症状の評価：ドロップテスト，異常行動（突然の意識回復）
Step 6：評価・ファーストコール・特定行為
　(1) 意識レベル改善への対応：神経症状の再評価，内因性 L & G の解除
　(2) 精神疾患対応可能な医療機関の選定など
Step 7：車内活動
　(1) 不穏状態への対応

●病態判断のポイント
【緊張病性昏迷】
　昏迷とは，意識は清明であるにもかかわらず外的刺激にまったく反応せず，自発的な運動や発語がない状態をいう。緊張病性昏迷は統合失調症によるものが代表的であるが，身体疾患や薬物由来のものがあるので判別を要する。緊張病性昏迷は突然興奮したり，脱水その他の外傷を合併していることがあり，注意を要する。

●入院後の経過
　いったん一般救急医療機関への搬送となったが，その後の診察・検査結果により統合失調症による昏迷状態と診断され，精神科二次医療機関に転院搬送となった。

＜最終診断＞
　統合失調症による昏迷状態

Case 14 め	Step pre1 覚知	Step 1 状況評価	Step 2 初期評価			Step 3/Step 4 情報収集・判断	Step 5 全身観察	Step 6 評価・第1報・特定行為	Step 7 車内活動
			気道と意識	呼吸/循環	神経症候				
時刻	19:00	19:15							
ハイタル サイン・ モニター	RR				(24)			24	24	24
	SpO₂				(97)			100	100	100
	PR/HR				(90)			80	80	100
	BP				(110/60)			110/60	110/60	100/70
	BT							36.5	36.5	36.5
観察			居室内・安全 2階自室に仰臥位	気道開通 JCSⅡ桁	呼吸正常 皮膚色・正常 発汗はわずか		JCS 200 GCS 114 瞳孔,R 3P/L 3P ドロップテスト 陰性	JCS 200 GCS 114 瞳孔,R 3P/L 3P ドロップテスト 陰性 外傷などなし 閉眼に抵抗		JCS 3
処置 継続				内因性L & G →						
単回				高濃度酸素投与						
情報 収集		通報内容 家族より、1階 宅にしところ、 部屋で倒れてい た。呼びかけに 反応なし	家族より ハイリスク考慮 意識障害考慮 精神疾患の有 無を確認(本 人、家族)				B：既往は統合失調 症。数カ月前か ら近医に通院加 療中。今朝方か ら元気がなかっ た A：なし G：7時頃 M：不明 A：自立 S：意識障害 K：近医より向精神 薬を処方		<病態・状況の評価> 意識障害の原因判断	<第1報/指示要請> MIST 搬送時間関連定 搬送時間30分 家族付き添い	M：精神疾患による 意識障害 I：遷延する意識障 害、外傷などな い、過換気気味 S：観察結果のとお り 現病歴：統合失調症 発症確定時刻不明 予想到着時刻 20時30分	ABC継続管理 身体抑制救急搬送
伝達		携行資器材確認						<判断> 精神疾患による誤送 疑い 内因性L & G 統合失調症の症状増 悪 他の意識障害を判断			<第2報> JCS 3に回復 内因性L & G解除	

いしきに・しょう・が・い・なる・ほ・ど・ま・ず・い・った・め・して・さん・ぞ

VI部 意識障害の原因となる代表的疾患の各論とケースシナリオ

[失 神]
失 神

失神と聞いたらこれだけは忘れない‼

- 病歴がもっとも重要である。本人には意識を失う前の自覚症状，気がついた後の症状を尋ねる。
- 意識消失中のことは本人はわからないので，目撃者からの情報収集が重要である。目撃者の連絡先情報も得ておく。
- 意識を失った＝失神ではない。一過性意識消失（T-LOC）は，失神とてんかんが二大原因である。
- 原因として神経調節性失神がもっとも多いが，その予後はよい。
- 器質的疾患による失神，とくに，突然死をきたし得る心原性失神は危険であり，これらを疑うサインを見逃してはならない。
- 失神は外傷（とくに頭頸部打撲）の原因となる。"外傷"の救急要請でも，原因が T-LOC の場合が少なくない。

1 現場活動のポイント

Step 1：状況評価

意識を消失した状況を確認する。体位は立位，坐位，臥位のいずれであったか，また，転倒して外傷を受傷していないかを確認する（救急出動指令時の情報が"転倒による外傷"の場合にも，転倒の原因が失神でなかったかに注意）。

Step 2：初期評価

意識・ABC の評価と管理。傷病者に接触したら意識レベルを評価する。失神では，救急隊到着時には意識レベルは回復していることが多い。脈拍が極端な徐脈・頻脈でなく，脈もしっかり触知できる（血圧が保たれている）にもかかわらず，意識障害が遷延している場合には，失神以外の病態を疑う。また，傷病者が坐位（椅子や車椅子にもたれた状態）のままになっており，血圧が低い場合には速やかに臥位にする。

Step 3：情報収集

原因の判断に重要である．必ず傷病者本人と目撃者の両者に問診を行い，状況評価より得られた情報とあわせて「Step 4：判断」につなげる．

ただし，以下に列挙するような詳細な問診による一過性意識消失（T-LOC）の判断は，専門医でないと難しいうえに，時間もかかる．救急隊員としては最低限，胸痛・動悸，呼吸困難などの重大な器質的疾患を疑わせるエピソードの有無を確認するとともに，救急隊員自身が目撃した傷病者の様子を正確に情報として残すよう心がける．

【BAGMASK】

B（病気・病歴）
①前駆症状（意識を失う前にどのような症状があったか）がもっとも大切である．
- 胸痛→心原性失神（急性冠症候群），大動脈解離，肺血栓塞栓症
- 動悸→心原性失神（不整脈）
- 呼吸困難→肺血栓塞栓症，気管支喘息
- 強い頭痛→くも膜下出血
- 突然で前駆症状なし→心原性失神（不整脈）
- かゆみ，発赤→アナフィラキシー
- 心窩部痛，黒色便，血便→消化管出血
- 嘔気，気の遠くなる感じ，眼前暗黒感（目の前が暗くなるもしくは白くなる），冷汗→原因疾患によらず，すべての失神に共通する前駆症状である

②体位・直前の行動
- 失神は立位か坐位で発生することが原則
- 臥位で意識消失した場合には，器質的疾患（不整脈）による失神やてんかんを疑う
- 一般に神経調節性失神は，何らかの明確な理解可能な誘因が直前にある．例：長時間の起立，精神的ショック・興奮，運動後（マラソンのゴール後など），痛み，排尿，とくに飲酒後の排尿，排便，咳嗽など
- 運動の最中の失神（労作性失神）では，肥大型閉塞型心筋症，大動脈弁狭窄症などの心原性失神の可能性があり，やはり要注意である
- 直接の誘因が見当たらない T-LOC では，心原性失神，もしくは，てんかんを疑う

③心不全，狭心症，心筋梗塞，弁膜症，不整脈の既往があれば，器質的疾患による失神を疑う．てんかんの既往があれば，失神よりもてんかんが示唆される．これまでに同様のエピソードがあったかも大切な情報である．

A（アレルギー）
- アナフィラキシーによる失神を疑う場合は詳細に聴取する．

G（時間），M（最終食事摂取時間），A（ADL）
S（主訴）

傷病者は"意識を失った"との自覚症状がないことがある。目撃者の情報もあわせて意識消失（失神）があったかを評価する。

①傷病者から
- 失神の有無を評価するため，"意識が途切れた瞬間があったか否か"を聴取する。「意識を失いましたか？」と問うと，意識を失った傷病者でも「いいえ」と答えることが少なくない。その理由は，意識を失ったこと自体が自覚症状として認知されにくいためである。

②目撃者から
- 意識障害の持続時間：意識を失ってから呼びかけに応答できるようになるまでに要した時間を確認する。失神では意識障害の持続は短い（長くても数分以内）。意識障害の持続時間が長い場合には失神以外の病態を疑う。その代表がてんかんであり，救急車内で気がついた，気づいたら病院だったというのは，ほとんどがてんかんである。
- 痙攣の有無：持続の長い痙攣があれば失神よりもてんかんを疑う。ただし，短時間（数秒）の痙攣は失神でも認められる。
- その他の病歴情報：顔色がどうか（失神は顔面蒼白，強直間代発作ではチアノーゼ），倒れるときに声を出したか（初期喚声はてんかんの特徴），見当識障害や発作後にもうろう状態があったか（てんかんを示唆）など，多くの診断に役立つ情報が得られる。
- 目撃者とのコンタクトの確保：このように T-LOC の診断には病歴がもっとも重要であるが，救急隊員が短い時間で聴取できる病歴は限られる。専門の医師による詳細な病歴聴取が後でできるように，可能なら目撃者に同乗を頼み，それが無理でも目撃者の連絡先をメモしておいて情報として搬送先に引き継いでおくとあとで必ず役立つ。

K（薬）
- 降圧薬，硝酸薬などは失神の原因となる。抗不整脈薬の投与は，不整脈による失神を示唆する。

Step 4：判　断

Step 3 までの過程で，特定行為候補，内因性 L&G，脳卒中疑いに該当しないと判断したら，非 L&G PCEC として Step 5 に移り，全身観察を行う。

Step 5：全身観察

(1) 皮　膚

失神であれば，血圧低下のため蒼白であることが多い。全身発赤があればアナ

フィラキシーショックによる失神を疑う。
(2) 頭・頸・顔面部
失神による転倒では，頭部・顔面を受傷しやすい。外傷合併の有無を確認する。咬舌を認める場合はてんかん（強直間代発作）を疑う。吐血を認める場合には，上部消化管出血による失神を疑う。顔色を観察して記載する。
(3) 胸　部
不整脈や心雑音を認める場合は心原性失神を疑う。
(4) 腹　部
心窩部の圧痛は上部消化管出血を，臍部の拍動性腫瘤は腹部大動脈瘤の破裂を疑う。
(5) 尿・便失禁
意識消失があったことを示唆する。黒色便を認める場合は，消化管出血による失神を疑う。
(6) 神経学的所見
瞳孔異常や片側麻痺など神経学的巣症状を認める場合は，脳血管障害による意識障害を疑う。
(7) 各種モニターからの情報
心電図，SpO$_2$ をモニターする。極端な徐脈，頻脈を認める場合は不整脈による失神を疑う。ST 上昇があれば心筋梗塞による失神を疑うが，心電図モニターだけから判定することは困難である。SpO$_2$ 低下を認める場合は肺血栓塞栓症など器質的疾患による失神を疑う。

Step 6：評価・ファーストコール・特定行為
状況評価，初期観察，情報収集，全身観察から得られた症状を総合的に評価して病態を判断し，医療機関の選定，情報提供を効果的に行う。
(1) 評　価
器質的疾患による失神が疑われる場合には重症と判断する。致死性の原因を見落とさないことがもっとも重要である。
(2) ファーストコール
- 年齢/性別
- MIST

    M （Mechanism）：原因

    I （Impaired）：症状（身体所見）。発症の状況と症状を伝える。どのような状況・体位で失神したか。前駆症状，意識障害の持続時間。痙攣合併の有無。既往歴・内服薬

    S （Sign）：バイタルサイン

    T （Treatment/time）：行った処置，到着時間

2 少し詳しい知識として

　失神とは、"全身の血圧低下により脳全体の血流が低下して意識を失う"ことをいう。失神の診療ではこの血圧低下の原因が何かを検索することが重要である。血圧調節には自律神経が関与しており、血圧を下げるはたらきをする迷走神経の機能がさまざまな誘因（立位、不快な刺激など）により亢進して失神を起こす場合がもっとも多く、これを神経調節性失神という。神経調節性失神は頻度が高いが、重症度は低い。一方、器質的疾患（不整脈、心筋梗塞、肺血栓塞栓症、大動脈解離、消化管出血など）が原因となる失神は、頻度は低いが重症度が高い。とくに、不整脈による失神は突然死の危険があるので、見逃すことは許されない。つまり、今回はたまたま幸運にも、数十秒で発作が自然におさまったので「失神」で済んだが、次回の発作は自然回復しない→突然死となるかもしれないのである。

〔園生雅弘〕
〔シナリオ作成：高松市消防局，安心院康彦〕

Ⓜemo　救急車に乗るのも嫌がる人が、本当に怖い心原性失神！

　本文で述べたように、心原性失神は誘因なく生じ、持続が短い（通常1分以内）ことが特徴となる。すなわち、心原性失神は必ず持続が短い。これは、そんなに長く脳血流の低下～途絶が持続すれば死亡してしまうからである（それが突然死）。つまり救急隊到着時には完全に元に戻って普通の人になっている。きっと救急車に乗るのも嫌がるであろう。そういう人のなかに、心原性失神が隠れているのである。

　本人「気を失って倒れたみたいだね」
　救急隊「どれくらいの時間気を失ってたの？」
　本人「いや、1分もなかったらしいね。ほんの何十秒って聞いたよ」
　救急隊「何かきっかけあったの？」
　本人「いや何も。ただ座ってテレビ見てた」
　救急隊「さあ、病院に行きましょう」
　本人「嫌だよ。そんな大袈裟なことじゃないよ」

　・・・これが、もっとも怖い心原性失神。今が命の分かれめなのである。

3 「失神」のケースシナリオ

●シナリオ：PCEC
38歳，男性。会議中に，突然背中を押さえながら椅子からずれ落ち，意識がなくなった。その後，意識回復であるが，同僚が救急要請した。

●一般目標
失神による一過性意識消失発作が疑われる傷病者に対して，適切な病院前医療を実施することができる。

●行動目標項目（それぞれ p.125 Memo を参考に文章化）
Step 1：状況評価
Step 2：初期評価
　（1）気道と呼吸の評価　（2）循環の評価　（3）中枢神経の評価
Step 3：情報収集
　（1）BAGMASK に沿った情報収集：目撃者から意識を失う直前の症候および意識回復の過程の確認
Step 4：判　断
　（1）失神疑い　（2）PCEC プロトコール
　（3）失神で発症する危険な器質的疾患も考慮
　（4）失神に対するワイドトリアージの実施
Step 5：全身観察
　（1）失神の身体所見：冷汗，意識レベルの回復，心疾患や脳梗塞の合併の有無
　（2）大動脈解離の身体所見：両側上肢の血圧，両側足背動脈の触知
Step 6：評価・ファーストコール・特定行為
　（1）適切な搬送先医療機関の選定など
　（2）Hurry but Gently の宣言
Sttep 7：車内活動

●病態判断のポイント
【失神について】
多くは自律神経が関与する神経調節性のものであり，外傷などの合併がなければ重篤な状態には至らない。成人初発例，高齢者例では消化管出血，心疾患などの重篤な疾患が潜在している可能性がある。

【大動脈解離について】
発症時に失神を起こすことがあり，突然の胸背部痛と血圧の左右差は，胸部大動脈解離を疑う所見である。大動脈解離が内頸動脈に波及して脳梗塞を生じる場合がある。また，急激な血圧の上昇により大動脈解離が進行し，大量出血，心タンポナーデ，大動脈弁閉鎖不全などにより急変する可能性がある。

●入院後の経過
救急外来で胸部造影 CT の結果，大動脈解離スタンフォード A 型が明らかとなり，心臓血管外科による緊急手術となった。

＜最終診断＞
胸部大動脈解離（スタンフォード A 型）

Case 15 し		Step pre1 覚知	Step 1 状況評価	Step 2 初期評価 気道と意識・呼吸/循環・神経症候		Step 3/Step 4 情報収集・判断	Step 5 全身観察	Step 6 評価・第1報・特定行為	Step 7 車内活動
時刻		11：20	11：30						11：42
バイタル サインモニター	RR			気道開通	呼吸左右正常		14		14
	SpO₂						98		98
	PR/HR			JCS Ⅱ桁	脈沈：整		60		60
	BP				(105/62)		104/60	右73/40 左104/62	右72/40 左104/60
	BT						36.2		36.2
観察			室内安全 会議室ソファーでの仰臥位		JCS 10 GCS 346 瞳孔 R 4P/L 4P		血圧左右差あり CPSS 陰性 頸静脈の怒張なし 背部痛あり、冷汗なし 両側足背動脈の触知 健忘あり	JCS 10 GCS 356 血圧左右差あり	JCS 10 血圧左右差あり
	継続			内因性 L & G ではない					
	単回								
処置									
情報	収集	通報内容 会社同僚より、[38歳、男性、会議中に、突然息を押さえながら椅子からくずれ落ち、意識がなくなった。その後、意識回復傾向]	同僚より、ハイリスク受傷機転なし会議中を押さえるがが、数分後から呼びかけに目を開けるようになった。家族が会社に向かっている			B：既往はなし、高血圧は指摘されていたが放置A：なしG：11時15分M：7時の頃食事A：問題なしS：言語やや不明瞭K：あり		<病態・状況の評価> 大動脈解離疑い Hurry but Gently <判断> 失神 大動脈解離などの器質的疾患を考慮他の意識障害判断 S：観察結果のとおりT：処置なし、既往は高血圧歴は到着時刻 11時25分	
	伝達	携行資器材確認 通報内容からハイリスク意識障害告なし						<第1報/指示要請> MIST 高度医療機関選定 搬送時刻10分 同僚付き添い	<第2報>	<第3報>

い・し・き・に・しょう・が・い・な・る・ほ・ど・ま・ず・い・た・か・し・て・さん・そ

（し）失神

しーさん　IV部　意識障害の原因となる代表的疾患の各論とケースシナリオ

[てんかん]
痙攣・てんかん

痙攣・てんかんと聞いたらこれだけは忘れない!!

- 意識レベル，ABC の評価を最優先に行う（とくに痙攣反復，持続時）。
- 痙攣が停止していたら，目撃者から痙攣の様子などの情報を得る。
- 痙攣発作の既往，発作の原因となる基礎疾患の有無について確認する。
- 痙攣時の転倒などによる二次的な外傷の有無を見落とさない。
- 非痙攣性てんかん発作による凝視，眼球共同偏倚，同じ言動の反復，異常言動などの有無に留意する。

1　現場活動のポイント

Step 1：状況評価

一般的な状況評価を行う。頭部外傷を合併することがあるため，転倒時の状況も把握が必要である。発作時状況（運転中，入浴中など），合併症（誤嚥，窒息など）によっては生命の危険をきたすこともある。また痙攣を誘発する状況，睡眠不足，飲酒，過労，光刺激，発熱，過換気，薬物中毒，低血糖，ビタミン B_1 欠乏の有無の可能性にも配慮して活動する。

Step 2：初期評価
(1) 意識レベル，ABC の評価

痙攣・てんかん発作には意識障害を伴うものと伴わないものがある。また意識レベルの変動を特徴とするものもある（p.238 参照）。痙攣後は意識レベル低下が遷延することが多い。ABC（気道・呼吸・循環）の評価をあわせて行う。
(2) 本当に痙攣なのか

痙攣とまぎらわしい病態が存在する。目撃者からの情報や救急隊員の全身観察で痙攣の性状を把握する。
(3) 痙攣は停止しているか

痙攣が持続していれば，気道確保をすぐに開始すること。救急隊員が現着時に痙攣発作が持続していれば，5 分以上経過している可能性が高い（p.238 参照）。てん

かん重積状態と呼び,きわめて危険な状態となるため,迅速な呼吸・循環の評価が必要である(p.237 参照)。
(4) 脈が触れないときにはただちに BLS に移り,AED を装着する
(5) 痙攣後の外傷の有無
　痙攣発作は意識を失い,外傷を続発することが多い。

Step 3:情報収集

　原因の判断に重要であり,痙攣・てんかんの原因診断は家人や付添者からの病歴情報と診察のみでしばしば可能である。

(1) 痙攣・てんかんの状況について
　発作前の前兆の有無,発作の性状,発作の持続時間。
(2) 既往歴
　基礎疾患の有無,てんかん,脳血管障害,頭部外傷,脳腫瘍など。
　精神疾患により,痙攣に類似した症候を呈する場合がある。
(3) 家族歴
　家族にてんかんの人はいるのか。
(4) 社会歴
　アルコール飲酒歴,過労,ストレス,睡眠不足。
(5) 内服歴
　抗てんかん薬の内服有無,内服状況,糖尿病薬(低血糖を否定)。

【BAGMASK】

B(病気・病歴)
・痙攣の原因となるような既往歴,てんかん,脳血管障害,頭部外傷,脳炎,アルコール依存症の有無。
A(アレルギー),G(時間),M(最終食事摂取時間),A(ADL)
S(主訴)
　①傷病者から
・意識障害がある場合,本人に聞いても痙攣時の情報は得られないことが多い(前兆は覚えていることがある)。
　②関係者・目撃者から
・発作前の前兆の有無,発作の状況,持続時間などを必ず詳細に聴取する。
・倒れて外傷があったか。
K(薬)
・抗痙攣薬の服用の有無,服用状況,糖尿病薬服用の有無。

Step 4：判　断

痙攣重積状態が継続している場合には内因性 L&G を宣言し，以下の活動を適宜簡略化して搬送を急ぐ。また，Step 3 までの過程で，特定行為候補，内因性 L&G，脳卒中疑いに該当しないと判断したら，非 L&G PCEC として Step 5 に移り，全身観察を行う。

Step 5：全身観察
(1) 頭・頸・顔面部
頭部外傷はあるか。痙攣時に咬舌があったか。瞳孔の左右差，眼球の偏倚の有無。眼球や顔面に不随意運動があるかどうか。凝視，反復性の瞬目・咀嚼・嚥下運動，眼球共同偏倚，舌なめずり，同じ言動の反復，異常言動など非痙攣性てんかん重積状態（NCSE）を疑う所見があるかどうか（p.238 参照）。
(2) 胸・腹部
痙攣時の外傷の有無。
(3) 四　肢
麻痺の有無。痙攣後に一過性に片麻痺が起こることがある（トッド麻痺）。意識が悪い場合には，上肢を挙上させて落ち方の左右差をみる（上肢/下肢ドロップテスト）。チアノーゼの有無。不随意運動の有無。
(4) 各種モニターからの情報
心電図モニターによる不整脈の有無，酸素飽和度の低下の有無。

Step 6：評価・ファーストコール・特定行為

状況評価，初期観察，情報収集，全身観察から得られた症状を総合的に評価して病態を判断し，医療機関の選定，情報提供を効果的に行う。
(1) 評　価
ABC の管理以外に処置としてできることはあまりなく，緊急で医療機関へ搬送して治療を開始する必要がある。
(2) ファーストコール
・年齢/性別
・MIST

　　M（Mechanism）：原因。痙攣発作の既往，痙攣の原因となるような既往（脳血管障害，頭部外傷，脳腫瘍など）の有無。

　　I（Impaired）：症状（身体所見）。接触時に痙攣が続いているかどうか，痙攣発作の状態。停止している場合は目撃者から情報を必ず得ること。

　　S（Sign）：バイタルサイン

　　T（Treatment/time）：行った処置，到着時間

2 少し詳しい知識として

1) てんかんとは

　痙攣は，筋が不随意に収縮する状態である。では，てんかんとは何か？　てんかんとは，さまざまな原因によって脳神経細胞が異常に興奮し，痙攣などの発作が繰り返し起こり，発作以外にも意識レベル，運動機能の低下などの症状が出現する状態である。痙攣は，てんかんの一症状である。

　てんかん発作は，大きく2つに分けられる。1つは両側大脳半球が侵襲される全般発作で，もう1つは症状が身体の一部にのみ限局する部分発作である。部分発作には，意識障害を伴わない単純部分発作と，意識障害を伴う複雑部分発作の2つに分けられる。

　またてんかん発作は，原因がわからないものと，脳血管障害や脳腫瘍などから続発する症候性てんかんに分けられる。

　病院前医療では，他の病態と同様に，意識レベルの評価とABCの評価・確保が最優先である。とくに痙攣が続いている状況では呼吸状態が悪い可能性があるので，気道確保と酸素投与が不可欠である。また，痙攣が停止している状況でも，意識障害は多くの場合遷延しており，現着時の意識レベルの評価を適切に行う必要がある。

　同時に，発作に続発した外傷の有無を確認する。

　医師が救急隊員に求める情報は，①痙攣が続いているかどうか，②本当に痙攣があったか，③痙攣発作をきたす基礎疾患の有無，の3点である。

　①痙攣が続いている場合は，救急外来に到着後に抗痙攣薬にて速やかに痙攣を停止する必要がある。ファーストコールで必ず連絡しなければならない。

　②現着時に痙攣をきたしていない場合は，本当に痙攣があったかどうか，どんな痙攣だったのかの情報が必要である。痙攣の状況については救急隊員が得る目撃者からの情報がきわめて重要なので，発作前の前兆の有無，発作の状況，持続時間などを必ず詳細に聴取すること。

　③痙攣発作をきたす基礎疾患には，てんかんや脳血管障害や脳腫瘍などがある。痙攣発作を頻回に起こしている患者では，抗てんかん薬の内服歴や飲み忘れの有無，現場やゴミ箱における薬剤に関する形跡も重要である。

2) てんかん重積状態 (status epilepticus)

　多くの痙攣発作は1～2分以内に終わる。痙攣発作が5分以上持続すれば，てんかん重積状態と判断する（詳細後述）。てんかん重積状態は，全身痙攣重積状態（generalized convulsive status epilepticus；GCSE），痙攣を伴わない非痙攣性てんかん重積状態（nonconvulsive status epilepticus；NCSE）の2つに大きく分けられる。

てんかん重積状態は生命の危険をきたす疾患であり，早期診断と早期治療が肝要である。

3) 非痙攣性てんかん重積状態（NCSE）

NCSE は，主に複雑部分発作または欠伸発作重積状態である。明らかな全身痙攣発作はなく，意識レベルの変動を特徴とし，凝視，眼球共同偏倚，反復性の瞬目・咀嚼・嚥下運動などさまざまな異常言動や意識障害がみられる。NCSE の背景には，高い致死率または重篤な後遺症を残す基礎疾患がしばしば存在するため，早期診断と早期治療につながるような的確な情報収集や全身観察が重要である。

4) てんかん重積状態の新しい定義

2012 年に公表された Neurocritical Care Society のガイドラインは，てんかん重積状態を「臨床的あるいは電気的てんかん活動が少なくとも 5 分以上続く場合，またはてんかん活動が回復なく反復し 5 分以上続く場合」と公式に定義した。

〔梁　成勲，永山正雄〕
〔シナリオ作成：高松市消防局，安心院康彦〕

3　「痙攣・てんかん」のケースシナリオ

●シナリオ：PCEC（内因性 L & G）
　33歳，男性，スーパー店員。作業中に突然倒れて痙攣しているのを同僚が発見し，救急要請した。

●一般目標
　痙攣発作を呈する傷病者に対して，適切な病院前医療を実施することができる。

●行動目標項目（それぞれ p.125 Memo を参考に文章化）
Step 1：状況評価
　(1) ハイリスク意識障害を考慮
Step 2：初期評価
　(1) 気道の評価と管理：嘔吐，気道分泌物の吸引，用手・経鼻エアウエイによる気道確保
　(2) 呼吸の評価と管理：高濃度酸素投与，バッグマスクによる補助換気
　(3) 中枢神経の評価：痙攣重積の有無も確認
　(4) 内因性 L & G の宣言
Step 3：情報収集
　(1) BAGMASK に沿った迅速な情報収集：目撃者から発症時の様子，関係者から内服薬・既往歴，てんかん発作の原因（頭蓋内器質的疾患，代謝性疾患など）
Step 4：判　断
　(1) 症候性てんかん疑い　(2) PCEC（内因性 L & G）プロトコール
Step 5：全身観察
　(1) 外傷の確認　(2) 神経症候の確認：痙攣継続確認の追加
　(3) 頭部手術痕の確認
Step 6：評価・ファーストコール・特定行為
　(1) 適切な医療機関選定など
Step 7：車内活動

●病態判断のポイント
　頭部外傷後遺症により通院治療中との情報から，頭部外傷後遺症としての症候性てんかん発作と判断する。痙攣が5分以上継続している場合，あるいは痙攣がいったん消失しても意識の回復なしに再び痙攣を起こす場合は，痙攣重積状態と判断する。なお，高齢者のてんかん発作は少なくない。
　てんかん発作の原因として，特発性以外にも，症候性では頭部外傷，脳梗塞，アルツハイマー病，脳外科手術歴，アルコール歴などの頻度が高く，また低血糖やビタミン B_1 欠乏により痙攣を生じることがある。
　また，痙攣を生じていない場合でも非痙攣性てんかん重積状態として意識障害が遷延し，特異な肢位や表情を呈することがある。

●入院後の経過
　低血糖は否定され，ジアゼパムにより痙攣を止めた後，頭部 CT を施行して脳出血や広範な脳梗塞による脳浮腫などの生命に危険を生じ得る病態が生じていないことを確認し，予防的抗痙攣薬が投与された。

<最終診断>
　外傷性てんかん，全身痙攣重積状態

Case 16 て	Step pre 1 覚知	Step 1 状況評価	Step 2 初期評価 気道と意識／呼吸／循環		神経症候	Step 3/Step 4 情報収集/判断	Step 5 全身観察	Step 6 評価・第1報・特定行為	Step 7 車内活動
時刻	8:50	9:00							9:10
バイタルサイン／モニター RR			(18?)				18?		18
SpO₂			(82)				89		95
PR/HR			(120)				105		105
BP			測定不能				測定不能		164/98
BT			(脈は触知)				(脈は触知)		
							37.2		37.2
観察		室内安全 床に仰臥位	気道狭窄 JCSⅢ桁 舌根沈下 唾液、口腔内出血	評価困難 部分痙攣持続 発汗あり	JCS 300 GCS 111 片麻痺は評価困難 瞳孔R 4P/L 4P 左右共同偏視		JCS 200 GCS 124 右顔面痙攣 転倒時の外傷なし ドロップテスト右(+)	<病態・状況の評価> 頭部外傷後痙攣 てんかん疑い	JCS 3 GCS 414
処置 継続			下顎挙上 高濃度酸素投与	内因性L&G		経鼻エアウェイ+BVM換気 →			
単回				吸引					
情報 収集	通報内容 スーパーの店員より、「33歳男性の同僚が作業中に突然倒れて痙攣している」	同僚より ハイリスク意識障害を考慮 作業中に「うーっ」となって倒れた。右上下肢から全身へ の痙攣となった				B:頭部外傷後遺症により通院治療中 A:なし G:8時50分 M:7時30分 A:問題なし S:不明瞭 K:あり		<判断> 頭部外傷後症候性てんかん疑い 他の意識障害の原因の判断 内因性L&G	<第1報/指示要請> MIST 搬送機関選定 搬送時間10分 要付き添い
携行資器材確認									
伝達		家族が現場に向かっている						M:作業中、全身痙攣、現場到着時、部分痙攣持続 I:部分痙攣持続、右顔面痙攣 S:観察結果のとおり T:酸素投与、気道確保+補助換気 予想到着時刻 9時20分	

いしきにしょうがいをる・ほ・ど・す・ぜ・め・た・し・さん・そ

さん [酸素] 低酸素血症

VI部　意識障害の原因となる代表的疾患の各論とケースシナリオ

低酸素血症と聞いたらこれだけは忘れない!!

- 意識障害を伴う低酸素血症は，重篤な病態と考えて対応する。
- 気道異物による窒息を判断し，異物があれば速やかに除去する。
- 低酸素血症が長く続くと不可逆的な脳のダメージが残る。酸素投与の際は，早めに必要量を投与する。
- 有効な換気がなければ酸素投与をしても効果は少ない。補助換気の実施も考慮する。
- 心不全や腎不全からうっ血性心不全，肺水腫を生じ，低酸素血症を呈することもある。

1 現場活動のポイント

Step 1：状況評価
- 食事中の発症か：気道異物による窒息の判断を行う。
- 在宅酸素療法用の酸素ボンベや酸素供給機はないか。ボンベは空でないか。
- 不完全燃焼の状況はないか：CO中毒に伴う低酸素血症の可能性を考慮する。

Step 2：初期評価
- 気道の開通性を評価する。肋間陥凹，吸気延長など上気道閉塞の所見があれば口腔内，喉頭の観察を行い，異物を認めればただちに除去する。
- 呼吸は速くないか，浅くないか，深すぎないか。
- 起坐呼吸をしていないか。

Step 3：情報収集
【BAGMASK】
B（病気・病歴）
- 症状の出現は急速であったか。
- 今回の発症以前に同じような症状を感じたことはなかったか。
- 意識障害と呼吸障害はどちらが先行したか。

- 在宅酸素療法を受けているか：受けていた場合，酸素を外していなかったか。
- 発熱や咳嗽などの風邪症状はなかったか。
- 慢性閉塞性肺疾患（COPD），肺気腫，間質性肺炎といわれているか。
- 人工透析を受けているか。

A（アレルギー）
- アナフィラキシーで上気道閉塞や気管支喘息を起こし，呼吸障害をきたすことがある。

G（時間）
- 呼吸苦と意識障害の時間経過を確認する。

M（最終食事摂取時間）
- 食事中もしくは食事直後の発症であれば，気道異物を疑う。
- 病院到着後に気管挿管を行う可能性があるので，最終経口摂取時間を聴取して医師に伝える。

A（ADL）
- 高齢者の場合は，ADLを確認する。

S（主訴）
- 呼吸苦のほかに胸痛を伴っていないか：心筋梗塞に続発してうっ血性心不全を起こし，低酸素血症に陥ることがある。

K（薬）
- 常用薬を確認することにより，呼吸器系，循環器系の慢性疾患の急性増悪による低酸素血症の可能性が示唆される。

Step 4：判 断

意識障害を伴うような低酸素血症は重篤な呼吸障害の例が多く，内因性L＆Gと考えるのが原則である。

Step 5：全身観察

(1) 頭・頸・顔面部
- 口唇にチアノーゼはないか。
- 頸静脈の怒張はないか：あれば，うっ血性心不全，緊張性気胸による低酸素血症を疑う。
- 呼吸補助筋を用いた努力呼吸ではないか。

(2) 胸 部
①視 診
- 低酸素血症に伴う意識障害では，頻呼吸（≧30回/min）を呈することが一般的である。
- 上気道閉塞では吸気が延長し，吸気時に肋間陥凹や鎖骨上窩の陥凹がみられる。

・COPDや気管支喘息では,呼気延長,呼気性の肺雑音が聴取される。
② 聴　診
・肺炎や気管支喘息発作では,特有の肺雑音が聴取される。
・呼吸音に左右差があるときは,気胸を疑う。
(3) 四　肢
・手指の爪にチアノーゼはないか。
・橈骨動脈は触知するか:触知しなければ,ショックを疑うとともに,SpO_2値の信頼性が損なわれる。
・ばち指があるか:手指末節が太鼓のばちのように腫大するばち指を認めたら,間質性肺炎や心疾患による慢性的な低酸素血症の可能性がある。
(4) 各種モニターからの情報
・パルスオキシメータで計測したSpO_2値が90%を下回れば,低酸素血症と判断する。95%以上を目標に酸素投与を行う。ただし,COPDが考えられれば90%程度にとどめる。
・パルスオキシメータの計測値は,脈波がしっかり感知されていないと誤った数値が表示されることがあるので注意を要する。
・携帯式カプノメータがあれば,現場で呼気中二酸化炭素濃度が測定可能。

Step 6:評価・ファーストコール・特定行為

(1) 評　価

低酸素血症に伴う意識障害かどうかを上記の観察から評価する。低酸素血症以外の原因でも異常呼吸を示す意識障害は少なくないので,他の原因も判断する必要がある。

(2) ファーストコール
・MIST
　M（Mechanism）:発症経過
　I（Impaired）:意識レベル,呼吸様式
　S（Sign）:呼吸数を含めたバイタルサイン,SpO_2値
　T（Treatment/time）:酸素投与量・投与方法,病院到着時間

Step 7:車内活動

SpO_2値が95%以上を維持できるように十分な酸素を投与する。場合によってはリザーバー付き酸素マスクを使用して,高流量（10l/min以上）の酸素を流す。

呼吸が浅かったり,呼吸数が減って,自発呼吸だけでは有効な換気が維持できなければ,補助換気を行う。

起坐位のほうが呼吸苦が軽減するのであれば,起坐位のまま搬送する。

2 少し詳しい知識として

1）低酸素血症の病態
　低酸素血症は動脈血酸素分圧（PaO_2）が 60 mmHg 以下の状態を指す。おおよそ，SpO_2 が 90% 以下に相当する。低酸素血症の病態は，肺胞低換気，換気血流比不均衡，拡散障害，シャントに起因する。それぞれが複合する病態もある。

(1) 肺胞低換気
　換気量が減少して，ガス交換が十分できない病態（例：気管支喘息発作，中枢性呼吸抑制）。

(2) 換気血流比不均衡
　肺胞における換気量と血流量の比が不適切なために，ガス交換に支障をきたす病態（例：肺炎，気管支拡張症）。

(3) 拡散障害
　肺胞膜の肥厚・障害により肺胞腔から血中に酸素を取り込む拡散が障害される病態（例：間質性肺炎，肺水腫）。

(4) シャント
　肺胞でガス交換がされず，右心血（静脈血）が左心血（動脈血）に流れ込んでしまう病態（例：無気肺，先天性心疾患による右左シャント）。

2）低酸素血症の原因となる内因性疾患
　意識障害をきたす低酸素血症の原因となる内因性疾患は，呼吸器系疾患と循環器系疾患に二大別される。低酸素血症をみたときには，呼吸器疾患と決めてかからず，循環器疾患の可能性も念頭におく必要がある。

(1) 呼吸器系疾患
　COPD，間質性肺炎，肺線維症，肺気腫，気管支拡張症などに伴う慢性低酸素血症の急性増悪や，肺炎，気胸の発症による急性の低酸素血症で，重篤な場合に意識障害を伴う。気管支喘息発作に意識障害を伴うと，重積発作と呼ぶ。

(2) 循環器系疾患
　うっ血性心不全では肺水腫をきたし，低酸素血症を呈して意識障害を起こす。うっ血性心不全の原因としては，高血圧や弁膜症に伴う慢性心不全の急性増悪のほかに，急性心筋梗塞の発症に伴うことがあり，注意を要する。腎不全に伴って，循環血液量過多からうっ血性心不全を呈することもある。

〔松田　潔〕
〔シナリオ作成：高松市消防局，安心院康彦〕

3 「低酸素血症（気管支喘息重積発作）」のケースシナリオ

●シナリオ：PCEC（内因性 L & G）
48歳，女性。気管支喘息により近医通院中であった。本日朝より感冒様症状を認め，夜になり呼吸困難が増悪し，意識が朦朧としてきたため，母親が救急要請した。

●一般目標
低酸素血症による急性意識障害が疑われる傷病者に対して，適切な病院前医療を実施することができる。

●行動目標項目（それぞれ p.125 Memo を参考に文章化）
Step 1：状況評価
　（1）ハイリスク意識障害を考慮
Step 2：初期評価
　（1）気道の評価と管理：口腔内分泌物の確認と吸引
　（2）呼吸の評価と確認：高濃度酸素投与，バッグマスクによる補助換気の考慮
　（3）循環の評価　（4）中枢神経の評価　（5）内因性 L & G の宣言
Step 3：情報収集
　（1）BAGMASK に沿った迅速な情報収集：気管支喘息治療薬の確認，急性増悪因子の推定
Step 4：判　　断
　（1）気管支喘息重積発作疑い　（2）PCEC（内因性 L & G）プロトコール
Step 5：全身観察
　（1）気道・呼吸に関する身体所見：聴診で呼気の延長
Step 6：評価・ファーストコール・特定行為
　（1）適切な医療機関の選定など
Step 7：車内活動
　（1）搬送形態の考慮：状態に応じて坐位による搬送も考慮

●病態判断のポイント
低酸素血症は，急性意識障害の最重要原因の1つである。呼吸器・循環器系疾患以外の病態が原因となっている可能性がある。

また，気管支喘息については，SpO_2や呼吸様式，呼吸数とともに，実際の活動レベルも重要な重症度評価項目である。

●入院後の経過
自然気道のまま吸入と注射による気管支喘息治療を行った。

＜最終診断＞
　気管支喘息の急性増悪

Case 17 さん		Step pre1	Step 1	Step 2		Step 3/Step 4	Step 5	Step 6	Step 7
時刻		覚知	状況評価	初期評価		情報収集/判断	全身観察	評価・第1報・特定行為	車内活動
		8：50		気道と意識；呼吸・循環					
ハイタル サイン／ モニター	RR			(32)			32		32
	SpO₂			(86)			88		90
	PR/HR			(120)			90		92
	BP			(120/70)			120/70		120/70
	BT						38.8		38.8
観察			室内安全 ソファーに起坐位	気道開通 JCS II 桁	起坐呼吸 顔面蒼白		皮下気腫なし 頸静脈怒張なし，呼気性 呼吸音の左右差 なし 異常肺雑音あり ばち指	起坐呼吸 JCS 30 GCS 235	JCS 30 GCS 235
						JCS 30 GCS 235 瞳孔 L R 4P/L 4P 四肢運動良好			
処置	継続			高濃度酸素マスク 起坐位		内因性 L ＆ G		起坐位のまま搬送	
	単回								
情報	収集	通報内容 母親より．「48 歳の娘．気管支 喘息で通院治療 中．今朝から咳 こみが強くなっ た．夜になって 咳き込そうにな り意識が朦朧と してきた」	ハイリスク意 識障害			B：COPD，HOT A：なし G：8時50分 M：8時00分頃 A：自立 S：呼吸不全，発熱 K：あり		<病態・状況の評価> 気管支喘息重積 感染による急性増悪 低酸素血症疑い	
						<判断> 慢性呼吸不全 感染による急性増悪 低酸素血症疑い 内因性 L ＆ G			
	携行資器材確認								
伝達								<第1報/指示要請> 酸素投与量指示要請 高濃度酸素の指示	<病態・状況の評価> M：気管支喘息で治療中，今朝から 感冒様症状 I：呼吸困難 S：観察結果のとおり T：高濃度酸素投与，喀痰排出 <第2報> 起坐位で搬送 発信時刻 8時50分 予想到着時刻 9時30分

い・し・き・に・しょう・が・い・な・る・ほ・ど・ま・ず・い・た・め・し・て・さ・ん・そ

246　VI部　意識障害の原因となる代表的疾患の各論とケースシナリオ

VI部 意識障害の原因となる代表的疾患の各論とケースシナリオ

そ [卒 中]
脳卒中

脳卒中と聞いたらこれだけは忘れない!!

- "Time is brain" を念頭に,脳卒中を疑った場合は,迅速な搬送を心がける。
- 脳卒中の発症様式は,"突然","急に",など急性発症,突発完成が多いため,発症様式の問診が重要である。
- 抗凝固薬,抗血小板薬の服用の有無の確認は,治療方針上もとくに重要である。
- 脳梗塞に対する rt-PA 静注療法の適応は発症から 4.5 時間以内であるが,発症から投与までの時間が短いほど効果がある。

1 現場活動のポイント

Step 1:状況評価

状況評価により,意識障害を呈する傷病者や脳卒中が疑われる傷病者に対し適切な現場活動が行えるように準備を行う。

- 通報内容からハイリスク意識障害や内因性 L & G の可能性を念頭におく。
- 脳卒中が疑われる場合,目撃者や関係者の確認を行い,発症時刻など発症状況の情報収集,薬物・既往歴などの情報収集の準備を行う。

Step 2:初期評価

- 外傷による頸部損傷が否定されるまで頸椎保護を行う。
- 気道,呼吸,循環の評価を行う。

まずは大まかな意識レベル,気道の評価を行う。次いで呼吸状態,およその血圧,脈拍数,リズムを評価する。重症の脳卒中傷病者においては,気道,呼吸に異常を認めることも多く,とくに異常呼吸については慎重に観察を行う。これらの異常があれば,内因性 L & G を宣言する。

- 神経症状の評価を行う。

気道,呼吸,循環が安定している場合には,中枢神経の評価を追加する。
①意識レベルの評価(JCS,GCS)

②異常肢位の評価（除脳肢位，除皮質肢位）
③CPSSによる脳卒中症候の有無の評価
④ドロップテストによる運動麻痺評価
⑤瞳孔観察による評価

を行う。ここでは脳ヘルニア徴候の有無，脳卒中疑いの判断をする。

Step 3：情報収集

脳卒中傷病者は意識障害や見当識障害，あるいは言語障害を伴うことも多く，正確な情報収集は困難な場合がある。問診は傷病者本人だけでなく目撃者や関係者からも必ず聴取する。

【BAGMASK】

B（病気・病歴）

脳卒中の危険因子として，高血圧症，脂質異常症，糖尿病，心房細動，腎疾患，喫煙，飲酒などが重要である。また，過去の脳卒中の既往やてんかんの既往も重要である。

A（アレルギー）

G（時間・グルコース）

発症時刻の聴取はきわめて重要であり，できるだけ正確な時刻を分単位で特定する。とくに，脳梗塞が疑われる場合には発症4.5時間以内であればrt-PA投与の適応になる可能性があり，できるだけ早期に医療機関に搬送することが必要である。発症時刻を特定できない場合でも，最終未発症確認時刻を聴取する。

低血糖は，時に脳卒中と同様の症状（失語，過多麻痺，構音障害など）を呈することがある。糖尿病の既往や糖尿病薬，インスリンの使用がある場合には，意識障害の程度によりブドウ糖投与の特定行為プロトコールへ進む必要がある。

M（最終食事摂取時間）

A（ADL）

脳卒中疑いの判断において，もともとのADLや認知症の有無・程度などはきわめて重要な情報であり，情報を得ることのできる人を確保することが大切である。

S（主訴）

意識障害，片麻痺，言語障害，頭痛，めまい，嘔吐，しびれなどの典型的な症状だけでなく，脳虚血を起こし得る他の疾患の症状（胸痛，背部痛，失神など）の聴取も重要である。またその発症様式（突然，急に，気づいたら，など）も重要である。

関係者からも聴取を行う。

K（薬）

抗血小板薬，抗凝固薬，降圧薬，抗不整脈薬，糖尿病薬（インスリン注射を含

め），抗てんかん薬などの服用の有無は，脳卒中傷病者の問診においてはきわめて重要である．とくに，抗凝固薬の服用の有無は rt-PA 療法の適応にもかかわってくるため，きわめて重要な情報である．

Step 4：判　断

Step 3 までで脳卒中が疑われても，輸液やブドウ糖投与の特定行為候補，または脳ヘルニアなどの内因性 L&G の適応があれば，それらへの対応を優先する．これらが否定的で，脳卒中が疑われれば，Step 5b で重点観察を行う．詳細は PSLS プロトコール (p.69) を参照のこと．

Step 5b：重点観察

脳卒中が疑われ，内因性 L & G や特定行為候補に該当しない場合には，PSLS プロトコールにより神経所見の観察を重点的に行う．

(1) 病院前脳卒中スケールを用いた神経症状の評価

初期評価で行った CPSS に続いて，KPSS，SPSS，MPSS，TOPSPIN などの病院前脳卒中スケールを用いた評価を行う．詳細については『PSLS ガイドブック 2015』を参照[1]．

(2) 頭頸部の観察

外傷，頭部手術痕，シャント留置の有無などを観察する．

(3) 眼の観察

瞳孔径，瞳孔異常，対光反射，共同偏視の有無，眼位・眼球運動の異常などを観察する．

Step 6：評価・ファーストコール・特定行為

・年齢/性別
・MIST
　M（Mechanism）：原因
　I（Impaired）：症状，発症様式
　S（Sign）：バイタルサイン，脳卒中スケール
　T（Treatment/time）：発症時刻，予想到着時刻，既往歴，内服薬
※重症例については，脳梗塞に対する血管内治療の可能性も考慮する．

Step 7：車内活動

・激しい頭痛・嘔吐　　　　→　くも膜下出血
・中枢性めまい・後頸部痛　→　小脳出血，椎骨脳底動脈解離
・背部痛・片麻痺　　　　　→　大動脈解離による脳梗塞
などの場合には，緊急安静搬送 Hurry but Gently と判断する．

（そ）卒中：脳卒中

2 少し詳しい知識として

『脳卒中データバンク 2015』[2]によるとわが国における脳卒中病型別の内訳は，脳梗塞 75.9％，脳出血 18.5％，くも膜下出血 5.6％と圧倒的に脳梗塞の割合が高くなっている。また，脳卒中傷病者の初発神経症状は，片麻痺 49.3％，構音障害 23.5％，意識障害 20.1％，失語 17.4％の順に発症頻度が高かった。脳卒中のなかでも脳梗塞，脳出血においては，麻痺，意識障害，言語障害の割合が高いが，くも膜下出血については，頭痛 47.5％，意識障害 41.7％，嘔気嘔吐 22.0％の順に頻度が高いと報告されている。脳卒中の症状は多様であり，くも膜下出血において初発症状が頭痛である頻度が 47.5％にとどまることからも，症状や現場での観察から脳卒中の病型を判断するのが難しいことがわかる。脳卒中を疑った場合は虚血性，出血性の両方の病型を想定して現場活動，医療機関選定を行う必要がある。

急性期脳梗塞に対する治療として 2012 年 8 月に rt-PA 療法の適応が拡大され，発症 4.5 時間以内なら rt-PA の投与が可能となった。しかしながら，これは発症 4.5 時間以内に投与すればよい，ということではない。rt-PA の投与は，発症からの投与までの時間が短ければ短いほど成績がよいとされており[3]，脳卒中を疑った場合，可能な限り迅速な現場活動を行い，迅速に医療機関に搬送することが重要である。しかしながら，rt-PA 療法は，脳主幹動脈などの大きな血管の閉塞には効果が少ないとされており，脳主幹動脈閉塞例の予後はきわめて不良である。2015 年，このような脳主幹動脈閉塞例に対する血管内治療（血栓除去療法など）の有効性が世界各国から報告された[4]〜[6]。脳梗塞に対する血管内治療の適応は，わが国では発症 8 時間以内ともいわれており，今後は rt-PA 療法が難しい場合でも血管内治療の可能性が残されており，脳卒中傷病者を適切な医療機関に搬送することが予後改善につながる可能性がある。

脳虚血・脳梗塞は他の疾患に合併することも多いが，なかでも現場活動で注意しなければならない疾患に，急性大動脈解離がある。急性大動脈解離では，腕頭動脈，総頸動脈，鎖骨下動脈へ解離が進展して狭窄や閉塞をきたし，脳虚血や脳梗塞をきたすことがある。また，下行大動脈の病変でも脊髄への血流が妨げられることにより下肢の対麻痺症状をきたすことがある。脳梗塞の症状以外に，胸痛，背部痛，腹痛，下肢痛，ショック症状などを認める場合には，急性動脈解離の可能性を念頭に入れ，"Hurry but Gently"を心がけるとともに，血圧の左右差などの測定を行う必要がある。

【文献】
1) 日本臨床救急医学会監，PCEC・PSLS 改訂小委員会編：PSLS ガイドブック 2015，へるす出版，東京，2015.

2) 小林祥泰編：脳卒中データバンク 2015, 中山書店, 東京, 2015.
3) Emberson J, Lees KR, Lyden P, et al：Effect of treatment delay, age, and stroke severity on the effects of intravenous thrombolysis with alteplase for acute ischaemic stroke：A meta-analysis of individual patient data from randomised trials. Lancet 384：1929-1935, 2014.
4) Goyal M, Demchuk AM, Menon BK, et al：Randomized assessment of rapid endovascular treatment of ischemic stroke. N Engl J Med 372：1019-1030, 2015.
5) Campbell BC, Mitchell PJ, Kleinig TJ, et al：Endovascular therapy for ischemic stroke with perfusion-imaging selection. N Engl J Med 372：1009-1018, 2015.
6) Saver JL, Goyal M, Bonafe A, et al：Stent-retriever thrombectomy after intravenous t-PA vs. t-PA alone in stroke. N Engl J Med 372：2285-2295, 2015.

〔吉矢和久〕
〔シナリオ作成：高松市消防局, 安心院康彦〕

3 「脳卒中」のケースシナリオ

●シナリオ：PSLS
67歳，男性。糖尿病と心房細動で治療中であった。通報の20分前，整体マッサージの業務中に突然呂律が回らなくなり，妻が救急要請した。

●一般目標
血栓溶解療法候補の脳梗塞疑い傷病者に対して，適切な病院前医療を実施することができる。

●行動目標項目（それぞれ p.125 Memo を参考に文章化）
Step 1：状況評価
Step 2：初期評価
  (1) 気道・呼吸の評価　(2) 循環の評価
  (3) 中枢神経の評価：とくに CPSS を用いた脳卒中スクリーニング
Step 3：情報収集
  (1) BAGMASK に沿った情報収集：糖尿病の治療内容について，症状の発症様式について
  (2) 低血糖の考慮
Step 4：判　断
  (1) 低血糖発作疑い
  (2) ブドウ糖投与プロトコール　(3) PSLS プロトコール
Step 5：重点観察
  (1) 血糖値測定の実施　(2) 病院前脳卒中スケールの実施
Step 6：評価・ファーストコール・特定行為
  (1) ブドウ糖投与プロトコール非該当
  (2) 適切な医療機関の選定と情報提供：血栓溶解療法対応可能な医療機関の選定（血管内治療可能施設も考慮），血栓溶解療法に関する情報提供，家族同乗の有無
Step 7：車内活動
  (1) 神経症状変化の確認

●病態判断のポイント
低血糖により，意識障害以外にも脳卒中類似の症候（失語，片麻痺など）を呈することがあり，判断を要する。血栓溶解療法の候補と判断したら，発症から3.5時間以内に医療機関へ搬送する。心房細動を有する場合には，ワルファリン内服の有無を確認する。

脳梗塞の発症様式には，急性，突発性，段階的，朝気づいたらなどがある。CPSSのどれか1項目の異常なら59％，3項目とも異常があれば89％の確率で脳卒中の可能性があることを認識する。

●入院後の経過
rt-PA 投与のチェックリストをクリアし，血栓溶解療法が実施された。

＜最終診断＞
左中大動脈領域の血栓塞栓症

Case 18 そ		Step pre1 覚知	Step 1 状況評価	Step 2 初期評価			Step 3/Step 4 情報収集/判断	Step 5 重点観察	Step 6 評価・第1報・特定行為	Step 7 車内活動
時刻		9:10	9:18	気道と意識	呼吸・循環	神経症候				9:40
バイタル サイン/ モニター	RR				(12)			12	12	14
	SpO₂				(97)			98	98	98
	PR/HR				[90 (不整)]			84 (不整)	96 (不整)	88 (不整)
	BP				(165/80)			右160/80 左158/82	160/80	150/80
	BT							35.8	35.8	35.8
観察			室内安全 ベッド上仰臥位	気道開通 JCS Ⅱ桁	呼吸正常 脈拍不整 呼吸循環安定	JCS 10 GCS 316 瞳孔,R 3P/L 3P CPSS 右陽性		CPSS：3項目とも右陽性 胸痛・背部痛なし	JCS 10 右片麻痺 瞳孔,R 3P/L 3P	変化なし
	継続				内因性L&Gではない					
	単回									
処置								BS 104 mg/dl		
情報	収集	通報内容 妻より、67歳の夫が20分前に発症、整体マッサージ業務中、突然呂律が回らなくなった」					B：数年来、高血圧、DM、心房細動で内服加療中。現病歴は左記 A：なし G：8時50分 M：7時頃食事 A：自立 S：言語やや不明瞭 K：あり		<病態・状況の評価> 脳卒中疑い rt-PA候補 (ワイドトリアージ) (ストロークバイパス)	<再態・状況の評価> M：マッサージ中 害：突然の言語障害、右片麻痺 S：観察結果のとおり T：処置なし 発症時刻 8時50分 予想到着時刻 9:50
	伝達	携行資機材確認 通報内容からハイリスク意識障害なし						<判断> 脳卒中疑い rt-PA候補 低血糖も考慮 他の意識障害判断	低血糖否定 低血糖プロトコール非該当	<第1報・指示要請> MIST 搬送機関決定 搬送時間10分 妻付き添い	

いっ・き・に・しょう・が・い・なる・ほ・ど・ま・ずい・た・め・し・て・さん・そ

(そ) 卒中：脳卒中

| JCOPY |〈(社)出版者著作権管理機構 委託出版物〉

本書の無断複写は著作権法上での例外を除き禁じられています。
複写される場合は,そのつど事前に,下記の許諾を得てください。
(社)出版者著作権管理機構
TEL. 03-5244-5088 FAX. 03-5244-5089 e-mail：info@jcopy.or.jp

PCECガイドブック 2016

定価(本体価格2,800円+税)

2008年10月14日	第1版第1刷発行
2011年12月2日	第1版第3刷発行
2015年12月1日	第2版第1刷発行
2016年10月1日	第2版第2刷発行
2018年12月25日	第2版第3刷発行
2020年2月3日	第2版第4刷発行
2022年5月25日	第2版第5刷発行
2024年2月1日	第2版第6刷発行
2025年5月19日	第2版第7刷発行

監　　修	日本臨床救急医学会
編集協力	日本救急医学会・日本神経救急学会
編　　集	PCEC・PSLS改訂小委員会
発 行 者	長谷川　潤
発 行 所	株式会社　へるす出版
	〒164-0001　東京都中野区中野2-2-3
	Tel. 03-3384-8035(販売) 03-3384-8155(編集)
	振替 00180-7-175971
	http://www.herusu-shuppan.co.jp
印 刷 所	三報社印刷株式会社

©2015, Printed in Japan　　　　　　　　　　　　　　〈検印省略〉
落丁本,乱丁本はお取り替えいたします。
ISBN 978-4-89269-878-1